白色食品保健功能与食疗方

主　编

孟昭全

副主编

孟靓靓　孙　宁　朱恒臻

李为美　段德义　范洪英

编著者

马庆峰　马艳萍　李　敏　李为美

孙　宁　孙谊新　朱恒臻　张呈淑

张晓芬　范洪英　孟昭全　孟淑香

孟靓靓　段德义　屈　霞　路　芳

U0350360

金盾出版社

内 容 提 要

本书介绍了 80 余种白色食品,每种食品均按营养成分与性味、医疗保健作用、食用注意事项及食疗方进行详细阐述。每个食疗方均介绍了原料、制作、用法及功效。内容丰富,方法简便,实用性强,可作为家庭常备书,也可供基层医务人员参考。

图书在版编目(CIP)数据

白色食品保健功能与食疗方/孟昭全主编 .—北京:金盾出版社,2002.6
ISBN 7-5082-1848-5

Ⅰ.白…　Ⅱ.孟…　Ⅲ.①食品营养②食物疗法
Ⅳ.R151.3

中国版本图书馆 CIP 数据核字(2002)第 011561 号

金盾出版社出版、总发行
北京太平路 5 号(地铁万寿路站往南)
邮政编码:100036　电话:68214039　68218137
传真:68276683　电挂:0234
封面印刷:北京瑞兴印刷有限公司
正文印刷:北京万兴印刷厂
各地新华书店经销
开本:787×1092 1/32　印张:13.25　字数:295 千字
2002 年 11 月第 1 版第 2 次印刷
印数:11001—22000 册　定价:13.50 元

(凡购买金盾出版社的图书,如有缺页、
倒页、脱页者,本社发行部负责调换)

前　言

　　白色食品来自动、植物，种类繁多，营养丰富，味道鲜美，历来倍受人们喜爱。

　　我国古代医药学家对白色食品的药用功能早有论述，如宋代寇宗奭曰："粳以晚白米为第一。……平和五脏，补益胃气，其功莫逮。"《本草纲目》记载，大蒜有"散痈肿，除风邪，消毒气，除风湿，疗疮癣，健脾胃，治肾气，止霍乱，解瘟疫"等功能。

　　随着科学技术的迅速发展，营养学家经过深入研究，普遍认为白色食品是一种理想的保健食品，不但营养丰富，而且是防治疾病的良药。近年来，医学界发现白萝卜能抗癌。前苏联医学界认为，吃白萝卜能促进胆汁分泌，有利于脂肪的消化。大蒜是抗癌食品，且可用于治疗冠心病，还有抗菌消炎等多种功效。

　　中医学认为，食物除了有寒、热、温、凉"四气"和酸、苦、甘、辛、咸"五味"之说外，还有青、赤、黄、白、黑"五色"之别。食物的五色各有主味，相对应于人体的五脏，即青色入肝，赤色入心，黄色入脾，白色入肺，黑色入肾。中医学的食疗主张，饮食五色调节适当，方能滋养五脏，强体去病。故食疗养生要"对症施膳"。

　　为进一步普及白色食品的药用知识和开发白色食品的医疗保健功能，满足人们日益讲究饮食养生的迫切需要，我们参考有关资料，结合临床工作经验，撰写了《白色食品保健功能与食疗方》一书。全书共分8个部分,介绍了80余种白色食品的保健功能及食疗方。每种食品均按营养成分与性味、医疗保健作用、食用注意事项及食疗方进行了详细介绍,每个食疗方又分别介绍了原料、制作、用法、功效。内容丰富,通俗易懂,科学实用,可作为家庭医疗保健的常备用书,对中老年人延年益寿尤为实用。

由于我们水平有限,书中不当之处在所难免,敬请专家和广大读者赐教。

孟昭全

2002年2月

目　　录

一、粮　食　类

二、油　脂　类

三、蔬　菜　类

一、粮　食　类

（一）小　麦　粉

小麦分为冬小麦和春小麦两种，以冬小麦为主。古人说："小麦秋种冬长，春秀夏实，具四时中和之气，故为五谷之贵。"其实，我国南方、北方均种小麦，但以北麦为良。北方小麦皮薄，出粉率高，性温，食之平和不燥；南方小麦皮厚，出粉率低，性热，食之上火。新麦性热，陈麦性平。存放一年后之小麦不但出粉率高，而且面粉细白、好吃。

1. 营养成分与性味

小麦粉性平，味甘。每 100 克小麦粉含蛋白质 9 克～12克，糖类 73 克，脂肪 1.6 克，钙 43 毫克，磷 330 毫克，铁 5.9毫克，粗纤维 0.6 克，维生素 B_1 0.46 毫克。还含有淀粉酶。

2. 医疗保健作用

小麦粉具有养心安神、厚肠益脾的作用。孙思邈在《千金食治》中称，小麦"养心气，心病者宜食"。《本草纲目》记载，小麦"可止虚汗"。李时珍认为，各地产之面粉，其性略有不同。北面性温，食之不渴；南面性热，食之烦渴；西面性凉。这是气候与水土条件所造成的。有的医家认为，北方多霜雪，故面无毒；南方雪少，故面有小毒；北方麦花白天开，有阳气，故宜人；南方麦花夜里开，有阴气，不如北麦。所以，古人有"鱼稻宜江淮，羊面宜京洛"之说。如乳痛不消，可用白面适量炒黄，醋煮为糊，涂患处可消；咽喉肿痛，可用白面调醋，涂喉外肿痛处；脚上走路打泡，可用冷水调成面糊，涂患处；腹泻、胃酸过多，可将馒头烤焦食用,有很好的效果。

3. 食用注意事项

(1)不宜食用过于精细的面粉:小麦粒由表皮、糊粉层、胚乳和胚四部分构成。各部分营养成分并非均匀分布,在麦粒外层的表皮、糊粉层和胚中含有丰富的蛋白质、脂肪、维生素及多种无机盐,在麦粒的内部胚乳部分,主要成分是糖类,其他营养成分甚少,尤其是维生素 B_1 含量更少。小麦加工时,外层富含的营养成分往往被破坏,加工越细,损失越多。精粉主要含的是胚乳层的成分。长期食精粉会导致食欲减退,四肢无力,皮肤干燥,甚至患脚气病等营养缺乏性疾病。

(2)不宜食用发霉小麦面粉:小麦遇阴雨天易遭受赤霉菌感染而发生赤霉病。赤霉菌产生的毒素毒性较强,而且通过加热及其他加工方法均难以被破坏,人如果大量食用带有赤霉菌感染的小麦粉可发生急性中毒,出现头昏、腹胀、呕吐等中毒症状。

(3)糖尿病患者不宜过量食用:小麦粉含有大量的双糖,糖尿病患者食用后可使血糖升高,加重病情。

(4)制作面食时不宜放碱过多:制作面食时放碱过多,维生素 B_1 和维生素 C 易遭破坏,导致维生素的减少。

(5)不宜多食油炸面制品:油炸面制品在油锅中煎熬时间较久,温度较高,极易生成多种形式的有毒聚合物,这些聚合物对人体有一定的损害。炸油条时一般加明矾。明矾为硫酸钾铝,经常食用含有铝的油条,可致早衰。铝在脑中蓄积可引起脑神经退化,智力减退,甚至呈现老年性痴呆,还可导致胃肠道疾病。

(6)不宜食用长期存放的方便面:方便面为油炸后用塑料包装的食品,经长时间存放,油脂被氧化,酸败,使方便面产生哈喇味,不仅改变其营养成分,而且产生对人体有害的物质,故不宜食用长期存放、带有哈喇异味的方便面。

4. 食疗方

方　1

【原　料】　小麦粉、糯米、大枣各 500 克。

【制　作】　小麦粉炒黄;糯米炒黄,研粉;大枣去核,干燥,研碎。三者混合均匀。

【用　法】　每次 25 克～50 克,开水调服,每日 2～3 次,连用 3～5 日。

【功　效】　适用于腹泻。

方　2

【原　料】　小麦粉 100 克,葱白 60 克,酒适量。

【制　作】　将小麦粉、葱白捣烂,用小麦粉和为丸,如梧桐子大。

【用　法】　每次服 1 克～3 克,温酒送下,每日 1 次,连用 2～3 日。

【功　效】　适用于胃痛。

方　3

【原　料】　羊肉 120 克,小麦粉 250 克,陈皮 0.3 克,生姜汁 80 毫升,豆豉适量

【制　作】　羊肉煮熟做成糊状的羹,晾凉。陈皮研末,放入生姜汁中,与小麦粉一起和面,做成饼,将饼入泡豆豉的水中煮熟,再加入羊肉羹即成。

【用　法】　每日 1 次。

【功　效】 适用于噎嗝饮食不下,胸膈痞塞,瘦弱无力。

方 4

【原　料】 小麦粉 30 克～90 克,大米 60 克,大枣 5 枚。
【制　作】 将小麦粉同大枣、大米煮粥。
【用　法】 每日 1～2 次,连食 5～7 日。
【功　效】 适用于神经衰弱。

方 5

【原　料】 小麦粉 50 克,冰片 25 克。
【制　作】 小麦粉烧灰,与冰片按 2∶1 混合,研细。
【用　法】 将粉末吹于患部疮面,每日 2～3 次,3～5 日
可愈。
【功　效】 适用于小儿口腔炎。

方 6

【原　料】 小麦粉 50 克,葱白、生姜各 30 克。
【制　作】 将小麦粉、葱白、生姜共捣烂如泥状,入锅内
炒热。
【用　法】 外敷痛处,纱布包扎固定。
【功　效】 适用于手、足闪跌。

方 7

【原　料】 小麦粉 50 克～100 克,豆油适量。
【制　作】 小麦粉炒黑,与豆油调匀。
【用　法】 局部外涂。
【功　效】 适用于烫伤未成疮者。

方　8

【原　料】　小麦粉 100 克,葱白 45 克,红糖 30 克。

【制　作】　将葱白捣烂,放锅内煨热,加入红糖、小麦粉共捣如泥。

【用　法】　外敷患处,外用纱布包扎固定。

【功　效】　适用于创伤出血。

（二）大　米

大米即为人们常吃的稻米。稻谷脱壳后为糙米,糙米保留胚芽和外膜,营养丰富。糙米进一步加工即精米。精米失去糠皮、胚芽和外膜,营养不如糙米。精米虽然口感好,但营养并不完全。

1. 营养成分与性味

大米味甘,性平。每 100 克大米含蛋白质 7.7 克,脂肪 0.6 克,糖类 76.8 克,维生素 B_1 0.16 毫克,维生素 B_2 0.08 毫克,尼克酸 1.3 毫克,维生素 E 1.01 毫克,钙 11 毫克,铁 1.1 毫克,锌 1.45 毫克,磷 121 毫克,硒 2.5 微克。

2. 医疗保健作用

历代医家对大米功用论述颇多,诸如益气,止烦,止渴,止泻,补中,壮筋骨,益肠胃;煮汁,主心痛,止渴,断热毒下痢;合芡实做粥,益精强志,聪耳明目等。宋代寇宗奭曰:"粳以晚白米为第一,……平和五脏,补益胃气,其功莫逮。"明代汪颖说:"粳有早、中、晚三收,以晚白米为第一。……天生五谷,所以养人,得之则生,不得则死。惟此谷得天地中和之气,同造化生育之功,故非他物可比。"大米有补脾、养胃、强壮、滋养等功效。所以,病后肠胃功能较弱时,特别是对有烦热、口渴的热性病者,大米粥是良好的食物。

3. 食用注意事项

(1)不宜食用霉变或不熟的米饭:霉变的大米或夹生的米饭可损害胃肠道,易引起胃肠道炎性病变,出现腹痛、恶心、腹泻等症状。

(2)婴儿不宜用牛奶加米汤喂养:牛奶、米汤掺和喂养婴幼儿,可损失食物中的维生素 A,婴儿长期缺乏维生素 A 可导致发育迟缓,体弱多病。

(3)痰饮内盛者不宜食用:大米煮食偏寒,甘味,健脾之功而不足,多食能助湿生痰,痰饮内盛者不宜食用,故《随息居饮食谱》说:"患痰饮者不宜啜粥。"

(4)胃热者不宜食用炒米:《随息居饮食谱》说:"炒米虽香,性燥助火,非中寒便泻者忌之。"故胃热者不宜食用,食后会资助胃热,使病情加重。

(5)不宜食用加工过细的大米:大米由皮层、糊粉层、胚乳层和胚层组成,皮层与糊粉层中含有纤维素、维生素和无机盐,营养成分远较胚乳层和胚层为多,加工过于精细,营养成分大量损耗,会使大米的营养价值降低。

(6)不宜过于淘洗或食用煮捞弃汤的蒸饭:大米淘洗次数过多或用力搓洗及食用煮捞弃汤的蒸饭,均能导致谷皮与谷膜内的维生素及无机盐损失,降低大米的营养成分,长期食用则可发生营养缺乏病。

(7)煮食时不宜放碱:维生素 B_1 与维生素 C 在碱性环境中不稳定,容易被破坏,煮食时放碱,会使其中的维生素 C 及维生素 B_1 大量损失。

(8)糖尿病患者不宜过量食用:大米含有丰富的糖类,每100 克大米中含有 76.8 克糖类,多食可升高血糖,加重糖尿病。

（9）不宜做泡饭食用：咀嚼及舌的搅拌、唾液的掺和是消化的第一步。泡饭食用，第一步消化功能未完全发挥作用，而且泡饭的水可冲淡胃液，容易导致消化不良。

（10）不宜常食剩米饭：刚煮出的米饭，松软可口，放置后则口味大减，冷米饭加水再煮也煮不成粘稠的稀饭，这是大米中淀粉老化的结果，俗称还生。剩置米饭营养低，口感也差，故不宜常食。

4. 食疗方

方 1

【原　料】　大米 60 克，大枣 2 枚，鲜姜 6 克～9 克。

【制　作】　姜切末，与大米、大枣同煮粥。

【用　法】　每日 2 次，趁热食用，连食 3～5 日。

【功　效】　适用于风寒感冒，头痛鼻塞流涕，脾胃虚寒呕吐清水，腹泻，腹痛。

方 2

【原　料】　大米 50 克，紫苏叶 9 克。

【制　作】　大米加水煮粥，粥将熟时加紫苏叶稍煮。

【用　法】　趁热食用，每日 1 剂。

【功　效】　适用于风寒感冒。

方 3

【原　料】　大米 50 克～100 克，桑白皮 20 克～30 克，冰糖少许。

【制　作】　桑白皮洗净，水煎取汁。大米、药汁、清水煮粥,粥将成时入冰糖,稍煮溶化即成。

【用　法】　每日 1 剂,分 2 次食用,可连用 3~5 日。

【功　效】　适用于肺炎急性期。

方　4

【原　料】　大米 60 克,白及粉 5 克,紫皮大蒜 30 克。

【制　作】　大蒜去皮,放沸水中煮 1 分钟捞出。将大米、白及粉入水中煮熟,再入大蒜共煮成粥。

【用　法】　早、晚餐食用,连食 15 日。

【功　效】　适用于肺结核,急、慢性痢疾,高血压病,动脉硬化症。

方　5

【原　料】　大米 100 克,姜汁适量。

【制　作】　大米用水浸泡后,用麻纸 5~6 层包好,烧成灰,研细末。

【用　法】　饭前用姜汁冲服。轻者 1 剂,重者连服 3 剂,服药 1 周内以流食为主,勿食生冷食物。

【功　效】　适用于慢性胃炎(胃痛属虚寒者)。

方　6

【原　料】　大米 30 克,姜末 6 克。

【制　作】　大米加水如常法煮粥,米烂粥稠时,加入姜末。

【用　法】　趁热温食。

【功　效】　适用于呃逆。

方 7

【原　料】　大米、狗肉各 500 克。

【制　作】　狗肉切小块,和大米同煮粥。

【用　法】　每日分 3～4 次食完。

【功　效】　适用于腹胀。

方 8

【原　料】　大米、猪肚各 100 克,葱、姜、五香粉各适量。

【制　作】　猪肚加水适量,煮至七成熟,捞出,改刀切成细丝。大米加入猪肚汤适量,与猪肚丝同煮成粥,粥成时加葱、姜、五香粉。

【用　法】　作早餐或晚餐食用。

【功　效】　适用于食欲不振,消化不良,消渴,小便频数以及消瘦等症。

方 9

【原　料】　大米 150 克,芡实、山药、茯苓、莲肉、薏苡仁、白扁豆、党参、白术各 6 克。

【制　作】　芡实、山药、茯苓、莲肉、薏苡仁、白扁豆、党参、白术加水适量,煎煮 40 分钟,捞出药渣,再加入淘净的大米,继续煮至米烂成粥。

【用　法】　分顿调糖食用,连吃数日。

【功　效】　适用于体虚乏力,虚肿,腹泻等症。

方 10

【原　料】　大米 60 克,沙参、麦冬各 20 克,鲜葛根 10

克。

【制　作】　沙参、麦冬、葛根、大米洗净后一同置入沙锅中，加适量清水煮成粥。

【用　法】　每日食用 1 次。

【功　效】　适用于高血压病。

方　11

【原　料】　大米 30 克，黑芝麻、桑葚各 60 克，白糖 10克。

【制　作】　黑芝麻、桑葚、大米洗净后，同放入罐中捣烂。沙锅内放清水 1 500 毫升，煮沸后加入白糖，待糖溶化、水再沸后，徐徐加入捣烂的 3 味食物，煮成粥状。

【用　法】　每日食用 1 次。

【功　效】　适用于冠心病。

方　12

【原　料】　大米 50 克，鲫鱼 1～2 条，灯心草 7～8 根。

【制　作】　鲫鱼去鳞、内脏，与灯心草加水煮熟，过滤去渣，下大米煮成粥。

【用　法】　常食用。

【功　效】　适用于慢性肾炎。

方　13

【原　料】　大米 60 克，黑豆、浮小麦各 30 克，莲子 10个，黑枣 10 枚，白糖少许。

【制　作】　先把黑豆和浮小麦加水煎煮，弃渣取汁，再用此汁与莲子、黑枣及大米同煮成粥，粥熟时加白糖少许。

【用　法】　可常食。

【功　效】　适用于神经衰弱。

方　14

【原　料】　大米 60 克～100 克,小麦 30 克,酸枣仁、茯苓、五味子各 15 克,甘草 6 克,大枣 10 枚,白糖少许。

【制　作】　酸枣仁、茯苓、小麦、五味子、甘草入沙锅加清水煎煮,弃渣取汁。大米、大枣洗净与药汁同煮成粥,粥熟时放入白糖少许。

【用　法】　可常食。

【功　效】　适用于心脾不足而引起的精神恍惚、不能自主、心烦失眠等症。

方　15

【原　料】　大米、藕粉各 25 克,白糖适量。

【制　作】　大米入锅,加清水如常法煮粥,待粥成之后加入藕粉与白糖,调匀后即可。

【用　法】　可常食。

【功　效】　适用于心脾不适而引起的失眠、多梦、心烦、口渴、食少、乏力等症。

方　16

【原　料】　大米 100 克,姜汁 20 毫升,黄鳝 150 克,花生油、食盐各少许。

【制　作】　黄鳝去骨,洗净,切丝,用姜汁、花生油、食盐拌匀,待米饭蒸焖至水干时,放鱼丝于饭表面,盖严,小火焖熟即成。

【用　法】　每日1剂,连食5～7剂。

【功　效】　适用于病后虚损,贫血,消瘦,乏力者。

方　17

【原　料】　大米60克,牛乳或羊乳适量(幼儿也可用人乳),白糖少许。

【制　作】　大米加水煮粥,待煮至半熟时去米汤,加乳汁、白糖,用文火同煮成粥。

【用　法】　每日1剂,连食7～10日。

【功　效】　适用于一切虚弱劳损,气血不足,病后、产后羸瘦,年老体弱,婴幼儿营养、发育不良者。

方　18

【原　料】　大米100克,黑木耳30克,大枣5枚,冰糖适量。

【制　作】　黑木耳用温水浸泡约1小时,备用。大米、大枣加水煮粥,粥成后加木耳、冰糖,稍煮一二沸即可。

【用　法】　可常食。

【功　效】　适用于脾虚气弱,胃热亢盛,脾不统血,血热妄行所致一切出血之辅助疗法。

方　19

【原　料】　大米50克,紫苏叶15克,红糖少许。

【制　作】　大米、紫苏叶加水煮稀粥,粥成加红糖调匀。

【用　法】　趁热饮服。每日1剂,连食3～5日。

【功　效】　适用于眩晕。

方　20

【原　料】　大米 150 克,紫茄子 1 000 克。

【制　作】　茄子洗净,切碎,同大米煮粥。

【用　法】　连食数日。

【功　效】　适用于急性肝炎。

方　21

【原　料】　大米 150 克,鲜茅根 200 克(干品 50 克)。

【制　作】　茅根加适量水煎煮,水沸半小时后捞去药渣,再加洗净的大米煮成粥。

【用　法】　每日分 2 次食用,连食 1~2 周。

【功　效】　适用于肝硬化。

方　22

【原　料】　大米 100 克,桃树根、杏叶、防风、生姜各 50 克,老母鸡一只。

【制　作】　老母鸡宰杀后去内脏,洗净,把诸药及大米放入鸡腹内,用线缝好,入水中煮熟。

【用　法】　汤、肉、药同吃,2 日内吃完,间隔 7 日吃 1 次。

【功　效】　适用于风湿性关节炎。

方　23

【原　料】　大米 250 克,食盐少许。

【制　作】　大米加水煮粥,待粥煮至上面浮起粘滑的膏油(膏油即米油,也称粥油),加食盐少许。

【用　法】　空腹服下,每日 1 次,1 个月为 1 个疗程。
【功　效】　适用于精子缺乏症。

方　24

【原　料】　大米 100 克,肉苁蓉 30 克,精羊肉 90 克,葱茎 2 根,姜 2 片,食盐少许。

【制　作】　肉苁蓉煮熟后切成薄片;羊肉剁末。大米洗净,入锅,加水,放羊肉、肉苁蓉同煮粥,粥将熟时加葱、姜、食盐,再煮两沸即成。

【用　法】　可常食,

【功　效】　适用于肾阳虚衰所致的阳痿、遗精、早泄。

方　25

【原　料】　大米 100 克,生姜 10 克,鹿角胶 15 克~20 克。

【制　作】　大米加水煮粥,待水沸后入鹿角胶、生姜同煮为稀粥。

【用　法】　早、晚餐各 1 次,连食 15~20 日。

【功　效】　适用于肾阳虚衰,阳痿不举,精薄清冷,头晕目眩,腰膝酸软或遗精频繁。

方　26

【原　料】　大米 25 克,生姜 10 克。

【制　作】　生姜洗净,切成薄片。大米洗淘后放入铁锅内,文火炒黄。生姜片与炒米一起放入铁锅内,加水适量煮粥。

【用　法】　1 次或分次食用,食用时可加入少许食盐调味。吃粥不吃姜。

【功　　效】　适用于小儿风寒感冒。

方　27

【原　　料】　大米 100 克,核桃仁 30 克。
【制　　作】　大米、核桃仁加水煮粥。
【用　　法】　每日 1 剂,分早、晚 2 次食用,可常食。
【功　　效】　适用于小儿肾虚型哮喘。

方　28

【原　　料】　大米 40 克,葱白 2 根,豆豉 10 克。
【制　　作】　大米按常法煮粥,粥熟前下葱白和豆豉调匀,稍煮片刻即成。
【用　　法】　每日 1 剂,连食 2～3 日。
【功　　效】　适用于小儿风热感冒之发热、头痛、咳嗽、咽痛、眼球红赤、鼻流黄涕。

方　29

【原　　料】　大米 100 克,制首乌、茯苓各 30 克,当归、枸杞、菟丝子、牛膝、补骨脂、黑芝麻各 15 克,白糖适量。
【制　　作】　制首乌、茯苓、当归、枸杞、菟丝子、牛膝、补骨脂用沙锅加水煎煮,弃渣取汁。将黑芝麻、大米洗净与煎取的药汁同煮成粥,加适量白糖即可。
【用　　法】　可常食。
【功　　效】　适用于白发,脱发。

方　30

【原　　料】　大米 100 克,羊肝 60 克,大葱 3 根。

【制　作】　羊肝去膜，切片，入锅同大葱炒片刻倒入盘内。锅盛水煮沸，加入大米煮至开花，再放入羊肝煮熟即成。

【用　法】　吃粥，食肝。

【功　效】　适用于肝肾阳损，双目昏花。

方　31

【原　料】　大米50克，葱子250克。

【制　作】　葱子捣碎，放入沙锅内，加水煮取汁。大米用清水淘洗干净，放入另一锅内，倒入煎好的葱汁煮半小时左右，至米烂粥粘即成。

【用　法】　每2日1剂，连食2～4周。

【功　效】　适用于远视、乏力属肝脏虚弱者。

（三）糯　米

糯米俗称江米、元米。其质柔粘，李时珍说："糯稻，其性粘，可以酿酒，可以为粢，可以蒸糕，可熬饧，可以炒食。"

1. 营养成分与性味

糯米其质柔粘，味甘，性温，含有丰富的营养素。每100克糯米中含蛋白质6.7克，脂肪1.4克，糖类76.3克，钙19毫克，磷155毫克，铁6.7毫克。此外，尚含维生素 B_1、维生素 B_2、尼克酸等。

2. 医疗保健作用

糯米的药用功能早有记载，孙思邈谓，糯米"益气止泻"，并称之为"脾之谷"。缪希雍《本草经疏》论道，糯米"补脾胃、益肺气之谷。脾胃得补，则中自温，大便亦坚实。温能养气，气充则身自多热。大抵脾肺虚寒者忌之"。

祖国医学认为，糯米有补肺、健脾、暖胃、止汗等功效。

3. 食用注意事项

(1)消化不良者不宜长期食用:糯米含有多量的糊精,粘性较强,膨胀性小,不容易消化,消化不良者长期食用,将会加重病情。

(2)小儿不宜多食:糯米性温热,容易化热生火,且粘滞不容易消化,小儿多食可出现烦热、大便粘浊或干燥,甚至导致疳积。

(3)服用糖皮质激素后不宜食用:糖皮质激素抑制糖分解,促使糖原异生,使血糖迅速升高,故服用激素后禁食含糖量高的食物,糯米含糖量较高,食后可诱发糖尿病。

(4)糖尿病患者不宜过量食用:糯米每 100 克中含有76.3 克糖类,食后可导致血糖增高,加重糖尿病病情。

(5)大便秘结者不宜食用:大便秘结者应清热通便,不应温中补益。《别录》记载,糯米"温中,令人多热,大便坚"。

(6)素有痰热风病者不宜食用:糯米温热助火,易灼津生风,变生其他疾病。《本草纲目》记载:"脾肺虚寒者宜之,若素有痰热风病,及脾病不能转输,食之最能发病成积。"

(7)感冒初期患者不宜食用:感冒初期病邪正盛,治当攻邪祛病,不宜补益助邪。糯米温热补益,食后容易导致病邪化热入里,加重感冒。

4. 食疗方

方 1

【原 料】 糯米 20 克,生姜 7 片,葱白 7 根,醋少许。

【制 作】 糯米、生姜放入沙锅内,加水适量煮一二沸,加入葱白,煮至米烂成粥,再加入醋小半盅,搅匀。

【用 法】 趁热吃粥,然后盖被取微汗,连用 1～2 剂。

【功　效】　适用于初患感冒 2～3 天者。

方　2

【原　料】　糯米 60 克,阿胶 30 克,红糖少许。

【制　作】　糯米加水煮稀粥,待粥将熟时,放入捣碎的阿胶和红糖,边煮边搅匀,稍煮二三沸即可,

【用　法】　当早餐或晚餐食用。

【功　效】　适用于虚劳咳嗽,久咳咯血,吐血,鼻出血,便血,妇女月经过少,崩中漏下,孕妇胎动不安等症。

方　3

【原　料】　糯米 100 克,银鱼干 30 克,猪油、食盐、老生姜各适量。

【制　作】　银鱼干、糯米、老生姜分别淘洗净,一起入锅煮粥,待粥成时加入少许猪油、食盐。

【用　法】　趁热空腹食用,每日 2 次。

【功　效】　适用于虚劳咳嗽。

方　4

【原　料】　糯米 50 克～100 克,干白及(研粉)10 克,冰糖、蜂蜜各适量。

【制　作】　糯米加水煮粥,待粥将成时调入白及粉、冰糖、蜂蜜,继续煮片刻即可。

【用　法】　长期当早餐或晚餐食用。

【功　效】　适用于久咳,干咳无痰,声低气怯,肺结核。

方 5

【原　料】　糯米 200 克,生姜 18 克,大枣 12 克。

【制　作】　糯米、生姜、大枣加水共煮成粥。

【用　法】　每日 1 剂,连用 1～2 周。

【功　效】　适用于支气管炎,对老年人尤为适宜。

方 6

【原　料】　糯米 50 克,南沙参(研粉)、天花粉各 10 克,甜杏仁 6 克,冰糖适量。

【制　作】　甜杏仁与糯米一同入水煮粥,待粥将成时调入沙参、天花粉、冰糖,继续煮至粥成即可。

【用　法】　当早餐或晚餐常食。

【功　效】　适用于慢性支气管炎。

方 7

【原　料】　糯米 30 克,阿胶 15 克,杏仁、马兜铃各 10克,

【制　作】　用适量水先煎杏仁、马兜铃,去渣,药汁同糯米煮成粥备用。阿胶烊化为汁,对入糯米粥,加冰糖调匀。

【用　法】　每日 1 剂,连食 2 周。

【功　效】　适用于支气管哮喘。

方 8

【原　料】　糯米 200 克,蛤蚧粉 25 克,白糖少许。

【制　作】　糯米洗净,焙干为末,入蛤蚧粉、白糖混匀,加水适量共揉为粉团,上笼蒸熟即可。

【用　法】　每日1剂。

【功　效】　适用于脾肺虚型哮喘。

方　9

【原　料】　糯米60克,带节莲藕100克。

【制　作】　莲藕洗净,切成小片,与糯米一起加水煮成稀粥。

【用　法】　每日1剂,分2次食用,连用5日。

【功　效】　适用于支气管扩张并咯血。

方　10

【原　料】　糯米30克,浮小麦20克。

【制　作】　浮小麦去杂皮,漂洗后晒干,炒熟,研为细末备用。糯米加水煮粥,粥将熟时,调入浮小麦粉,改文火再煮片刻,至粥熟。

【用　法】　每日1剂,连用7~10日。

【功　效】　适用于肺结核、慢性肝炎。

方　11

【原　料】　糯米100克,槐米200克。

【制　作】　糯米、槐米分别炒黄,共研末。

【用　法】　早晨空腹开水冲服9克,连用10日。

【功　效】　适用于颈淋巴结结核。

方　12

【原　料】　糯米、小麦麸各200克。

【制　作】　糯米、小麦麸同炒,研为末。

【用　法】　每次服 10 克,每日 3 次,连用 5~7 日。

【功　效】　适用于自汗不止。

方　13

【原　料】　糯米 30 克~45 克,鲫鱼 1 条(约 250 克),食盐、味精、姜片各少许,

【制　作】　鲫鱼去鳞及内脏,洗净后剔去鱼骨,鱼肉切成长宽各 2 厘米的方块。糯米洗净,加清水、鱼肉块、食盐、姜片于锅内煮粥,粥熟后调入味精少许。

【用　法】　当早餐食用。

【功　效】　适用于久虚乏力,食欲不振。

方　14

【原　料】　糯米 100 克,山楂 15 克,荷叶 12 克。

【制　作】　糯米、山楂、荷叶加水共煮粥。

【用　法】　每日 1 剂,连食 5~7 日。

【功　效】　适用于胸痛。

方　15

【原　料】　糯米 50 克~100 克,西洋参 6 克,冰糖适量。

【制　作】　西洋参加水,用文火煎取浓汁。糯米加水煮粥,待粥将成时对入西洋参汁,并加入冰糖,继续煮至粥熟。

【用　法】　当早餐或晚餐常食。

【功　效】　适用于病后及手术后康复,营养不良。

方　16

【原　料】　糯米、黄精、党参、山药、黄芪各 30 克,大米

60 克。

【制　作】　先将以上诸药洗净,置锅内,加水适量,煮至水沸,倒去水不用,然后将大米、糯米淘净,和诸药一起加水煮成粥,去黄芪。

【用　法】　空腹食粥与余药。每日 1 剂,连食 7～10 日。

【功　效】　适用于脾胃气虚的食少便溏、消化不良、肢体倦怠,或病后体虚,或慢性病消耗性营养不良。

方　17

【原　料】　糯米 60 克,干姜 30 克。

【制　作】　干姜锉细,加水 500 毫升,煎汁,去渣,加入糯米煮粥。

【用　法】　每日 1 剂,连用 3～5 日。

【功　效】　适用于寒湿泄泻,泻下清稀,肠鸣腹痛。

方　18

【原　料】　糯米、绿豆各适量,猪肠 1 节。

【制　作】　先将猪肠洗净,然后将浸过水的糯米、绿豆塞入猪肠内,两端用线扎紧,入锅内加水煮 2 小时左右即可。

【用　法】　每日 1 剂,连用 7～10 日。

【功　效】　适用于湿热下痢,大便带血。

方　19

【原　料】　糯米 10 克,干姜 3 克,赤石脂 15 克。

【制　作】　糯米、干姜、赤石脂共水煎。

【用　法】　热服,每日 2 次,连用 5 日。

【功　效】　适用于久痢不止,腹冷下坠。

方 20

【原　料】　糯米 50 克,生姜 18 克,附子 9 克。

【制　作】　糯米、生姜、附子水煎,去渣。

【用　法】　每日 1 剂,连用 5~7 日。

【功　效】　适用于伤寒。

方 21

【原　料】　糯米 50 克,何首乌粉 30 克,红枣 6 枚,白糖适量。

【制　作】　糯米、红枣入沙锅内,加水 500 毫升,煮成稀粥,然后放入何首乌粉轻轻搅匀,文火煮至粥粘稠,加白糖。

【用　法】　每日早、晚温食,连用 2~4 周。

【功　效】　适用于慢性肝炎活动期,肝硬化和重症肝炎。

方 22

【原　料】　糯米 60 克,桑葚子(干品)20 克~30 克。

【制　作】　干桑葚子用温水浸泡片刻后捞出,与糯米一同入锅,加水煮粥。

【用　法】　当早餐或晚餐常食。

【功　效】　适用于糖尿病。

方 23

【原　料】　爆糯米花和桑根白皮各 30 克。

【制　作】　爆米花、桑根白皮加水煎汤。

【用　法】　每日分 2 次服,连用 7~10 日。

【功　效】　适用于糖尿病口渴、尿崩症。

方 24

【原　料】　糯米、小麦各 50 克,白糖适量。

【制　作】　糯米与小麦加水同煮粥,粥成后加白糖调匀。

【用　法】　当晚餐常食。

【功　效】　适用于心脾两虚,中气不足所致纳呆食少、面白少华、失眠多梦、健忘等,也适于烦躁易怒、悲喜无常之脏燥者。

方 25

【原　料】　糯米 100 克,生龙骨 30 克,红糖适量。

【制　作】　龙骨捣碎,入沙锅内,加水煎 1 小时,去渣留汁,入糯米、红糖同煮成稀粥。

【用　法】　每日 1 剂,连服 5 日。

【功　效】　适用于神经衰弱。

方 26

【原　料】　糯米 100 克,荷叶 1 张,鲜莲子 15 克,白糖适量。

【制　作】　糯米洗净,入锅内,加水适量,以荷叶作锅盖,上火煮粥,待粥煮成,鲜荷叶香味全部渗入粥中,将粥盛入碗内,放上几粒鲜莲子,再撒上白糖即成。

【用　法】　每日 1 剂,连食 2 剂。

【功　效】　适用于中暑。

方 27

【原　料】　鲜杨梅树皮、熟糯米饭各 200 克。

【制　作】　杨梅树皮、糯米饭共捣烂如泥状。

【用　法】　敷于患处，每日换药1次。

【功　效】　适用于骨折。

方　28

【原　料】　糯米100克，紫石英15克，红糖适量。

【制　作】　紫石英打碎，加水久煎，去渣留汁，入糯米、红糖，再加水煮成稀粥。

【用　法】　每日1剂，连用7日。

【功　效】　适用于虚劳惊悸，肺虚咳嗽，妇女血海虚寒、宫冷不孕。

方　29

【原　料】　糯米、灵芝各50克，小麦60克，白糖30克。

【制　作】　糯米、小麦、灵芝洗净。灵芝切成块，用纱布包好。糯米、小麦、灵芝袋，放入沙锅内加水1 500毫升，用文火煮至糯米、小麦熟烂，去灵芝药袋，加入白糖调匀。

【用　法】　每日1次，一般服5～7次有效。

【功　效】　适用于妇女绝经期综合征。

方　30

【原　料】　糯米100克，鲜苎麻根100克，红枣10枚。

【制　作】　鲜苎麻根加水1 000毫升，煎至500毫升，加糯米、红枣共煮成粥。

【用　法】　每日2次，随意食用。

【功　效】　适用于孕期胎动不安，阴道出血，体虚而血热者。

方 31

【原　　料】　糯米粉 40 克,鸡蛋 2 个。

【制　　作】　鸡蛋磕入糯米粉内,搅匀,装碗内,入锅蒸熟。

【用　　法】　每日 1 次,连用 3～5 日。

【功　　效】　适用于胎动不安。

方 32

【原　　料】　糯米饭、大蒜各 30 克。

【制　　作】　糯米饭、大蒜拌匀,捣烂。

【用　　法】　涂于指甲上,每 24 小时更换 1 次。

【功　　效】　适用于灰指(趾)甲(甲癣)。

(四)白 玉 米

玉米又称苞米、玉蜀黍、苞粟、苞谷、棒子、金黍、玉荬等。玉米有白色、黑色及黄色等品种,白玉米是人们日常生活中的主要保健食品之一。

1. 营养成分与性味

白玉米性平,味甘。白玉米营养极为丰富,每 100 克白玉米含蛋白质 8.7 克,脂肪 4.3 克,磷 2.39 毫克,铁 2.1 毫克,还含镁、硒及维生素 E、维生素 B_1、维生素 B_2、维生素 B_6 等人体必需的营养成分。玉米所含脂肪酸主要是不饱和脂肪酸,其中 50％以上为亚油酸,还含有谷固醇、卵磷脂等。

2. 医疗保健作用

白玉米的种子、花穗(玉米须)、叶、根均可作药用。《本草纲目》记载,玉米"气味甘平,无毒,主治调中开胃。根叶主治小便淋漓"。玉米须有很好的利尿、降压、止血、止泻和健胃等功效,对胃炎、水肿、胆囊炎、胆结石、黄疸性肝炎、糖尿病、高血压、血尿、消化不良性腹泻等有良好食疗效果。临床上有用玉米须治疗肾炎引起的水肿和高血压,疗效明显,而且稳定。玉米须是一种有效的利胆剂,还可减少尿蛋白。实践证明,玉米须治疗疾病没有任何副作用。

值得特别提出的是,近些年来,食用植物油中又添了一个新品——玉米油。玉米油色泽淡黄、透明,有芳香气味,因其燃点较低,作为快烹炊用油,可以保持蔬菜等食品的色泽和香味。玉米油还是一种良好的药物,其中亚油酸的含量高达60%,还含有卵磷脂、维生素 A 和维生素 E 等,易为人体所吸收。长期食用玉米油,可降低血中胆固醇并软化动脉血管。是动脉硬化症、冠心病、高血压病、脂肪肝、肥胖症和老年人的理想食用油。凡长期食用玉米油者,血中胆固醇均下降,病情显著改善。

白玉米的抗癌功效尤为引人瞩目,为国内外科学家所重视。经深入研究,医学家们发现玉米含有多种抗癌物质,如玉米中的谷胱甘肽,能抑制致癌物质在体内形成,有预防癌症的特殊功能;谷胱甘肽过氧化酶含有硒,可以结合体内各种致癌物质,使之从消化道排出体外,同时能加速体内过氧化物的分解,使恶性肿瘤得不到氧的供应,从而防止癌症的发展;白玉米富含镁元素,能加强肠蠕动,促进机体排出废物,而其丰富的纤维素也有同样功能,不仅能防治便秘、痔疮等疾病,还能预防结肠癌发生。白玉米面中还含有大量的赖氨酸,能抑制肿瘤发生,减轻抗癌药物的毒副作用。因此,常食白玉米或白玉米面,对防止癌症发生和发展确有很大帮助。

3. 食用注意事项

(1)不应偏食白玉米:白玉米蛋白中所含的氨基酸较其他

粮食及豆类少,它缺少色氨酸等人体必需的氨基酸。白玉米中所含的尼克酸(维生素 PP 或烟酸)属于结合性类型,不能被人体吸收利用,长期偏食白玉米将会造成这些营养成分的缺乏,导致营养不良。

(2)不宜食用霉变的白玉米:白玉米遇潮霉变后可感染黄曲霉毒素。黄曲霉毒素是一种致癌物,食用霉毒变的白玉米容易导致癌症。

(3)糖尿病患者不宜食用:白玉米每 100 克含糖类达72.2 克,糖尿病患者食用可升高血糖,加重糖尿病病情。

(4)遗尿者不宜服用:白玉米甘淡渗利,利尿作用明显,遗尿患者食用可加重遗尿。

(5)服用糖皮质激素时不宜服用:糖皮质激素可促进糖原异生,抑制糖分解,使体内的糖分迅速升高,服用糖皮质激素药时不宜食用含糖量高的食品。白玉米含糖量较高,不宜食用。

(6)服用甲苯磺丁脲时不宜食用:甲苯磺丁脲是一种降糖药,服用时忌食含糖量高的食品,白玉米含糖量较高,服用甲苯磺丁脲时食用含糖量高的食物会降低药效。

4. 食疗方

方　1

【原　料】　白玉米 50 克,红枣 15 枚,大米 100 克。

【制　作】　白玉米用冷开水泡发,研成白玉米浆粉。大米淘净后入锅,加水煮沸,入洗净的红枣,改用小火煮成稠粥。粥将成时,边煮边调入玉米浆粉,拌匀后再煮片刻即成。

【用　法】　早、晚温热服食,当日吃完,可常食。

【功　效】　调中开胃,解毒,防癌。

方 2

【原　料】　白玉米、薏苡仁各 50 克,赤小豆 30 克,蜂蜜 30 毫升。

【制　作】　白玉米洗净后,用冷开水泡发 30 分钟,研成玉米糊,与洗净的赤豆、薏苡仁同入锅中,加水适量,先用大火煮沸,再改小火煮至赤豆、薏苡仁呈烂花状,调入蜂蜜,拌匀即成。

【用　法】　当甜羹点心,随意服食,当日吃完,

【功　效】　健脾祛湿,养血抗癌。

方 3

【原　料】　白玉米 100 克。

【制　作】　玉米加水煎汤。

【用　法】　早、晚饮服,久而有效。

【功　效】　适用于慢性肾炎水肿。

(五) 白　薯

白薯又称甘薯、地瓜、红苕。全国栽培面积很广,以四川、山东、河南、广东等省生产最多。白薯既可充主食,也可作为副食及药用,是老少皆宜的健身长寿食品。

1. 营养成分与性味

白薯性平,味甘。每 100 克白薯含蛋白质 1.8 克,脂肪 0.2 克,糖类 29.5 克,粗纤维 0.5 克,钙 18 毫克,磷 20 毫克,铁 0.4 毫克,胡萝卜素 1.31 毫克,维生素 B_1 0.12 毫克,维生素 B_2 0.04 毫克,尼克酸 0.5 毫克,维生素 C 30 毫克。

2. 医疗保健作用

白薯以块根供食用和药用，入脾、肾二经，能补中和血，益气生津，宽肠胃，通便秘。

据《本草纲目》记载，白薯能"补虚乏，益气力，健脾胃，强肾阳，功同薯蓣"。《纲目拾遗》记载，白薯"补中，和血，暖胃，肥五脏，白皮白肉者益肺气生津，煮时加生姜一片调中，和姜、枣同功，同红花煮食，可理脾血"。《金薯传习录》记载，白薯能治"痢疾下血、酒积热泻、湿热黄疸、遗精淋浊、血虚经乱、小儿疳积。此外，还能通乳下奶，外用可治疮疖肿毒"。

白薯含有较多纤维素，纤维素在肠中不能被吸收，可吸收大量水分，增加粪便体积，改善粪团醇化度，使粪便由燥结变软。同时，纤维素能增加肠道蠕动，使粪便易于排出，故习惯性便秘者多吃白薯可以通便。粪便在肠道中滞留时间缩短，可以减少胆固醇等有害物质在肠中被吸收的时间，使血浆中胆固醇减少，对高血压病患者有利。大便通畅对高血压便秘患者很有好处，可以预防便时用力屏气诱发中风，也可预防直肠癌的发生。

白薯有大量粘液蛋白，这是一种由胶原和粘液多糖类物质组成的多糖、蛋白质混合物，像机器中的润滑油和抗磨消蚀剂一样，可以增强机体的抵抗力，增强关节腔里关节膜和浆膜腔的润滑作用，促进胆固醇等物质排泄，减少脂类物质在动脉管壁上的沉积，保持动脉血管的弹性，所以白薯是心血管疾病患者的理想食物。

白薯是低热能的食物，体积大，水分多，吃后容易有饱腹感，但其热能不多，仅是大米、面粉的 36％，是小米和玉米面的 35％。白薯的粗纤维在肠内不能被吸收，可阻止糖类物质转变为脂肪积累起来，有时还要消耗体内贮存的脂肪。所以，经常食用白薯，可预防心血管系统的脂肪沉着，使皮下脂肪减少,避免过度肥胖,是较好的减肥食品。

白薯中含有雌激素样物质可使皮肤保持光泽、柔嫩而延缓衰老。白薯中含有丰富的胡萝卜素,既可治疗夜盲症,又可使上皮组织生长健康,代谢正常,且有防癌功能。白薯是生理碱性食物,可中和肉、蛋、大米、面食等产生的生理酸性,保持血液中的酸碱平衡。

白薯中还有脱氢异雄固酮(DHEA),据药理试验,食用白薯之动物既不长乳腺癌和结肠癌,且存活期延长。社会调查显示,常食白薯地区的人较长寿,所以白薯又是长寿食品。

综上所述,食白薯既可健胃通便,又可减肥,降血压和胆固醇,同时又能增强体力,保持青春,延缓衰老。

白薯和其他食物配伍,如加粟米可制成白薯粥,能补中益气,养心安神,宽肠通便,可治湿热黄疸、消渴、老年人及妇女产后肠燥便秘、夜盲症等;白薯和蜂蜜、糖桂花等制成白薯羹,能补中和血,宽肠通便,预防脂肪在血管壁沉着,保持动脉管壁的弹性,常食可减少动脉硬化症。

白薯藤性微凉,味甘涩,也可药用,能治吐泻、便血、血崩、乳汁不通、痈疮等。

3. 食用注意事项

(1)时疫、疟疾、痢疾、肿胀者不宜食用:时疫病应清瘟解毒,疟疾、痢疾应祛邪,肿胀应行气活血散肿。白薯味甘补益,对这几种病都不适宜,用之则会资助邪气,故《随息居饮食谱》记载:"凡时疫、疟、痢、肿胀等证皆忌之。"

(2)不宜食用有黑斑的白薯:黑斑病毒不易被高温破坏与杀灭,容易引起中毒,出现发热、恶心、呕吐、腹泻等一系列中毒症状,甚者可导致死亡。

(3)不宜食用未煮熟的白薯:未煮熟的白薯或生白薯不容

易消化吸收,还会导致腹泻,故不宜食用。

(4)消化不良脘腹胀满者不宜食用:《纲目拾遗》记载:"中满者不宜多食,能壅气。"白薯容易产气,消化不良脘腹胀满者食用,可加重病情。

(5)不宜和柿子同食:白薯的主要成分是淀粉,食后会产生大量果酸,如果与柿子同食,果酸可与柿子中的单宁、果胶起凝聚作用,形成胃结石。

(6)胃溃疡患者不宜食用:胃溃疡为胃酸分泌过多腐蚀胃壁所致,白薯味甘,能壅气生酸,胃溃疡患者食用,可加重病情。

(7)糖尿病患者不宜食用:白薯含糖类较多,食用会升高血糖,加重糖尿病病情,故不宜食用。

(8)服用糖皮质激素者不宜食用:糖皮质激素有升高血糖的作用,服用后禁食含糖类高的食品。白薯含糖量较高,故不宜食用。

4. 食疗方

方 1

【原 料】 白薯粉、白糖各适量。
【制 作】 白薯粉加白糖用开水冲服。
【用 法】 频频饮服。
【功 效】 适用于口干,咽痛。

方 2

【原 料】 白薯或白薯叶250克,植物油、食盐各适量。
【制 作】 白薯或白薯叶加食盐适量,用植物油炒熟即成。

【用　法】　早、晚空腹服，连用 3～5 日。

【功　效】　适用于习惯性便秘。

方 3

【原　料】　生白薯 250 克，常山 12 克。

【制　作】　白薯洗净，加常山煮熟，去常山，食白薯。

【用　法】　每日 1 剂，连用 3～5 日。

【功　效】　适用于疟疾。

方 4

【原　料】　白薯 150 克。

【制　作】　白薯洗净，去皮，切碎，捣烂备用。

【用　法】　敷患处。

【功　效】　适用于乳痈(乳腺炎)，疮毒。

方 5

【原　料】　白薯 200 克，黄酒、红糖、生姜各少许。

【制　作】　白薯蒸熟，去皮，备用。

【用　法】　白薯与黄酒同食，食后饮红糖姜汤一杯。每日 1 剂，连用 3 日。

【功　效】　适用于妇女产后腹痛。

方 6

【原　料】　白薯粉 200 克。

【制　作】　白薯粉炒熟，备用。

【用　法】　趁热外敷患处。

【功　效】　适用于跌打损伤。

方 7

【原　料】　白薯 500 克。

【制　作】　生白薯挤汁,备用。

【用　法】　外涂患处。

【功　效】　适用于湿疹。

二、油　脂　类

（一）猪　　脂

猪脂为猪科动物猪脂肪熬炼而成。色白，呈油膏状。

1. 营养成分与性味

猪脂性寒，味甘。每 100 克猪脂含脂肪 99.6 克，糖类 0.2 克，维生素 A 27 微克，维生素 B_1 0.02 毫克，维生素 B_2 0.03 毫克，维生素 E 5.12 毫克，并含少量亚油酸。

2. 医疗保健作用

猪脂主要为食用，也可制皂。可补虚，润燥，解毒。治脏腑枯涩，大便不利，燥咳，皮肤皲裂。

3. 食用注意事项

（1）服降压药及降血脂药不宜食用：动物高脂肪类食物可影响降压药及降血脂药的吸收，减低药物疗效。猪脂属动物脂肪，故服降压药及降血脂药时不宜食用。

（2）急、慢性肠炎患者不宜食用：急、慢性肠炎患者忌食含油脂多的食物，猪脂富含脂肪，滑肠导泻，可加重肠炎症状。

（3）动脉粥样硬化患者不宜食用：猪脂含饱和脂肪酸和较高量的胆固醇，食用后能加重动脉粥样硬化。

（4）服驱虫药时不宜食用：服驱虫药时食用油类或含油脂多的食物，驱虫作用降低，毒性反应增强。

（5）不宜用大火煎熬后食用：猪脂用大火煎熬，当油温达到 200℃时，便可发生化学变化，产生丙烯醛，这种物质有异味,可刺激口腔、食管、气管及鼻粘膜,导致咳嗽、眩晕、气促和结膜炎、喉炎、支气管炎等疾病。

(6)不宜久贮后食用:研究表明,正常的胆固醇,不过量食用并不容易引起动脉粥样硬化,而酸败的胆固醇才容易引起动脉硬化,猪脂久存则会导致酸败,故不宜久贮后食用。

(7)不宜食用反复煎炸食物后剩余的猪脂:油在煎炸时,随着温度升高,粘度越来越大,当油温达 300℃ 左右时,同一分子的甘油脂中的脂肪酸之间可发生聚合作用,这种热聚合后的油脂可对人体造成一定的危害,营养价值也会降低,故不宜食用反复煎炸食物后剩余的猪脂。

4. 食疗方

方　1

【原　料】　猪板油、生姜、大枣、红糖各 500 克。

【制　作】　大枣去核;生姜洗净,晾干。大枣、生姜、红糖与猪板油一起入锅共炸至酥,研为细末。

【用　法】　每日 2 次,每次 30 克,用开水冲服,连服 1～2 剂。

【功　效】　适用于虚寒胃痛。

方　2

【原　料】　熟猪肉 200 克,番茄 200 克,食盐、味精、猪脂、肉汤各适量。

【制　作】　猪肉切成小薄片;番茄切成橘瓣块。坐锅,加肉汤,加入肉片、食盐稍煮片刻,放入番茄,烧沸后撇去浮沫,加味精,淋猪脂,装碗即成。

【用　法】　每日分 2 次食用。

【功　效】　适用于眩晕。

方　3

【原　料】　猪脂少许,猪肾2个,核桃仁30克。
【制　作】　猪肾切片;核桃仁打碎。猪肾、核桃仁用猪脂炒熟,备用。
【用　法】　每日睡前趁热吃,10日为1个疗程。
【功　效】　适用于遗精。

方　4

【原　料】　熟猪脂20克,甜酒酿200毫升,鸡蛋2个,白糖10克。
【制　作】　用猪脂煎炒鸡蛋至半熟时,倒入甜酒酿,煮至蛋熟,加入白糖即可。
【用　法】　每日1~2次空腹食用,连食7日。
【功　效】　适用于产后气血亏虚型缺乳。

方　5

【原　料】　猪脂1份,蜂蜜2份,生姜汁、辣椒各适量。
【制　作】　辣椒捣末,与猪脂、蜂蜜、生姜汁共同混合调匀。
【用　法】　外敷患处。
【功　效】　适用于冻疮未溃者。

方　6

【原　料】　猪脂、桃仁各适量。
【制　作】　桃仁捣烂,与猪脂混合调匀,备用。

【用　法】　涂抹患处。每日1～2次。

【功　效】　适用于各型嘴唇干燥。

（二）羊　　脂

羊脂为牛科动物山羊或绵羊的脂肪熬制而成。羊脂色白，固态。商品分羊脂、一等油两种。一等油的液体部分称为"超级油"或"人造黄油"；固体部分是硬脂酸。羊脂也可按质量分为特级、一级、二级。

1. 营养成分与性味

羊脂性热，味甘。每100克羊脂含脂肪88克，糖类8克，维生素E 1.08毫克，铁1毫克，磷18毫克。

2. 医疗保健作用

羊脂具有补虚润燥、祛风解毒的作用，适于虚劳羸瘦、皮肤枯燥或干裂、久痢、丹毒、疮癣等患者食用。

3. 食用注意事项

(1)服驱虫药时不宜食用：服驱虫药时食用含脂肪量大的食品，可降低驱虫药的疗效。

(2)动脉粥样硬化患者不宜食用：动物脂肪含饱和脂肪酸多，含胆固醇也高，食入后，多余的胆固醇和脂肪沉积在血管壁上，日积月累，血管壁可发生内膜增生、变性，管壁硬化，出现斑块，失去弹性及收缩力，可发生心绞痛、心肌梗死，还可导致脑栓塞。动脉粥样硬化患者食用，则会明显加重病情，促发心脑疾病。

(3)急、慢性肠炎患者不宜食用：羊脂有较强的滑肠导泻作用，肠炎患者食用，则可明显加重病情。

(4)炒菜时油温不宜过高：炒菜时油温过高，不仅破坏了大部分脂溶性维生素，还使各种脂肪酸遭到大量氧化，高温产生的"丙烯醛"对眼结膜、消化道及呼吸道均有较强的刺激作用,故炒菜时油温不应过高。

(5)疮疡患者不宜食用:疮疡乃火毒郁结所生,不宜食用温热性的食物,羊脂温热助火,食后可明显加重疮疡患者的病情。

4. 食疗方

方 1

【原　料】　羊脂适量,核桃仁 20 克,大米 50 克,白糖少许。

【制　作】　羊脂炼油备用。每次取 1～2 匙,与核桃仁、大米一起煮成稀粥,加入白糖调味。

【用　法】　每日 1 次,饭后食用,连用半个月为 1 个疗程。

【功　效】　适用于肺气肿、慢性支气管炎。

方 2

【原　料】　熟羊脂、熟羊髓各 150 克,蜂蜜、生地黄汁、生姜汁各适量。

【制　作】　熟羊脂入锅煮沸,下熟羊髓再煮沸,加蜂蜜、生地黄汁、生姜汁不断搅匀,微火煎熬成膏。

【用　法】　每日空腹用温黄酒调 1 匙食用。也可将上膏放入羹汤或米粥中食用。连食 1～2 周为 1 个疗程。

【功　效】　适用于因肺痨而引起的咳嗽、骨蒸潮热。

方 3

【原　料】　羊脂适量,葱白、大米、姜汁、川椒、豆豉各 10

克。

【制　作】　羊脂、大米、葱白、姜汁、川椒、豆豉入锅,加水适量煮成粥。

【用　法】　每日 1 次,连食 10 日。

【功　效】　适用于预防半身不遂。

方　4

【原　料】　羊脂 100 克,生地黄 60 克,生姜汁 50 毫升,蜂蜜 200 毫升。

【制　作】　生地黄加水适量煎煮,每 20 分钟取煎液 1 次,加水再煎,共取煎液 3 次,合并,以小火煎煮浓缩至稠粘如膏时,加生姜汁、羊脂和蜂蜜,至沸停火,待冷后装瓶,备用。

【用　法】　每日 2 次,每次 1 汤匙,连服 7～10 日。

【功　效】　适用于久病或产后身体消瘦者。

方　5

【原　料】　羊脂 50 克,羊肾 2 只,肉苁蓉 20 克,荜拨 6 克,草果、橘皮、肉桂各 3 克,胡椒粉 1 克,食盐、生姜、大葱各适量。

【制　作】　肉苁蓉、羊肾、羊脂洗净,放入沙锅内,入生姜和大葱,余下各药用纱布包扎,同入沙锅内,加水适量,文火炖至羊肾熟透,羹汤浓稠时,加入胡椒粉、食盐。

【用　法】　每日 1 次,连食半个月为 1 个疗程。

【功　效】　适用于阳痿。

（三）椰　子　油

椰子是棕榈科乔本植物,主要生长在太平洋沿岸的热带地区,如印度、斯里兰卡、菲律宾、马来西亚及我国的台湾、海南岛、云南和广州等地。

椰子的果实为核果,胚乳即椰肉,含有 60%～72% 的油脂,椰子油就是从胚乳中榨取出来的。椰子油在热带地区为白色液体,在低温处为牛油样固体,新鲜时有特殊的芬芳气味。油的比重为 0.8354,比其他食用油轻。

1. 营养成分与性味

椰子油性平,味甘。每 100 毫升椰子油含脂肪 100 克,维生素 E 15.24 毫克,铁 3.1 毫克,锌 0.08 毫克,磷 8 毫克,胡萝卜素 110 微克。

2. 医疗保健作用

医药上椰子油主要用于治疗疥癣、冻疮。1977 年版中国药典收载有"椰馏油"一条,将成熟果壳经干馏,收集 150℃～260℃ 馏出液(即椰馏油),其中含酚类物质。用于治疗真菌所引起的表皮真菌病。

3. 食用注意事项

呼吸系统疾病痰饮较盛者不应使。本品味甘,养阴生津,痰饮内盛者食用则会加重痰湿,故不宜食用。

4. 食疗方

方　1

【原　料】 椰子油 50 毫升。

【制　作】 椰子油装瓶备用。

【用　法】 椰子油涂搽患处,每日 3 次。

【功　效】 适用于神经性皮炎。

方 2

【原　料】 椰馏油 50 毫升。

【制　作】 椰馏油装瓶备用。

【用　法】 椰馏油涂搽患处,每日 3～4 次。

【功　效】 适用于足癣、疥疮、体癣。

三、蔬 菜 类

（一）绿 豆 芽

绿豆水浸、发芽后可制成绿豆芽菜，又名豆芽菜、银针菜，嫩脆可口，味道鲜美，亦可作药用。

1. 营养成分与性味

绿豆芽性平，味甘。据测定，每 100 克绿豆芽中含蛋白质 3.2 克，脂肪 0.1 克，糖类 3.7 克，粗纤维 0.7 克，钙 23 毫克，磷 51 毫克，铁 0.9 毫克。另外，还含有多种维生素，特别是维生素 C 含量很高。

2. 医疗保健作用

绿豆芽不仅可补充人体营养素，而且有着多种医疗功效。李时珍指出，绿豆芽能"解酒毒、热毒、利三焦"。患泌尿系感染时，用绿豆芽菜绞汁，调以适量白糖，代茶饮，有清下焦火热、解毒消炎之效；绿豆芽同鲫鱼炖食，是下乳的良方。据科学家们研究，绿豆芽中所含的天门冬氨酸具有消除疲劳的作用，其所含的叶绿素具有防癌作用。

绿豆芽还能清暑热，调五脏，通经脉，解诸毒，适用于热病烦渴，醉酒，大便秘结，小便不利，目赤肿痛，口鼻生疮等。

3. 食用注意事项

(1)慢性肠炎、慢性胃炎、消化不良患者不宜多食：绿豆芽性寒凉，容易损伤胃气，且纤维较粗，容易滑利肠道致泻。慢性肠炎、慢性胃炎及消化不良等疾病均应食用健脾胃、助消化的食物或固肠止泻之品。

（2）不宜用铜器盛放后食用或烹制时加碱：用铜器盛放绿豆芽可破坏绿豆芽中的维生素 C，烹制时加碱即可破坏绿豆芽中的维生素，故不宜用铜器盛放或烹调时放碱。

（3）用化肥催发的绿豆芽不可食用：用化肥催发的绿豆芽，含有氮类化合物，在细菌的作用下，可转变为亚硝胺。人们经常食用含有亚硝胺的食物，患胃癌、食管癌、肝癌等的可能性增多。故用化肥催发的绿豆芽不可食用。

4. 食疗方

方 1

【原　料】　绿豆芽、红糖、香椿根白皮各 120 克。

【制　作】　绿豆芽、红糖、香椿根白皮入锅，加水 800 毫升，煮成 150 毫升～200 毫升汤。

【用　法】　早、晚分服，每日 1 剂。

【功　效】　适用于便血。

方 2

【原　料】　生绿豆芽、生白萝卜、香椿树根白皮各 120 克，黄酒 50 毫升。

【制　作】　生绿豆芽、生白萝卜榨取鲜汁，入锅加入切碎的香椿树根白皮及清水 500 毫升，用小火煎至药液 300 毫升。

【用　法】　晚上临睡时药液炖温，冲入 50 毫升黄酒，口服。

【功　效】　适用于便血。

方 3

【原　料】　绿豆芽 250 克～500 克,菜油 10 毫升,食盐适量。

【制　作】　用菜油将绿豆芽炒熟,拌以食盐。

【用　法】　佐餐食用。

【功　效】　适用于糖尿病并发膀胱炎属湿热下注者。

方 4

【原　料】　绿豆芽 500 克,白糖少许。

【制　作】　绿豆芽绞取汁,备用。

【用　法】　将绿豆芽汁冲白糖饮,每日 3 次。

【功　效】　适用于淋证。

(二)豆　腐

豆腐为豆浆用石膏或盐卤水点凝去水所得的食品,古称"黎福"。豆腐洁白如玉,柔软细嫩,清爽适口,是我国素食菜肴的主要原料,历来受到人们的欢迎。宋代诗人苏东坡有"煮豆为乳脂为酥"的诗句,不仅以精炼的语言把制作豆腐形象化,更以准确的字眼道出了豆腐"为乳"、"为酥"。

1. 营养成分与性味

豆腐性凉,味甘。每 100 克豆腐含蛋白质 7.4 克,脂肪 3.5 克,糖类 3.7 克,维生素 B_1 0.04 毫克,维生素 B_2 0.03 毫克,尼克酸 0.2 毫克,维生素 E 2.71 毫克,钙 164 毫克,铁 1.9 毫克,锌 1.11 毫克,磷 119 毫克,硒 2.3 毫克。

2. 医疗保健作用

豆腐是植物性食物中含蛋白质最高的食品,蛋白质含量大大超过了牛奶,容易被人体所吸收,是老年人、牙齿脱落及肠胃消化功能降低者的理想食品。

豆腐有很高的食疗价值。李时珍称,豆腐具有"宽中益气,生津润燥,清热解毒,和脾胃,消胀满,下大肠浊气"及"清热散血"等功效,适宜病后体虚、肺热、酒中毒、咳嗽、咽痛、便秘及糖尿病患者食用。其食疗的方法很多,如冻豆腐与鸡蛋清共煮,可治疗贫血;豆腐裹红糖,置笼内蒸熟食用,可治疗白浊;豆腐用醋煎食之,可治久痢不止等。同时,豆腐含植物性脂肪,不含胆固醇,点豆腐用的石膏或卤水中,含有较高的钙和镁盐,镁盐对心肌有保护作用,因此豆腐对动脉硬化症和心脏病患者十分有益。此外,豆腐含糖类极少,很适合糖尿病患者和肥胖者食用。

若饮食之后腹胀不舒,口苦发粘,舌苔厚,食无味或反酸嗳气时,可食用豆腐,以调理胃肠,功效良好。

豆腐南北皆有,但由于饮食习惯及烹调方法不同,各地都有自己独特的名牌佳肴,如四川麻婆豆腐、无锡镜箱豆腐、山东三美豆腐、广东酿豆腐、浙江三虾豆腐、上海红烧豆腐、北京沙锅豆腐、东北白肉豆腐等,均是深受民众欢迎的食品。历代封建帝王注重养生,御膳中除山珍海味之外,豆腐也列为常用菜品。据载,清代皇帝的冬膳食谱中,羊肉冻豆腐火锅就是常用菜肴之一。康熙皇帝特别喜食八宝豆腐,相传他南巡时,有一太守曾献八宝豆腐,即嫩豆腐切片,碾碎,加香菇片、蘑菇丁、松子仁泥、鸡肉蓉、火腿末等配料,放入鸡汤中煮沸而成。此菜味鲜香滑,极为滋补。

总之,豆腐不但营养丰富,价格便宜,煎、煮、蒸均可,味道鲜美可口,老幼皆宜,而且有保健作用,因而深受国内外民众喜爱。在日本、美国,中国豆腐盛极一时,并被列为长寿菜肴之一。

　　社会上曾出现过对于菠菜烧豆腐褒贬不一的议论。究竟吃菠菜烧豆腐对人体有益还是有害呢？对这个问题应辩证地来看。说它有害，因为菠菜内含有 1% 左右的草酸，能与豆腐中的钙质结合，妨碍人体对钙质的吸收。这就是人们指责菠菜烧豆腐有害的主要原因。但是，草酸钙只是不能被吸收而已，对人体并无毒害。然而，多数人所不了解的是，草酸进入胃后能够夺取胃内食糜中的绝大部分铁和锌。而铁和锌都是人体必需的重要微量元素。人体内的锌含量一旦减少了，便会出现创伤愈合延缓、味觉减弱、食欲不良、儿童发育迟缓、成人性功能衰退、孕妇可导致胎儿瘦弱、褶皱松弛、精神萎靡不振、多种眼疾等病症。菠菜烧豆腐，恰巧以豆腐中的部分钙质结合菠菜中的草酸，解除了草酸对人体的毒害，这是一种天然解毒法。据化学分析计算，每 4 克钙可以结合 9.2 克草酸。因此，以等量的菠菜与豆腐共煮食用，可以免遭草酸之害。由此可见，"瑕不掩瑜"，菠菜烧豆腐不失为美味而富有营养的名菜。愿"红嘴绿鹦哥"、"金镶白玉嵌"在餐桌上大放异彩。

　　3. 食用注意事项

　　(1)痛风与血尿酸浓度增高的病人不宜食用：痛风与血尿酸浓度增高病人体内嘌呤代谢失常，尿酸钠积存在血液或骨骼关节处，引起关节红肿、剧痛。豆腐中含嘌呤较多，痛风患者与血尿酸浓度增高的病人食用，必然导致体内嘌呤蓄积，尿酸钠积存更为增多，使病情加重。

　　(2)老年人、病后体弱者及小儿不宜食用豆腐干：豆腐干为豆腐榨干水分制成的食品，食后容易导致消化不良。《随息居饮食谱》记载："腐干坚者，甚难消化，小儿及老弱病后，皆不宜食。"

（3）服用四环素类药物时不宜食用：服用四环素类药物时，忌食含钙多的食物，钙能与药物中有效成分结合成一种牢固的络合物，降低药物的作用，达不到治疗效果。豆腐含钙量较多，故不宜在服四环素族药物时食用。

（4）不宜食用生豆腐：生大豆中含有胰蛋白酶抑制素，虽然在豆腐的制作过程中经过加热煮沸，但尚未彻底被破坏，需进一步加热才行。若食用含有胰蛋白酶抑制素未完全被破坏的生豆腐，不但会影响蛋白质的消化吸收，降低食用效果，还容易刺激消化道，引起其他疾病。

（5）心血管系统疾病患者不宜多食：豆制品含有丰富的亮氨酸，食入过多或经常食用，亮氨酸在酸的作用下可转变为同型半胱氨酸而损伤动脉内壁细胞，促使血管硬化，加重心血管系统疾病。

（6）服优降宁和苯乙肼药物时不宜食用：服用降压药优降宁和抗抑郁药苯乙肼等不应食用豆腐，若食用将会引起血压升高，甚至引起高血压危象和脑出血。

（7）酮症酸中毒患者不宜食用：酮症酸中毒是重症糖尿病患者的一种并发症，本病饮食应严加限制蛋白质的摄入。因为蛋白质中的氨基酸，如苯丙氨酸和亮氨酸均可在体内生成酮体而加重酸中毒。

（8）肾结石患者不宜食用：肾结石以草酸盐结石最多，豆腐含有较多的钙，可使尿中含钙量增加，又含较丰富的蛋白质，其代谢产物可产生尿酸，二者都可使结石病加重。

（9）急性肾炎患者不宜食用过多：急性肾炎应限制蛋白质的摄入，以免蛋白质在体内的代谢产物，如尿素、尿酸、肌酐排泄困难，蓄积中毒。豆腐属高蛋白食品，故不应多食。

4. 食疗方

方　1

【原　料】　豆腐 500 克,葱白 15 克,淡豆豉 12 克。

【制　作】　豆腐切块,用素油略煎,加入葱白、淡豆豉及适量清水,煮沸后即可。

【用　法】　趁热食用,每日 1 剂,微汗出即可。

【功　效】　适用于风寒感冒。

方　2

【原　料】　豆腐 500 克,饴糖 60 克,生萝卜汁 1 酒杯。

【制　作】　豆腐、饴糖、生萝卜汁入锅内,加适量水,煮沸即可。

【用　法】　每日 1 剂,分 2 次食用,连食 1～3 日。

【功　效】　适用于肺热型急性支气管炎。

方　3

【原　料】　豆腐 500 克,植物油 50 毫升,醋 50 毫升,葱花、食盐各少许。

【制　作】　油锅烧热后,先放入葱花、食盐,后倒入豆腐,用铲压成泥状并翻炒,再加醋及少许水继续翻炒至熟。

【用　法】　每日 1 剂,趁热当菜食用。

【功　效】　适用于寒证型慢性支气管炎。

方　4

【原　料】　豆腐 500 克,麦冬、天冬、百部各 15 克。

【制　作】　豆腐、麦冬、天冬、百部加水煮熟。

【用　法】　每日 1 剂,连食 1～2 周。

【功　效】　适用于肺痈、肺痿。

方　5

【原　料】　豆腐 500 克,鲜泽泻叶 100 克,冰糖 10 克。
【制　作】　豆腐、鲜泽泻叶与冰糖同煮。
【用　法】　每日 1 剂,连食 5～7 日。
【功　效】　适用于肺结核咯血。

方　6

【原　料】　豆腐 500 克,红糖 15 克或冰糖 100 克。
【制　作】　豆腐、红糖同放锅中,加水 500 毫升煮沸 10
分钟即可。
【用　法】　1 次或 2 小时内食完。
【功　效】　适用于胃出血。

方　7

【原　料】　豆腐 150 克,醋 50 毫升～80 毫升,花生油、
食盐各适量。
【制　作】　豆腐切成 2～3 块,入锅内,用花生油煎香,加
食盐少许,加醋,煮片刻即可。
【用　法】　每日 1～2 剂,连食 3～5 日。
【功　效】　适用于肠炎腹泻反复不愈,慢性痢疾。

方　8

【原　料】　豆腐 250 克,泥鳅 500 克,食盐、葱、姜、黄酒、
味精、味精、淀粉各适量。
【制　作】　泥鳅洗净,放入锅内,加食盐、葱、姜、黄酒、清

水适量,用武火煮沸后,转用文火煮至泥鳅五成熟时,加淀粉、味精调匀,再煮至泥鳅熟烂即成。

【用　法】　空腹食用,可常食。

【功　效】　适用于湿热黄疸,急、慢性肝炎,小便不利。

方　9

【原　料】　嫩豆腐 250 克,鲜蘑菇 60 克,酱油、食盐、绍酒、味精、香油各适量。

【制　作】　豆腐切小块放冷水锅内,加黄酒少许,用大火煮至豆腐出小孔时,弃去煮豆腐水,将豆腐与鲜蘑菇、酱油、食盐和没过豆腐的清汤放入沙锅内,文火炖 20 分钟,撒入味精,淋入香油。

【用　法】　佐餐用,可常食。

【功　效】　适用于慢性活动性肝炎,肝硬化,重型肝炎恢复期症见头昏耳鸣、心烦失眠、食欲不振、少气无力和肝肾阳虚的患者。

方　10

【原　料】　热豆腐 1 000 克。

【制　作】　热豆腐切薄片,备用。

【用　法】　热豆腐片遍身贴之,凉后即换,直至苏醒。

【功　效】　适用于酒精中毒,饮酒失度致遍身红紫。

方　11

【原　料】　豆腐 500 克。

【制　作】　豆腐蒸透,取出放在脚盆里,待用。

【用　法】　将脚放在热豆腐上方熏蒸,豆腐不太烫时,再把脚踩下去,豆腐凉了再加热,继续烫脚,如此反复 3～5 次。

【功　效】　适用于脚跟痛。

方　12

【原　料】　鲜卤豆腐适量。

【制　作】　豆腐切片,待用。

【用　法】　敷在乳头上,干后即换。

【功　效】　适用于乳头破裂。

方　13

【原　料】　豆腐 100 克,羊肉 50 克,生姜 25 克,食盐 2 克。

【制　作】　豆腐、羊肉、生姜入锅内加水适量煮熟,加食盐调味。

【用　法】　每日 1～2 剂,连食 3～5 日。

【功　效】　适用于月经不调。

方　14

【原　料】　豆腐、猪腿肉各 500 克,丝瓜 250 克,香菇 25 克,食盐少许。

【制　作】　豆腐、丝瓜、香菇、猪腿肉加水煮汤,汤成加食盐调味。

【用　法】　分次食用。

【功　效】　适用于妇女产后奶汁不下或不足。

方　15

【原　料】　豆腐 200 克,猪蹄 1 只,葱白适量,食盐及酱油各少许。

【制　作】　猪蹄去毛,洗净,划刀口,放锅中,加清水适量,煮熟,然后放入豆腐,并加葱白、食盐及酱油,再煮片刻即可。

【用　法】　每日1次,连食3~5日。

【功　效】　适用于产妇乳汁缺乏。

方　16

【原　料】　豆腐500克,王不留行(炒)50克。

【制　作】　豆腐、王不留行加水煮汤。

【用　法】　喝汤,吃豆腐,每日1剂,连服3~5日。

【功　效】　适用于产后乳少。

方　17

【原　料】　豆腐、香油各适量。

【制　作】　豆腐蒸熟,晾凉,放锅内用文火煨干,研成细末,用香油调成糊状。

【用　法】　敷患处,每日1次。连用数次。

【功　效】　适用于花斑癣。

方　18

【原　料】　豆腐泔水600毫升,透骨草6克。

【制　作】　豆腐泔水加透骨草煮汤,煮沸后稍温待用。

【用　法】　用此汤洗手并浸泡20分钟,每日1次,数日即愈。

【功　效】　适用于手癣。

（三）白 萝 卜

白萝卜古称莱菔，也叫紫花菘、温菘、芦菔。其种子叫莱菔子。白萝卜既可食用，也可药用。

1. 营养成分与性味

白萝卜性平，味甘，含有大量的葡萄糖、果糖和蔗糖。其维生素含量比梨和苹果的都高。白萝卜含钙量较高，而且不含草酸，人体对白萝卜中钙的利用率很高。白萝卜可食部分占78％。每100克可食部分含蛋白质0.6克，糖类3.7克，产热能105千焦（25千卡），粗纤维0.8克，钙49毫克，磷34毫克，铁0.5毫克，胡萝卜素0.02毫克，维生素B_1 0.02毫克，维生素B_2 0.04毫克，维生素C 30毫克，尼克酸0.5毫克。此外，还含有淀粉酶、苷酶、氧化酶、触酶等。

2. 医疗保健作用

白萝卜具有顺气消食、止咳化痰、除燥生津、散淤解毒、清凉止渴、利大小便等功效，适宜食积胀满、肺炎、支气管炎、呕血、鼻出血、痢疾等患者食用。

白萝卜含有芥子油，为辛辣味。芥子和萝卜中的酶一起互相作用，有促进胃肠蠕动、增进食欲、帮助消化的功效。所以，人们吃了肉类等油腻食物后，喜欢吃点萝卜。唐代《四声本草》记载："凡人饮食过度，生嚼（萝卜）咽之便消。"其中的"生嚼"很合乎科学，因为萝卜中的淀粉酶不耐热，遇到70℃的高温便被破坏；维生素C也怕热，所以白萝卜最宜生吃。对于消化不佳的人，如不习惯吃生白萝卜，吃1～2片酸萝卜也是一种办法，因为酸萝卜也能帮助消化。医生认为，吃白萝卜能促进胆汁分泌，有利于脂肪的消化。

近年来，医学界还发现白萝卜能抗癌。据研究，白萝卜含有多种酶,具有消除亚硝胺等致癌物质使细胞发生突变的作用。另外,白萝卜含有一种木质素,能增强巨噬细胞的活力,提高机体抗癌能力。

白萝卜的种子中医称"莱菔子",是常用的中药,有降气平喘、消食化痰的功效,其作用比白萝卜强。

3. 食用注意事项

(1)不宜和苹果、梨、葡萄等水果一起食用:白萝卜与苹果、梨、葡萄等一起食用,经胃、肠道的消化分解,可产生抑制甲状腺作用的物质,诱发甲状腺肿,故白萝卜不宜与苹果等水果一起食用。

(2)不宜与红萝卜、黄瓜、动物肝脏同时食用:白萝卜为维生素 C 含量高的食物,红萝卜中的抗坏血酸酵酶,黄瓜中的维生素 C 分解酶及动物肝脏中的铜、铁离子均有破坏白萝卜中维生素 C 的作用,使其营养价值降低,故白萝卜不宜与红萝卜等食品一起食用。

(3)服中药地黄、何首乌不宜食用:白萝卜和地黄、何首乌为畏恶之品。《本草衍义》记载:"莱菔根,服地黄、何首乌人食之,则令人髭发白。"故服中药地黄、何首乌时不应食白萝卜。

(4)脾胃虚弱腹胀患者不宜食用:白萝卜味辛行散,且性寒凉。《本经逢原》记载,白萝卜"脾胃虚寒、食不化者勿食"。食之则更伤脾胃。

(5)支气管炎痰饮较多者不宜食用:白萝卜辛凉,化痰热,适宜肺燥及痰热咳嗽者食用,但无化饮作用。《本草衍义补遗》记载:"莱菔根,人食之多者,停滞成溢饮病,以其甘多而辛少也。"支气管炎等呼吸系统疾病痰饮较多者食用,反会加重痰饮,故不宜食用。

(6)服维生素 K 等止血药时不宜食用:白萝卜所含的维

生素 C 对维生素 K 有破坏作用,可降低其止血作用。故服维生素 K 及其他止血药时不宜食用。

(7)不宜与人参同时食用:白萝卜行气,可降低人参的补益作用,白萝卜的利尿作用会加快人参有效成分的排泄,故不宜与人参同食。

(8)吃白萝卜不应削皮:钙是白萝卜的主要营养成分之一,90%的钙都集中在白萝卜皮内,如果吃白萝卜时削皮,则会损失钙及其他营养成分,故吃白萝卜时不应削皮。

(9)不宜偏食多食:白萝卜食入后可产生硫氰酸盐,在体内很快转变为硫氰酸。硫氰酸为抗甲状腺物质,可干扰甲状腺素的合成,日久则会导致甲状腺肿大,故不宜偏食多食白萝卜。

4. 食疗方

方　1

【原　料】　白萝卜15克,葱白3根。

【制　作】　白萝卜、葱白加水煮汤。

【用　法】　每日1剂,连服3日。

【功　效】　适用于流行性感冒。

方　2

【原　料】　白萝卜100克,生姜0.5克,大枣10枚。

【制　作】　白萝卜、生姜、大枣加水同煮汤。

【用　法】　喝汤,吃枣,出汗为度。

【功　效】　适用于风寒感冒,鼻流清涕,呼吸不畅。

方　3

【原　料】　白萝卜 250 克,葱 3 根,胡萝卜、香菇各 50 克,植物油、食盐各适量。

【制　作】　白萝卜切丝,加少量食盐腌渍,去水分,使其脆嫩;胡萝卜切丝;香菇用盐水泡后切丝;葱切段拍扁。起油锅,入白萝卜丝、胡萝卜丝、香菇丝、葱段煸炒熟,加食盐调味。

【用　法】　作菜肴食用,每日 1 剂,连用 2～3 日。

【功　效】　适用于风热感冒。

方　4

【原　料】　白萝卜 250 克,白胡椒 5 粒,生姜 3 片,陈皮 5 克。

【制　作】　白萝卜、陈皮、生姜、白胡椒加水适量,共煎药液 30 毫升。

【用　法】　每日分 2 次服。

【功　效】　适用于咳嗽痰多者。

方　5

【原　料】　白萝卜 250 克,蜂蜜 30 毫升,白胡椒 5 粒,麻黄少许。

【制　作】　白萝卜、蜂蜜、白胡椒、麻黄一起放大碗内,入锅内蒸熟。

【用　法】　随意食用。

【功　效】　适用于风寒咳嗽。

方 6

【原　料】　白萝卜、干姜片、梨片各50克。

【制　作】　白萝卜、干姜片、梨片一起水煎。

【用　法】　随意食用。

【功　效】　适用于肺寒型急性支气管炎。

方 7

【原　料】　白萝卜250克,冰糖30克,蜂蜜10毫升。

【制　作】　白萝卜洗净,切片,入锅内,加水500毫升,入冰糖、蜂蜜一起炖煮,煮至200毫升即可。

【用　法】　每日1剂,分2次食用。

【功　效】　适用于热证型慢性支气管炎。

方 8

【原　料】　白萝卜60克,海蜇80克。

【制　作】　海蜇漂洗干净;白萝卜洗净,切丝。白萝卜丝、海蜇入锅,加水600毫升,煮至200毫升。

【用　法】　每日1剂,分2次食用,可连用2周。

【功　效】　适用于肺燥型喘息性支气管炎。

方 9

【原　料】　白萝卜1 000克,猪肺1具,杏仁15克。

【制　作】　猪肺、白萝卜洗净,分别切成小块。猪肺入锅,加水适量,煮沸,撇去浮沫,加入杏仁、白萝卜,炖至猪肺、白萝卜熟烂。

【用　法】　食肺,饮汤,每日1次。

【功　　效】　适用于慢性支气管炎。

方　10

【原　　料】　白萝卜汁、生藕汁、大梨汁、鲜姜汁、蜂蜜、香油各 120 毫升,川贝 18 克,面粉适量。

【制　　作】　川贝研细末,与以上其他原料共放瓷盆内,用竹筷搅匀,再倒入大瓷碗内置笼中蒸熟,搓丸如红枣大。

【用　　法】　每次服 3 丸,白天 3 次,晚间 3 次,小儿减半服,忌葱和蒜。

【功　　效】　适用于肺结核咳喘、咳痰或痰中带血。

方　11

【原　　料】　白萝卜、老生姜、连须葱白各 100 克。

【制　　作】　白萝卜、生姜、葱白洗净,捣烂,分为两份,分别入锅内炒热,用布包好。

【用　　法】　置于病人脐部外敷,冷则更换另一药包,连用3～5 次,以头脚有汗为度。

【功　　效】　适用于寒邪内阻型腹痛。

方　12

【原　　料】　白萝卜 500 克,米醋 15 毫升,白糖 20 克。

【制　　作】　白萝卜捣烂,滤其汁,加入米醋、白糖调匀。

【用　　法】　每次饮 1 小杯,每日 2 次。

【功　　效】　适用于肝胃不和,胃脘胀满疼痛,嗳气。

方　13

【原　　料】　白萝卜 100 克,蜂蜜 10 毫升。

【制　作】　白萝卜洗净,去皮,入锅,加水适量,煮熟,用蜂蜜调味。

【用　法】　连汤食用,每日 1 剂,连食 15~20 天。

【功　效】　适用于急、慢性胃炎。

方　14

【原　料】　鲜白萝卜汁、鲜藕汁各 1 盅。

【制　作】　萝卜汁、藕汁调匀。

【用　法】　每日 2 次,连续饮用。

【功　效】　适用于胃出血。

方　15

【原　料】　白萝卜皮、荷叶、蒲黄各等份。

【制　作】　白萝卜皮、荷叶烧存性(用火焙干,但不失其药性称烧存性),加蒲黄等量,共研为末,

【用　法】　每服 3 克,每日 1 次。

【功　效】　适用于便血。

方　16

【原　料】　白萝卜 500 克。

【制　作】　白萝卜洗净,榨汁,备用。

【用　法】　每日 2 次,每次 1 小酒杯。

【功　效】　适用于高血压病。

方　17

【原　料】　白萝卜 100 克,山药 12 克,大米 50 克。

【制　作】　白萝卜洗净,切块;大米淘洗干净。均放入锅

内,加入山药、清水1 000毫升,置武火上烧沸,改用文火煮45分钟即成。

【用　法】　每日1次,早餐食用。

【功　效】　适用于痰淤内滞型冠心病。

方　18

【原　料】　白萝卜250克。

【制　作】　白萝卜洗净,切碎,捣烂如泥,备用,

【用　法】　外敷患处,每日2次。

【功　效】　适用于外伤血肿。

方　19

【原　料】　白萝卜250克,鲜红辣椒10个。

【制　作】　白萝卜、辣椒洗净,捣烂如泥,备用。

【用　法】　外敷患处,每日更换1次。

【功　效】　适用于风湿性关节炎。

方　20

【原　料】　白萝卜250克,陈皮3克,紫菜30克。

【制　作】　白萝卜切方块,与陈皮、紫菜共煮汤。

【用　法】　隔日1次,可常食。

【功　效】　适用于颈部淋巴结结核(脓肿型)。

方　21

【原　料】　白萝卜2 500克,藏红花60克,丁香花30克。

【制　作】　白萝卜洗净,切碎,放入不锈钢锅内,加水适量煮沸,去渣,用小火熬至黑色膏状即可。藏红花、丁香花入锅

内,加水 1 500 毫升,熬至 500 毫升,加入萝卜膏,再熬至膏状,盛于瓷罐内,封严口,埋于地下 1 米,6 个月后即可使用。

【用　法】　取药膏摊于布上,外贴患处或用药膏填充病灶空洞处,每日或隔日换药 1 次。

【功　效】　适用于骨结核。

方　22

【原　料】　白萝卜 100 克,青橄榄 30 克～60 克,糯米 50 克～100 克。

【制　作】　青橄榄洗净,去核。白萝卜洗净,切片,与糯米一同入锅内,加水熬粥。

【用　法】　佐餐食用。

【功　效】　适用于小儿肺炎或发热,咳嗽、痰黄粘稠。

方　23

【原　料】　白萝卜 2 份,甘蔗 1 份。

【制　作】　白萝卜、甘蔗共捣烂,过滤取汁。

【用　法】　每日 3 次,每次 5 毫升～10 毫升,连饮 2 天即可愈。

【功　效】　适用于小儿腹泻。

方　24

【原　料】　白萝卜 500 克,葱白 100 克。

【制　作】　白萝卜、葱白洗净,白萝卜切小块,葱切碎,捣烂取汁,

【用　法】　分次饮用。

【功　效】　适用于小儿厌食。

方 25

【原　料】　白萝卜 100 克,生姜 50 克。

【制　作】　白萝卜、生姜分别洗净,切碎,以洁净纱布绞汁,将二汁混匀。

【用　法】　不计用量,频频含咽。

【功　效】　适用于小儿急、慢性喉炎,失声,喉痛等症。

方 26

【原　料】　白萝卜汁 250 毫升,白糖 15 克,生姜汁 10 毫升。

【制　作】　白萝卜汁加白糖、生姜汁煮沸。

【用　法】　每日 1 剂,连饮数日。

【功　效】　适用于急性喉炎,喉痛声哑,支气管炎。

方 27

【原　料】　白萝卜适量,白糖 5 克。

【制　作】　白萝卜洗净,切碎,绞汁,加白糖调匀。

【用　法】　每次 50 毫升,每日 3 次,连服数日。

【功　效】　适用于鼻出血。

方 28

【原　料】　白萝卜 250 克。

【制　作】　白萝卜洗净,切大厚片,烘烤热,备用。

【用　法】　临睡前涂擦患处,以皮肤发红为度,每日 1 次。

【功　效】　适用于冻疮。

方 29

【原　料】　白萝卜 30 克,生姜、辣椒各 15 克。

【制　作】　白萝卜、生姜、辣椒加水煎汤。

【用　法】　趁热熏患处,待能下手不烫时再洗患处。

【功　效】　适用于冻疮。

(四)大 白 菜

大白菜分结球白菜、普通白菜两种。近来科研工作者还育出双青 156 等杂种一代良种。大白菜在我国栽培面积大,产量高,品质好,营养丰富,耐贮藏和运输,是我国主要蔬菜之一,也可供药用。

1. 营养成分与性味

大白菜性平,味甘。可食部分占 68%。每 100 克可食部分含蛋白质 1.1 克,脂肪 0.2 克,糖类 0.4 克,热能 67 千焦(16 千卡),粗纤维 0.4 克,钙 41 毫克,磷 35 毫克,铁 0.6 毫克,维生素 B_1 0.02 毫克,维生素 B_2 0.04 毫克,尼克酸 0.3 毫克,维生素 C 19 毫克。此外,还含有锌、锰、铜等微量元素。

2. 医疗保健作用

大白菜的叶球和根可药用,能解热除烦,通利肠胃,有补中、消食、利尿、通便、清肺热、止痰咳、除瘴气的作用。

《本草拾遗》记载,大白菜"甘温无毒,利肠胃,除烦渴,解酒渴,利大小便,和中止渴"。《纲目拾遗》记载,大白菜"食之润肌肤,利五脏,且能降气,清音声,唯性滑泄,患痢人勿服"。《滇南本草》记载,大白菜"主消痰,止咳嗽,利小便,清肺热"。

大白菜营养丰富,其钙含量是番茄的 5 倍,黄瓜的 2.2 倍。大白菜含大量维生素 C,是番茄的 2.4 倍,黄瓜的 3.2 倍。

大白菜还含有丰富的纤维素。大白菜常大量食用,摄入的总量也多,有利于中老年人预防和治疗肠癌,减少心血管疾病和胆石症的发生。对糖尿病和肥胖病患者既可限制热能,又可减肥,颇有好处。大白菜还含有多种微量元素,如锌、铜、钼、锰等。此外,大白菜还是防矽肺的药用食物之一。

大白菜可和其他食物配伍制成食疗菜,如白菜豆腐汤是佛教界的素食菜。有通肠胃、除心烦、降血压、降胆固醇等作用,适宜高血压病患者食用。大白菜加锅焦、虾米制成白菜心锅焦汤饭,有补气运脾、消食止渴、制酸的作用,并可促进溃疡面愈合,适宜胃和十二指肠溃疡患者食用。大白菜猪肝汤清爽可口,能补肝利胆,通肠益胃,对肝病有辅助治疗作用。炒白菜心,能通肠胃,对习惯性便秘有辅助治疗作用。大白菜葱姜汤对感冒有一定防治作用。大白菜还可和大米、肉末、香菇等制成白菜粥,有清热解毒、醒酒除烦、消食下气、通利肠胃的作用,对感冒咳嗽、胸中烦闷、酒醉、脘腹胀闷、大小便不利及丹毒等患者有一定疗效。大白菜还可与薏苡仁煮粥,有健脾祛湿、清热利尿的作用,适用于急性肾炎、水肿、尿少患者食用。

大白菜的根可药用。取大白菜根和绿豆芽制成白菜根绿豆芽饮,能清热解毒,适用于发热头痛、鼻塞、口干、无汗等患者。取大白菜根加红糖、生姜水煎可防治感冒。

3. 食用注意事项

(1)不宜食用霉烂变质的大白菜:大白菜霉烂变质后,由于细菌的作用,其中的硝酸盐变成了有毒的亚硝酸盐,使血液中的低铁血红蛋白氧化成高铁血红蛋白,失去携带氧的能力,身体缺氧,出现头晕、头痛、恶心、呕吐、心跳加快等症状。

(2)脾虚泄泻者不宜食用:大白菜含有大量粗纤维,可以促进肠蠕动,帮助排便;又其性偏凉,易伤脾胃之阳气,脾虚泄泻者食用可导致病情加重。

(3)服用维生素 K 时不宜食用:大白菜含有较多的维生素 C,服维生素 K 时食用,可降低维生素 K 的止血作用。

(4)不宜食用久放的熟白菜:白菜煮熟久放后,在细菌的作用下,能使硝酸盐变成亚硝酸盐,对人体有害。

(5)不宜长时间水浸泡后食用:用冷水浸泡虽可避免蔬菜水分丢失,但维生素的丧失可达 90%以上,故不宜长时间水浸泡后食用。

(6)不宜烫后挤汁做菜馅食用:大白菜所含的维生素极易溶于水,加热更容易被破坏,维生素 C 大部分在菜汁内,故做菜馅不宜烫汁、挤汁。

(7)不宜食用酸菜过多:酸菜为大白菜腌制而成,酸菜中含有亚硝胺等致癌物。据调查,食管癌高发区的人们有长期食用酸菜的习惯。酸菜如制作过程中发酵过度或腐败变质,所含致癌物会更多,故食用酸菜前应反复漂洗,也不应作为家常菜天天食用。

(8)不宜和猪肝、羊肝同时食用:动物的肝脏富含铜、铁等元素,与维生素 C 含量高的蔬菜同时食用,铜、铁极易使维生素 C 氧化而失去功效。大白菜含维生素 C 较多,故不宜与猪肝、羊肝同食。

4. 食疗方

方　1

【原　料】　白菜根、葱根、萝卜各 50 克。

【制　作】　白菜根、葱根、萝卜加水煎服。

【用　法】　每日 1～2 剂,连用 1～3 日。

【功　效】　适用于预防感冒。

方 2

【原　料】　白菜茎根 1 块,生姜 3 片,红糖 60 克。

【制　作】　将菜根洗净与糖、姜同煮。

【用　法】　热饮,不拘量,饮后避风寒。

【功　效】　适用于风寒感冒。

方 3

【原　料】　大白菜根 3 个,大葱根 7 根,芦根 1.5 克。

【制　作】　大白菜根、大葱根、芦根洗净,加水煎汤。

【用　法】　每日 1 次,连服 2～3 日。

【功　效】　适用于风热感冒。

方 4

【原　料】　白菜心 1 个,冰糖 10 克。

【制　作】　用筷子把白菜心扎几个洞,装入冰糖,入沙锅内煮。

【用　法】　吃后盖被取微汗,注意防风寒。

【功　效】　适用于肺热咳喘。

方 5

【原　料】　白菜干 100 克,豆腐皮 50 克,红枣 10 枚。

【制　作】　将白菜干、豆腐皮、红枣加水煎汤。

【用　法】　每日 1 剂,连服 3～5 日。

【功　效】　适用于干咳。

方 6

【原　料】　大白菜帮 250 克,植物油、酱油、白糖、醋各少许。

【制　作】　大白菜帮洗净,切薄片。植物油烧至八成热,放入大白菜帮片,炒熟倒入用酱油、白糖、醋、淀粉调好的汁,炒拌均匀。

【用　法】　佐餐食用。

【功　效】　适用于便秘。

方 7

【原　料】　白菜 45 克,黄豆 60 克。

【制　作】　黄豆、白菜加水煎汤。

【用　法】　每日 1 剂,连用 2~4 周。

【功　效】　适用于急性肝炎,

方 8

【原　料】　鲜大白菜、生萝卜各 3 片,红糖 15 克。

【制　作】　将大白菜、生萝卜洗净,捣烂取汁,加红糖拌匀。

【用　法】　分 2 次服。

【功　效】　适用于木薯中毒。

方 9

【原　料】　老白菜帮 500 克,蒜 1 瓣,葱须 7~8 根,花椒 30 克,胡椒、食盐各 2 克。

【制　作】　将以上原料入锅,加水熬汤。

【用　法】　将热汤倒入盆内,盆上放木板两块,令患者坐木板上熏洗,使之出汗。

【功　效】　适用于尿潴留。

方　10

【原　料】　大白菜叶 500 克。

【制　作】　大白菜叶洗净,捣烂。

【用　法】　敷患处。

【功　效】　适用于漆毒生疮。

方　11

【原　料】　大白菜 250 克,虾仁 10 克,豆油 10 毫升,食盐少许。

【制　作】　将大白菜、虾仁洗净。锅内加豆油烧热,入大白菜、虾仁炒熟,加少许食盐。

【用　法】　每日食用 1 次。

【功　效】　适用于阳痿。

方　12

【原　料】　新鲜大白菜帮、绿豆芽、马齿苋各 100 克。

【制　作】　新鲜大白菜帮、绿豆芽、马齿苋洗净后捣烂。

【用　法】　外敷患处,每日更换 1～2 次 。

【功　效】　适用于丹毒。

方　13

【原　料】　大白菜籽 50 克。

【制　作】　大白菜籽研细,加油调匀。

【用　法】　外涂头部。

【功　效】　适用于不长头发。

方　14

【原　料】　大白菜根1个,大葱根3根,白糖少许。

【制　作】　大白菜根、葱根洗净,剁碎,加水煮沸15分钟,加白糖少许。

【用　法】　趁热喝汤,卧床盖被发汗,避风。

【功　效】　适用于小儿感冒。

方　15

【原　料】　白菜根2个。

【制　作】　白菜根1个,洗净,加水煎汤,另一个捣烂。

【用　法】　喝汤。局部外敷,每日更换1次。

【功　效】　适用于小儿腮腺炎。

方　16

【原　料】　白菜根2个,冰糖30克。

【制　作】　白菜根、冰糖加水煎汤。

【用　法】　分3次饮服。

【功　效】　适用于百日咳(初咳期)。

方　17

【原　料】　白菜根1个。

【制　作】　将白菜根洗净,捣烂后用纱布挤汁。

【用　法】　左牙痛滴汁入左耳,右牙痛滴汁入右耳。

【功　效】　适用于风火牙痛。

（五）大　　蒜

大蒜又名葫、葫蒜，是汉朝张骞出使西域时带回内地的，因为它比内地的野生小蒜个大，故称大蒜。

1. 营养成分与性味

大蒜性温，味辛辣。每 100 克大蒜中含蛋白质 4.4 克，脂肪 0.2 克，糖类 23.6 克，钙 5 毫克，磷 44 毫克，铁 0.4 毫克，维生素 B_1 0.24 毫克，维生素 B_2 0.03 毫克，烟酸 0.9 毫克，维生素 C 3 毫克。此外，大蒜还含挥发油，有辛辣的臭味，内含蒜素和大蒜辣素及多种烯丙基、丙基和甲基组成的硫醚化合物，挥发油还含柠檬醛、牻牛儿醇、芳樟醇、水芹烯、丙醛、戊醛等。

2. 医疗保健作用

大蒜以其新鲜鳞茎入药，性温，味辛辣，有小毒，入肺、脾、胃三经。入肺能散寒，治咳嗽感冒、祛痰镇咳；入脾、胃，能消食杀虫，治食积泻痢、虫积腹痛，善驱钩虫；还有消毒消肿、宣窍通闭之效；捣烂外敷治痈疽、疮疡；隔蒜片艾灸可消肿。

唐《新修本草》记载，大蒜可"下气消谷化肉"。《本草纲目》记载，大蒜有"散痈肿、除风邪、消毒气、除风湿、疗疮癣、健脾胃、治肾气、止霍乱、解瘟疫"等功能和止血作用，"衄血不止，以蒜敷足心，可止"。《普济方》、《千金方》记载，大蒜"捣烂贴两足心，能治泄泻暴痢"。《滇南本草》记载，大蒜能"祛寒痰、兴阳道、泄精、解水毒"，华佗曾用大蒜汁和酒治虫。

现代医学研究证明，大蒜含有植物杀菌素，有氧化和杀菌的功能，对金黄色葡萄球菌、链球菌、脑膜炎双球菌、结核杆菌、痢疾杆菌、大肠杆菌、副伤寒杆菌、炭疽杆菌、霍乱弧菌、流感病毒及多种真菌有抑制和杀灭作用。大蒜汁液对恙虫热立克次体、阴道滴虫有杀灭作用，对青霉素、链霉素、氯霉素、金霉素耐药的细菌仍有抑制作用。0.05%大蒜水溶液在5分钟内杀死各种杆菌,0.1%大蒜水溶液在10分钟内能杀死各种球菌。取蒜瓣在口腔中细嚼5分钟,能杀死口腔中潜藏的各种细菌。近年来还将大蒜制成注射液供临床静脉点滴,治疗各种细菌和病毒感染性疾病,有显著疗效。临床上还用大蒜液灌肠治细菌性痢疾、阿米巴性痢疾,急、慢性肠炎;大蒜糖浆口服治肠炎、痢疾;用大蒜液气管滴注治支气管结核、肺结核性空洞。妇科用大蒜液治阴道炎。耳鼻咽喉科用大蒜液治萎缩性鼻炎均有疗效。大蒜还具有健胃、驱虫作用,可预防流感、流脑、消化不良,能预防和治疗霍乱、百日咳,还适用于食蟹中毒、虫积腹胀、饮食积滞、四肢冷痛、疟疾、水肿等病症。外用可治疮痈肿痛、阴道滴虫。

生食大蒜能刺激胃液分泌,促进肠胃蠕动,帮助消化,增加食欲,发汗利尿,治疗便秘。在酷暑季节,人体出汗过多,胃液分泌少,易致食欲不振及胃酸缺乏,吃些糖醋蒜或用醋调和的大蒜泥可以健胃祛病;冬令春节吃腊八蒜,酸中微甜有辣,有"杀菌化积、通五脏、达诸窍、去寒湿、健脾胃"的作用。

大蒜中含有配糖体,有降低血胆固醇和三酰甘油及防治高血压病的作用,高胆固醇、高脂血症患者每天食3克大蒜,或食奶油同时食大蒜提取液或大蒜汁,可使血胆固醇、三酰甘油下降。英国医生发现,大蒜有溶解体内淤血的功能,对治疗心脏动脉栓塞、动脉粥样硬化有疗效,并能预防冠心病的发生。

大蒜治癌早有记载。据《本草拾遗》记载,"有患疭癖者,取大蒜数片吞之,名曰内灸,果获大效"。疭癖为子宫、卵巢良、恶性肿瘤。古印度用大蒜治疗包括肿块在内的各种疑难症,日本、东南亚地区盛行大蒜粥辅助治癌,美国、意大利民间用大蒜汁口服,或切开舌下静脉,用大蒜摩擦切口处,可治肺癌、白血病。有报道,常年服大蒜挥发油可预防各种癌症发生。最近日本科学家将大蒜制成癌症疫苗,可使小鼠不发生癌症;雌鼠饲以鲜蒜可抑制乳腺癌发生。美国科学家指出,蒜素对小鼠有绝对免疫力;日本科学家用热水浸提的大蒜汁液治疗妇女宫颈癌,抑制率为 70%～80%;英国医生认为,大蒜是最有希望的抗癌防癌药。大蒜治癌的机制,有些科学家认为,大蒜中含有能活化人体巨噬细胞吞噬癌细胞的有效成分;有的认为,大蒜能降低胃内亚硝酸盐的作用;还有的认为,大蒜中含有硒和硫,其中硒对癌有抑制作用。科学家们公认大蒜是抗癌食物,故在进食时常吃一些大蒜或其制品,对改善人体功能,提高抗癌能力有益。

大蒜还有其他一些作用,如印度科学家认为大蒜有"强心、促进血液循环、延年益寿"的作用。中世纪法国用大蒜治哮喘,美国治痛风。此外,大蒜的一些提取物还有兴奋子宫、降低血钙的作用。

大蒜以生食为好,大蒜煮熟后其中的杀菌素易受热破坏。但生食有浓郁辛辣味,口腔常留有特殊气味,可在吃蒜后用浓茶漱口或嚼几枚大枣、几片茶叶,蒜味可消失。

大蒜可单味食用或与其他食物、药物配伍,以提高效用。如醋浸、腌制或煮大蒜,有温中健胃、消食理气之功能,适用于脘腹冷痛、少食胀满等症;大蒜连皮在火灰中煨熟嚼食,有解毒、止痢、杀虫作用,适用于痢疾、腹泻、钩虫或蛲虫病;大蒜去皮捣烂,用开水浸泡 4～5 小时,或水煮取汁加白糖,制成大蒜糖液,有镇咳、祛痰效果,适用于百日咳、感冒咳嗽及急慢性气管炎,对多种杆菌感染性疾病也有抑制作用。大蒜膏为独头蒜捣烂,用香油调和外敷疮上,可治疮疡、肿痛等,并解蛇、虫咬螫诸毒。

蒜泥拌萝卜丝辛辣香脆,味道可口,能健胃消食,顺气化痰,可降血压,解血凝,有祛痰、灭菌、抗癌作用,适用于食少胸闷痰多的冠心病患者;大蒜烧鲫鱼(鲫鱼去内脏,内装大蒜烧熟),能化气、行水、补脾、健胃,对脾胃虚寒、慢性肾炎、水肿体亏者适用;大蒜粥(用紫皮蒜和糯(大)米、白糖等制成),能杀菌、消炎、止咳、祛痰、止痢、降压,可治肺结核、结核性胸膜炎、急性肠炎、痢疾、高血压病、动脉硬化症、小儿百日咳等症;花生仁煲大蒜(花生仁、大蒜各 100 克在沙锅内煲熟),隔天吃 1次,4~6 次可治疗过敏性紫癜。

大蒜还可与黄连制成大蒜黄连丸,可治寒湿凝滞之泄泻、冷痢及肠风下血;紫皮大蒜取汁冷藏,另取百部、紫菀加水煎,加白糖浓缩成糖浆,加入蒜汁中制成大蒜百部合剂,可治百日咳。

3. 食用注意事项

(1)外敷时间不宜过久:大蒜有较强的刺激性,与动物和人的红细胞接触都可使之变成棕黑色,高浓度甚至可使红细胞溶解。外敷过久容易使皮肤发赤、灼热、起泡,甚至糜烂。

(2)贫血患者不宜食用:大蒜含较多的挥发性物质,可降低血糖,多量食用则会抑制胃液分泌,生、熟品都可使血红蛋白、红细胞减少。《本草经疏》记载:"大蒜对气虚血弱之人,切勿沾唇。"贫血患者食用,将会加重病情。

(3)育龄青年不宜多食:大蒜易克伐正气,还有明显的杀灭精子的作用,育龄青年食用大蒜过多,对生育有着不利影响,故不宜多食。

(4)慢性肝炎、眼病患者不宜多食:大蒜性热耗气,又可使体内红细胞、血红蛋白减少,营养匮乏,多食则会加重肝炎病情。眼与肝脏有着必然的联系,需肝脏提供营养,大蒜辛温可助火伤眼,故也可加重眼病。

(5)心脏病、高血压病、糖尿病、肥胖症、痛风、胃溃疡及慢性胃炎患者不宜多食:研究表明,过量食用大蒜会使心脏病、高血压病、肥胖症、痛风等病的病情加重;大蒜的强烈刺激性还会使胃炎及胃溃疡患者腹痛;大蒜也能杀死对人体有益的细菌,影响 B 族维生素的吸收。

4. 食疗方

方　1

【原　料】　大蒜、生姜各 15 克,红糖适量。

【制　作】　将蒜、姜切片,加水 200 毫升,煎至 100 毫升,入红糖,搅匀。

【用　法】　于临睡前 1 次服下。

【功　效】　适用于风寒感冒。

方　2

【原　料】　大蒜、生姜、薄荷各 24 克。

【制　作】　将大蒜、生姜、薄荷共捣烂如稠膏状,贮瓶备用。

【用　法】　取药膏适量,敷于脐孔,盖以纱布,胶布固定,每日换药 1 次。

【功　效】　适用于风寒感冒。

方　3

【原　料】　大蒜 12 克。

【制　作】　大蒜去皮,捣烂取汁。

【用　法】　令患者仰卧,将蒜汁点入鼻腔,使眼中流泪。

【功　效】　适用于头痛。

方　4

【原　料】　大蒜瓣 40 克～60 克(20～30 瓣),冰糖 6 克。

【制　作】　将大蒜瓣、冰糖同置小碗内,加水 50 毫升,上笼蒸熟。

【用　法】　1 次食用,连用 3～5 日。

【功　效】　适用于久咳不止。

方　5

【原　料】　大蒜适量,鲜猪胆数个。

【制　作】　猪胆洗净,切开,取出胆汁;大蒜剥去外皮,捣烂。按胆汁和蒜 3∶1 的剂量把蒜泥泡到胆汁中,24 小时后烘干,研末,装胶囊。

【用　法】　每次 1 克,每日 3 次,饭后服。

【功　效】　适用于支气管炎、哮喘。

方　6

【原　料】　大蒜 100 克,芒硝 50 克,大黄粉 200 克,醋适量。

【制　作】　将大蒜和芒硝混合,共捣如泥,待用。大黄粉与醋调成糊状,待用。

【用　法】　将大蒜芒硝泥外敷于背部的肺俞穴和胸背部的阿是穴,每次 2 小时,胸、背轮换敷。敷后去掉药糊,用温开水洗净,再把大黄粉醋糊敷于上述之阿是穴,8 小时去掉,每日 1 次。

【功　效】　适用于支气管炎、肺炎、肺脓肿。

方　7

【原　料】　大蒜30克，陈皮24克。

【制　作】　将大蒜、陈皮切碎，水煎，去渣。

【用　法】　分2次温服，每日1剂，连服7日。

【功　效】　适用于支气管炎。

方　8

【原　料】　大蒜头10个，醋20毫升，红糖10克。

【制　作】　将蒜头去皮，捣烂，和糖一起入醋内浸泡2天，滤去渣。

【用　法】　每次半汤匙，温开水冲服，每日3次，连服5～7日。

【功　效】　适用于慢性气管炎。

方　9

【原　料】　大蒜1头，肉桂3克，硫黄18克，冰片9克。

【制　作】　肉桂、硫黄、冰片研末。大蒜捣烂成泥，加入肉桂、硫黄、冰片末调匀。

【用　法】　外敷双足涌泉穴，盖纱布，胶布固定。每日1次，每次约2小时。

【功　效】　适用于咯血。

方　10

【原　料】　大蒜500克，白及30克，白蔹30克。

【制　作】　大蒜、白及、白蔹放入壶内，加水1 500毫升，用大火煮沸,再用小火煮。取约 1 米长的硬橡胶管,一头接在壶嘴上,另一头让患者放在嘴里慢慢吮吸其蒸汽。

【用　法】　每次 1～2 小时,每日或隔日 1 次。吮吸后去渣吃蒜。一般 3～4 次可显效。

【功　效】　适用于肺痈。

方　11

【原　料】　大蒜、五灵脂、白芥子、白鸽粪各 30 克,生甘草 12 克,麝香 1 克,白凤仙花连根叶 1 株,猪脊髓 100 克,醋适量。

【制　作】　醋放锅内加热,加入麝香加热。五灵脂、白鸽粪、白芥子、生甘草混合,粉碎过筛,和猪脊髓、白凤仙花、大蒜、醋、麝香放在一起,捣融成膏。

【用　法】　取药膏如蚕豆大,分别贴于肺俞、脾俞、肾俞、膏肓俞穴,覆盖纱布,胶布固定,每 2 日换药 1 次,半个月为 1 个疗程,休息 3 日再继续贴用。

【功　效】　适用于肺结核。

方　12

【原　料】　大蒜 5 克～10 克,2% 盐水适量。

【制　作】　大蒜去皮,洗净待用。

【用　法】　进餐时吃蒜,吃后用 2% 盐水漱口,连用 3～5日。

【功　效】　适用于预防流行性脑脊髓膜炎。

方　13

【原　料】　大蒜、大烟叶各 6 克,生姜 3 克。

【制　作】　大烟叶、生姜共研为细末,和大蒜共捣烂如泥状。

【用　法】　外敷内关穴。

【功　效】　适用于疟疾。

方　14

【原　料】　大蒜3瓣,生石膏60克,苎麻根30克。

【制　作】　大蒜、生石膏、苎麻根共捣烂如泥。

【用　法】　药泥用纱布包裹,敷前额和后项部,连用3日。

【功　效】　适用于防治流行性乙型脑炎。

方　15

【原　料】　大蒜适量,黄鳝2条,白酒1杯。

【制　作】　黄鳝、大蒜一起加水炖煮,至黄鳝将熟时,加白酒稍炖即成。

【用　法】　吃鱼,喝汤,每日1剂,连用5～7日。

【功　效】　适用于胃下垂。

方　16

【原　料】　大蒜12克～24克,蜂蜜少许。

【制　作】　大蒜洗净,加水煮熟。

【用　法】　用蜂蜜水送服大蒜,每日服2～3次。

【功　效】　适用于呕吐。

方　17

【原　料】　大蒜3份,芒硝1份。

【制　　作】　大蒜、芒硝共捣烂,用纱布包好。

【用　　法】　足心用凡士林膏涂抹后将纱布包敷于整个足心,厚度约 1 厘米,每次敷 3 小时,每日 1 次。连用 4～5 日。

【功　　效】　适用于呕血、便血。

方　18

【原　　料】　大蒜 12 克,米醋适量。

【制　　作】　大蒜去皮,捣烂如泥,加入米醋调匀。

【用　　法】　口服。

【功　　效】　适用于急性肠炎。

方　19

【原　　料】　独头蒜 3 头,硫黄、枯矾各 30 克,朱砂 15 克,母丁香 10 克,麝香 0.5 克,香油 250 毫升,生姜 200 克,黄丹120 克(炒)。

【制　　作】　把前 6 味药混合,捣烂成膏,制成黄豆大的药丸。香油放锅内加热,加入生姜炸枯,去渣,继续熬油至滴水成珠的程度,徐徐投入黄丹,收膏。

【用　　法】　取药丸 1 个,放到摊成的膏药中间,分别贴于神阙、脾俞、大肠俞穴,1 穴 1 丸,3 日 1 换,5 次为 1 个疗程。

【功　　效】　适用于虚寒性腹泻。

方　20

【原　　料】　大蒜、胡椒各适量。

【制　　作】　大蒜、胡椒捣成饼状。

【用　　法】　药饼外敷脐部。

【功　　效】　适用于腹痛、腹泻。

方 21

【原　料】　大蒜 2 头,鲜鲫鱼 500 克,食盐适量。

【制　作】　鲫鱼去鳞和内脏,切片。大蒜去外皮,入锅,与鲫鱼同煮汤,加食盐调味。

【用　法】　每日 1 次,连食数日。

【功　效】　适用于细菌性痢疾(疫毒型)。

方 22

【原　料】　大蒜 10 克～15 克,马齿苋 30 克～60 克,白糖适量。

【制　作】　大蒜捣泥备用。马齿苋加水煮汤,放入蒜泥,过滤去渣,加适量白糖。

【用　法】　分 2 次服。

【功　效】　适用于细菌性痢疾。

方 23

【原　料】　独头蒜、黄连各等份。

【制　作】　独头蒜煨熟,研末。黄连研末。两药混匀和为丸,如梧桐子大。

【用　法】　每次 40 丸,空腹用陈米汤送服。

【功　效】　适用于急性细菌性痢疾。

方 24

【原　料】　大蒜、淡豆豉各等量。

【制　作】　大蒜去皮与豆豉共捣烂如泥状。

【用　法】　每次 5 克～10 克,每日 2 次,温开水送服。

【功　效】　适用于热痢、淋病。

方　25

【原　料】　大蒜 150 克,雄黄 30 克。

【制　作】　雄黄研为细末;大蒜捣烂。大蒜泥、雄黄末混合,制成 60 丸。

【用　法】　每次 1 丸,每日 3 次,温开水送服,20 日为 1 个疗程。

【功　效】　适用于布氏杆菌病。

方　26

【原　料】　大蒜 50 瓣(50 岁以下者按 1 岁 1 瓣计算),绿豆 100 克,冰糖适量。

【制　作】　绿豆洗净;大蒜剥去外衣。将绿豆、大蒜同放入有盖的大口杯中,加水约 500 毫升,再加适量冰糖,盖好,置锅内炖熟。

【用　法】　饮汤,吃豆,每日 1 剂,连服 2～4 周。

【功　效】　适用于原发性高血压病。

方　27

【原　料】　大蒜 50 克,红酒 500 毫升。

【制　作】　将大蒜剥皮,放入红酒中浸泡。

【用　法】　每次喝 20 毫升,每日 1 次。

【功　效】　适用于预防冠心病。

方　28

【原　料】　大蒜 30 克,大米 60 克,食盐适量。

【制　作】　大蒜去皮,沸水烫 1 分钟,以烫蒜之水与大米共煮粥,粥成,加入烫好的大蒜,用食盐调味。

【用　法】　每日 2 次,空腹热吃,10～15 日为 1 个疗程,每 2 个疗程之间隔 3～5 天。

【功　效】　适用于老年人高血压、动脉硬化、高脂血症。

方　29

【原　料】　大蒜 120 克,食盐 250 克。

【制　作】　将大蒜、食盐放铁锅内炒热,装入布袋。

【用　法】　用热的药布袋外敷膀胱区中极、关元等穴,每次热敷 30 分钟,必要时,每隔半小时再敷 1 次,1～2 次可解除症状。

【功　效】　适用于尿潴留。

方　30

【原　料】　大蒜、蜗牛、皂角各 50 克。

【制　作】　大蒜、蜗牛、皂角共捣烂如泥。

【用　法】　贴于脐中,干则换。

【功　效】　适用于腹胀、水肿、大小便不利。

方　31

【原　料】　大蒜 120 克,蛤粉适量。

【制　作】　大蒜去皮,捣烂如泥,入蛤粉为丸,如梧桐子大。

【用　法】　每次 2 克,每日 3 次,食前米汤送服。

【功　效】　适用于水肿。

方 32

【原　料】　生大蒜7～9头,鲜黑鱼1条。

【制　作】　将大蒜、鲜黑鱼用沙锅煮熟。

【用　法】　随时食用。忌食盐等作料。

【功　效】　适用于慢性肾炎水肿。

方 33

【原　料】　大蒜4～5头,老鸭1只。

【制　作】　鸭宰杀后去毛及内脏。大蒜去皮,填入鸭腹内,煮至烂熟,加食盐少许。

【用　法】　食鸭、蒜,喝汤。每2日1次,连服7～10天。

【功　效】　适用于慢性肾炎水肿。

方 34

【原　料】　大蒜100克,鳖肉500克,白糖、白酒各适量。

【制　作】　鳖肉洗净,入锅内,加大蒜、白糖、白酒及水适量,炖熟。

【用　法】　每日1剂,分2次食用,连用10～15天。

【功　效】　适用于慢性肾炎水肿,兼见眩晕耳鸣,腰酸。

方 35

【原　料】　大蒜1头,蓖麻子60～70粒。

【制　作】　大蒜、蓖麻子去皮,捣烂成糊状,待用。

【用　法】　将药糊分2份,分别外敷于两足的涌泉穴。

【功　效】　适用于急、慢性肾炎水肿,急性者效果显著。

方 36

【原　料】　大蒜 30 克,猫肉 250 克,植物油、食盐、味精各适量。

【制　作】　猫肉切成小块,大蒜剥皮,均入碗内,加水适量,再加植物油、食盐、味精,入锅隔水炖熟。

【用　法】　顿服。

【功　效】　适用于血小板减少性紫癜。

方 37

【原　料】　大蒜、花生仁各适量。

【制　作】　将大蒜、花生仁放入沙锅内,加水煲熟。

【用　法】　顿服,每日 1～2 次,连服 10 日。

【功　效】　适用于过敏性紫癜。

方 38

【原　料】　大蒜、鲜鹅不食草各适量。

【制　作】　将大蒜、鹅不食草共捣烂,取汁。

【用　法】　滴鼻,取嚏。

【功　效】　适用于中暑昏迷。

方 39

【原　料】　大蒜 2 头,活鲫鱼 1 条,大枣 10 枚,党参 12克,陈皮 6 克。

【制　作】　鲫鱼剖腹,去鳃、内脏,洗净。大蒜去皮,切片,填入鱼腹内,纸包,泥封烧存性,研成细末。

【用　法】　每日 3 克,用大枣、党参、陈皮煎汤冲服。每日

1 剂。

【功　效】　适用于食管癌、胃癌。

方　40

【原　料】　大蒜、芒硝各 60 克。

【制　作】　大蒜剥皮后与芒硝共加入铁钵内,捣烂如泥。

【用　法】　在囊肿皮肤处涂上一层凡士林,外敷芒硝蒜泥,用纱布包扎。敷 2～4 小时后皮肤有发热烧灼感时,则去药,隔半小时重新敷药。

【功　效】　适用于腱鞘囊肿(寒湿型)。

方　41

【原　料】　独头蒜 2 头,艾条适量。

【制　作】　大蒜去皮,切成薄片,待用。

【用　法】　蒜片敷在疮口上,以能完全覆盖住疮口表面为宜,然后再用艾条在蒜片上灸之,蒜片被灸热后再换新鲜大蒜片,直灸到不感到疼痛为止。

【功　效】　适用于疮疖初起。

方　42

【原　料】　大蒜 125 克,芒硝 60 克,大黄末 30 克,醋 60 毫升。

【制　作】　大蒜去皮与芒硝同捣成糊状,待用。

【用　法】　患处用凡士林涂擦后,敷以蒜糊约 3 毫米厚,用纱布包扎固定。1 小时后去掉蒜糊,用温水洗净,再敷以醋调大黄粉,6～8 小时后去药,一般 1 次即可。

【功　效】　适用于痈疽、脓肿。

方　43

【原　料】　大蒜、生石膏粉各适量。

【制　作】　将大蒜切片。

【用　法】　大蒜片蘸生石膏粉局部外擦,以汗出为度。

【功　效】　适用于肿疡。

方　44

【原　料】　独头蒜1个,栀子3枚,食盐少许。

【制　作】　独头蒜、栀子、食盐共捣烂。

【用　法】　将蒜药泥摊于纱布上,敷脐,固定,隔日换1次。

【功　效】　适用于前列腺肥大。

方　45

【原　料】　独头蒜1头,威灵仙15克,香油3毫升。

【制　作】　独头蒜、威灵仙、香油共捣烂。

【用　法】　威灵仙蒜泥用热酒冲服。

【功　效】　适用于破伤风。

方　46

【原　料】　大蒜、凤仙花各等量。

【制　作】　大蒜、凤仙花共捣烂。

【用　法】　局部外敷。

【功　效】　适用于毒蛇咬伤。

方 47

【原　料】　大蒜、白萝卜各适量。

【制　作】　大蒜、白萝卜洗净,切碎,榨取汁,用凉开水稀释3～4倍。

【用　法】　用带线消毒纱布或棉球浸湿大蒜萝卜汁液,塞入阴道内,8～12小时后取出,每日1次,10次为1个疗程,连续1～2个疗程。

【功　效】　适用于滴虫性阴道炎(带下量多,色黄或白,质粘稠,有臭味)。

方 48

【原　料】　大蒜、鲜橘皮、红糖各适量。

【制　作】　大蒜、鲜橘皮、红糖加水煎汤。

【用　法】　每日1剂,连服3～5剂。

【功　效】　适用于气滞血淤型闭经。

方 49

【原　料】　大蒜24克,蝼蛄2只。

【制　作】　大蒜、蝼蛄共捣烂,用油纱布包裹,压成药饼。

【用　法】　药饼贴于脐部,外用胶布固定。

【功　效】　适用于产后癃闭。

方 50

【原　料】　大蒜36克,藿香9克。

【制　作】　大蒜、藿香加水煎汤。

【用　法】　每日1剂,连服5～7日。

【功　效】　适用于产后赤白痢。

方　51

【原　料】　大蒜1瓣,艾绒少许。

【制　作】　大蒜切片,待用。

【用　法】　患者取仰卧位,蒜片贴于膻中穴,用艾绒隔蒜灸5～7次,至局部潮红即可。然后,患者取坐位,术者以左手固定患者肩部,右手拇指指尖在患者背后患侧天宗穴作分筋样地推压拨动,手法稍重一些,使局部酸痛,连续左右来回拨动6～7下为1次,反复拨动3～5次。如此多次,大多数患者有乳汁流出,随即疼痛减轻。每日2次,3日为1个疗程。

【功　效】　适用于乳腺炎早期(未化脓)。

方　52

【原　料】　大蒜500克,鸡蛋4个,钙粉20克。

【制　作】　大蒜切碎,放平底锅内,加少量水,边煮边搅,约煮1～2小时,待水分逐渐蒸发,蒜成泥糊状时,再加入鸡蛋黄,用文火煮,加入钙粉,捏成核桃大的丸。

【用　法】　每日吃1丸。

【功　效】　适用于小儿哮喘,可改善患儿体质。

方　53

【原　料】　大蒜48克,百部、马兜铃各6克。

【制　作】　大蒜、百部、马兜铃加水共煎汤。

【用　法】　每日服1剂。

【功　效】　适用于百日咳。

方 54

【原　料】　独头蒜2～3头,硫黄9克,丁香3克,麝香0.3克,朱砂适量。

【制　作】　硫黄、丁香、麝香共研成末。大蒜捣烂如泥,加入硫黄、丁香、麝香末,搓成药丸,如梧桐子大,用朱砂作外衣。

【用　法】　把药丸填入患儿肚脐中,用胶布固定。每日换药1次,直到病愈停药。

【功　效】　适用于小儿水泻。

方 55

【原　料】　大蒜1头,香油少许。

【制　作】　将大蒜捣成泥状,加入香油,调匀。

【用　法】　睡前用大蒜油糊涂擦肛门周围。或将大蒜捣碎,煎50毫升～100毫升,注入肛门内。

【功　效】　适用于蛲虫病。

方 56

【原　料】　大蒜30克,槟榔、鹤虱、苦楝根皮各6克～9克。

【制　作】　大蒜、槟榔、鹤虱、苦楝根皮加水煎汤。

【用　法】　空腹服,每日1剂,至治愈。

【功　效】　适用于钩虫病,亦可用于蛲虫病。

方 57

【原　料】　干大蒜梗50克,苦楝子50克,辣椒、韭菜各80克。

【制　　作】　上述四药入锅,加水 4 000 毫升,文火煎至 3 000毫升。先用药液的蒸汽熏肛门周围和阴囊部位,待药液不烫再坐盆内洗 10～15 分钟。

【用　　法】　早、晚各 1 次,2 日为 1 个疗程,1～2 个疗程可愈。

【功　　效】　适用于肛门周围湿疹、阴囊湿疹。

方　58

【原　　料】　大蒜 1 头,葱白约 10 厘米,花椒 3～5 粒。

【制　　作】　上药共捣烂如泥。

【用　　法】　局部外敷。视鸡眼大小取适量药泥敷于鸡眼上,用卫生纸搓一细纸条围绕药泥,以便药泥集中于病变部位。上用胶布包扎,密封 24 小时后除去,再换药至痊愈。

【功　　效】　适用于鸡眼。

方　59

【原　　料】　紫皮大蒜 100 克,川椒 25 克,羊蹄根(土大黄)50 克。

【制　　作】　川椒研粉,与大蒜混合捣成泥,备用。

【用　　法】　温水洗净患处,擦干,涂上一层药泥,用棉球反复揉搓,使药物渗入皮肤内,每日 1～2 次,10 日为 1 个疗程。皮损处基本痊愈,即用羊蹄根加水煎成 1000 毫升的液汁洗擦,每周 2～3 次,坚持 2～3 个月以巩固疗效。如果皮损处有糜烂,则先将黄连 20 克,加水煎成 500 毫升的液汁湿敷,待创面痊愈,再敷上述大蒜花椒糊。

【功　　效】　适用于久治不愈的顽癣。

方 60

【原　料】　独头蒜1头,蜂蜜9毫升。

【制　作】　蒜捣烂,与蜂蜜搅匀。

【用　法】　外敷患处,坚持经常用。

【功　效】　适用于白癜风。

方 61

【原　料】　生大蒜3份,密陀僧1份。

【制　作】　蒜捣烂如泥。密陀僧研细末。三者混合均匀。

【用　法】　每次取5克左右摊于干净纱布上,贴于腋下,用胶布固定,每日换药1次,7日为1个疗程,一般2～4周可获效。

【功　效】　适用于狐臭。

方 62

【原　料】　大蒜、生地黄各适量。

【制　作】　将大蒜煨熟,与生地黄共捣烂。

【用　法】　大蒜生地黄泥用布裹,置于牙痛处,咬之,勿咽,汁出吐之。

【功　效】　适用于牙痛。

方 63

【原　料】　大蒜27克～36克,甘油25毫升。

【制　作】　大蒜捣烂,取汁,加入甘油混合,置于瓶中。

【用　法】　取汁滴入鼻腔内,每日数次。

【功　效】　适用于萎缩性鼻炎。

方　64

【原　料】　大蒜适量。

【制　作】　大蒜去皮,捣烂如泥。

【用　法】　左鼻出血将蒜泥贴在左足心,右鼻出血贴在右足心。

【功　效】　适用于小儿鼻出血。

(六)菜　花

菜花又名椰菜花、花菜,为甘蓝类菜。菜花色泽洁白,质地细嫩,清淡可口,滋味鲜美,食后极易消化。

菜花在我国的栽培历史不长,清代末年有少量种植,新中国成立后才在全国推广种植,真正成为大众化的蔬菜,是近十几年来的事。我国以天津、北京、上海、广州等地的品种为好。

1. 营养成分与性味

菜花性平,味甘,可食部分占 53%。每 100 克菜花可食部分含蛋白质 2.4 克,脂肪 0.4 克,糖类 3.0 克,粗纤维 0.8 克,钙 18 毫克,磷 53 毫克,铁 0.7 毫克,维生素 B_1 0.06 毫克,维生素 B_2 0.08 毫克,维生素 C 88 毫克,尼克酸 0.8 毫克,热能 105 千焦(25 千卡)。

菜花的营养价值很高,维生素 C 含量是大白菜的 4 倍,维生素 B_1 和维生素 B_2 是大白菜的 2 倍及 3 倍。菜花是人们补充维生素 C 的廉价来源。

2. 医疗保健作用

菜花含维生素 C 甚多,人体摄入足量的维生素 C 后,不但能够增强肝脏的解毒功能,而且有提高机体免疫功能的作用,可预防感冒、坏血病等。近年来科学家经过研究证明,菜花中含有多种吲哚衍生物,能增强动物对苯并芘等致癌物的抵抗力,因而具有抗癌作用。目前,菜花作为一种防癌新秀,与卷心菜类的其他蔬菜,如洋白菜、甘蓝等一起被列入抗癌食谱中。

菜花除可用于预防感冒、坏血病、癌外,用菜花叶榨出的汁液煮沸后加入蜜糖制成糖浆,还是治疗肺病、咳嗽的良药。菜花还可补肝益肾,用于弱视,砷、汞、铅、镉中毒等。

3. 食用注意事项

(1)服维生素 K 时不宜食用:菜花含有极丰富的维生素 C,对维生素 K 有分解破坏作用,故服维生素 K 时不宜食用菜花。

(2)服用铁剂时不宜食用:食物中的钙、磷可与铁剂结合形成不溶性化合物,降低铁剂吸收。菜花含有较丰富的钙、磷,故服用铁剂时不宜食用。

(3)服用四环素类药物及红霉素、灭滴灵、甲氰咪胍时不宜食用:菜花中的钙可与四环素类药物结合形成不溶性化合物,影响四环素类药物的疗效,菜花的钙、磷还可与红霉素、灭滴灵、甲氰咪胍等药物结合,减缓药物的吸收,故服用以上药物时不宜食用菜花。

(4)不宜与红萝卜、黄瓜、动物肝脏同食:红萝卜中含有抗坏血酸酵酶,黄瓜中含有维生素 C 分解酶,动物肝脏中富含铜、铁元素,均可破坏食物中所含的维生素 C。菜花为维生素 C 含量高的食物,故不宜与红萝卜、黄瓜、动物肝脏同时食用。

(5)炒食时不宜切得过碎:菜花切得过碎,既可使维生素 C 损失增加,也影响食用时的口味。

(6)炒食时宜加醋和淀粉:维生素 C 是一种还原性物质,在中性或碱性环境中加热容易氧化为脱氢维生素 C,再分解成二酮古洛糖酸,就失去了维生素 C 的营养作用,而维生素 C 在酸性环境中则比较稳定,加热时也减缓这一过程。淀粉中含有一种称为谷脱甘肽的还原物质,有保护维生素 C 不被氧化的作用。故炒食应加醋和淀粉。

4. 食疗方

方 1

【原　料】　菜花 50 克,猕猴桃 30 克,红枣 5 枚。
【制　作】　将菜花、猕猴桃、大枣加水煮汤。
【用　法】　饮服,每日 1 剂,连用 2～4 周。
【功　效】　适用于肺结核、急性肝炎。

方 2

【原　料】　菜花 50 克,大蒜 20 克,生姜 30 克。
【制　作】　将菜花、大蒜、生姜均切片,加水煮汤。
【用　法】　每日 1 剂,连用 3～5 剂。
【功　效】　适用于流行性感冒,也可预防坏血病及癌症。

(七)马　铃　薯

马铃薯又叫土豆、山药蛋、地蛋、山芋、洋山芋、洋番薯等。它是世界上五大粮食(玉米、小麦、水稻、燕麦和马铃薯)作物之一,一些国家称马铃薯为"植物之王"。

1. 营养成分与性味

马铃薯性平,味甘,无毒。每 100 克马铃薯含蛋白质 2.3 克,脂肪 0.2 克,糖类 16.5 克,胡萝卜素 30 微克,维生素 B_1 0.1 毫克,维生素 B_2 0.04 毫克,尼克酸 1.1 毫克,维生素 C 27 毫克,维生素 E 0.34 毫克,钙 8 毫克,铁 0.8 毫克,锌 0.37 毫克,磷40毫克,硒0.78微克,还含有丰富维生素 B_6 和泛酸、果胶、柠檬酸、乳酸和大量钾盐及龙葵碱。

2.医疗保健作用

现代医学研究认为,马铃薯含有大量钾,可治消化不良。中医认为,马铃薯性平,有和胃调中、健脾益气、解毒清热的功效,适用于治疗胃及十二指肠溃疡、慢性胃痛、习惯性便秘、皮肤湿疹、腮腺炎、水痘、烫伤等症。

马铃薯含有丰富的维生素 B_6 (吡哆醇),还含优质纤维素,能在肠道中被微生物消化后转变为吡哆醇。吡哆醇可防治动脉硬化。多吃马铃薯可减少脑出血的发病率。

马铃薯含泛酸,是制造乙酰胆碱的原料。乙酰胆碱有降低血压的作用。泛酸多则血压稳定,动脉硬化症少。所以,马铃薯是老年人预防心血管疾病的理想食品之一

马铃薯含有龙葵素,有毒,但适量龙葵素能减少胃液分泌,有和胃调中、健脾益气的功效,对胃及十二指肠溃疡、慢性胃痛、习惯性便秘和皮肤湿疹有一定疗效。据民间经验,将马铃薯洗净,捣烂,取汁煎熬浓缩,加入蜂蜜等,熬制成马铃薯蜜膏,可治胃痛、十二指肠溃疡、习惯性便秘。鲜马铃薯液汁饭前饮,可治胃溃疡疼痛、慢性胆囊炎等。鲜马铃薯加生姜、鲜橘汁制成姜橘马铃薯汁,姜能温中止呕,橘汁能健胃理气、止痛,马铃薯能和胃调中止痛,合用可治神经性胃痛、呕吐、恶心等,胃寒、胃气痛病人均可食用。

马铃薯加籼米、桂花卤制成马铃薯粥,有调中和胃、健脾益气的作用,可治皮肤湿疹,胃、十二指肠溃疡疼痛,习惯性便秘等症。马铃薯去皮捣碎,外敷,可治皮肤溃疡、轻度烧伤、烫伤。用醋将马铃薯磨汁,连续搽急性腮腺炎患部可消炎退肿;还可将马铃薯汁擦在指甲上,次日洗净,可去掉指甲上的色

斑,有美容作用。

3. 食用注意事项

(1)不宜食用发芽的马铃薯:马铃薯皮中含有少量龙葵碱,虽含量甚少,但发芽后却迅速增多,食用发芽的马铃薯,其龙葵碱超过一定量时即可引起中毒,出现红细胞被破坏、脑组织充血、胃肠粘膜和眼结膜发炎、咽喉灼痛、舌头发麻、恶心呕吐、腹痛腹泻,甚至发热头痛、呼吸困难、抽搐、昏迷等症。

(2)不宜食用加碱或油炸烹调的马铃薯:马铃薯制作时加碱或油炸,可以破坏马铃薯内的维生素等营养素或增强龙葵碱的毒性反应。

(3)不宜和肾上腺素能β受体阻滞剂同用:马铃薯中所含的龙葵碱和肾上腺素能β受体有拮抗作用,用肾上腺素能β受体阻滞剂时食用马铃薯,可降低肾上腺素能β受体阻滞剂的疗效。

(4)服安体舒通时不宜食用:安体舒通为留钾排钠类利尿剂,忌和含钾高的食物同用。本品含钾量较高,同食容易导致钾中毒。

(5)不宜削皮后食用:马铃薯的微量元素主要存在于皮中,其余部分大多是糖类,皮中虽含有一定量的龙葵碱,但一般情况下不会造成危害,如果削皮吃实际上只吃了它的淀粉部分,却抛弃了含微量元素的部分,故不宜削皮食用。

4. 食疗方

方　1

【原　料】　马铃薯 500 克,蜂蜜 500 毫升。

【制　作】　马铃薯洗净,切碎,加开水捣烂,绞取汁,加蜂蜜置瓶中。

【用　法】　每晨空腹服 1～2 匙,连服 15～20 天。

【功　效】　适用于胃、十二指肠溃疡。

方　2

【原　料】　马铃薯 500 克,醋 250 毫升。

【制　作】　马铃薯用醋磨汁。

【用　法】　取汁搽患处,干了再搽。

【功　效】　适用于腮腺炎、皮肤烫伤。

(八)芋　头

芋头又名毛芋、芋奶、芋根等。芋头是一种多年生草本天南星科植物的块茎,一般分为 3 类:白芋(魁芋)、香芋(黄芋)和野芋。

1. 营养成分与性味

芋头性平,味甘、辛。每 100 克芋头可食部含蛋白质 2.2 克,脂肪 0.1 克,糖类 17.5 克,粗纤维 0.6 克,灰分 0.8 克,钙 19 毫克,磷 51 毫克,铁 0.6 毫克,胡萝卜素 0.02 毫克,维生素 B_1 0.06 毫克,维生素 B_2 0.03 毫克,尼克酸 0.07 毫克,维生素 C 4 毫克。

2. 医疗保健作用

芋头质地细软,易于消化,更适宜胃弱、肠胃病、结核病患者和老年人、儿童食用。芋头中的氟含量较高,具有洁齿、防龋、保护牙齿的作用。还有祛痰散结、消肿止痛作用,适用于淋巴结结核、肿毒、腹癖块、牛皮癣、烫伤等病。

3. 食用注意事项

(1)服安体舒通、氨苯蝶啶及补钾药时禁忌食用:安体舒通和氨苯蝶啶为留钾排钠类利尿药,服用此类药和补钾药时可使血钾升高。芋头为含钾量高的食物,服以上药物时食用芋头可出现高钾血症,故不宜食用。

(2)高血压并发肾功能失调时不宜食用:高血压并发肾功能失调时,食用含钾多的芋头则会因尿少使体内钾蓄积,导致高钾血症。

(3)清洗时防止芋头粘液刺激皮肤:由于芋头的粘液中含有皂角甙,能刺激皮肤发痒,所以削皮、切片时不要把粘液弄到手上或其他皮肤上,接触芋头时一旦发觉手臂痒,可马上到火上去烤或用生姜捣汁,轻轻擦拭即可解痒。

4. 食疗方

方　1

【原　料】 芋头 250 克,大米 50 克,食盐适量。

【制　作】 芋头去皮,切块,与大米加水煮粥,加食盐调味。

【用　法】 常食用。

【功　效】 适用于便秘。

方　2

【原　料】 芋头 1 000 克,红糖 250 克。

【制　作】 将芋头煅灰,研末,与红糖和匀。

【用　法】 每次 15 克,每日 3 次,连服 2～4 周。

【功　效】 适用于慢性肾炎。

方　3

【原　料】 芋头干、生姜各适量。

【制　作】 芋头干研成粉、烘热。生姜搅汁,同芋头粉和水做成绿豆大小的药丸。

【用　法】　每次9克,每日1次,连用1～2周。

【功　效】　适用于淋巴结结核。

方　4

【原　料】　芋头、生姜、面粉各适量。

【制　作】　芋头、生姜捣烂,加面粉拌匀,制成"芋姜糊"。

【用　法】　外敷患处,每日更换2次。

【功　效】　适用于跌打损伤、扭伤、腰肌劳损、腰痛、关节痛、慢性胸膜炎、肋间神经痛、慢性阑尾炎等症。

方　5

【原　料】　芋头、大蒜各适量。

【制　作】　芋头、大蒜捣烂。

【用　法】　外敷患处。

【功　效】　适用于牛皮癣。

方　6

【原　料】　芋头数个,香油、醋各适量。

【制　作】　芋头加香油、醋捣烂。

【用　法】　外敷患处。

【功　效】　适用于筋骨痛、无名肿痛、蛇虫伤、烫伤(未破)。

方　7

【原　料】　生芋头1个。

【制　作】　芋头洗净,切片。

【用　法】　涂擦患部,每日 3 次,每次涂擦 10 分钟。

【功　效】　适用于传染性软疣、狐臭。

(九)山　药

山药又名薯蓣、山芋、山苕、白药子、淮山药、野白薯、山薯等,为中国的一种古老蔬菜,已有二千余年栽培历史。山药有两种类型,第一种是普通山药,又名家山药,原产于我国,北部、中部栽培较多,如河南淮山药,四川重庆脚板苕,浙江黄岩薯药等。第二种是田薯,又名大薯,原产印度,我国南方各省栽培较多,如广东葵薯,广西苍梧大薯,江西广丰千金薯等。山药以肥大块茎供食用,耐贮藏,营养丰富,可作菜、作粉,又可入药。

1. 营养成分与性味

山药性平,味甘。每 100 克山药含蛋白质 1.5 克,糖类 14.4 克,粗纤维 0.5 克,钙 14 毫克,磷 42 毫克,铁 0.3 毫克。它还含有一定量的维生素 B_1、维生素 B_2、维生素 C 及胆碱、粘液汁、酶等。现代医学认为,山药除含淀粉外,还含有粘蛋白、尿囊素、精氨酸、胆碱、淀粉酶等。

2. 医疗保健作用

祖国医学认为,山药入脾、肺、肾三经,有补中益气、健脾和胃、长肌肉、止泄泻、治消渴和健肾、固精、益肺等功用,适用于身体虚弱、精神倦怠、食欲不振、消化不良、慢性腹泻、虚劳咳嗽、遗精盗汗、妇女白带、糖尿病及夜尿多等症。《本草纲目》记载,山药有"益肾气,健脾胃,止泻痢、化痰涎、润皮毛"的作用,并有"益气力,长肌肉,强阳。久服,耳目聪明、轻身、不饥、延年"等功效。《药品化义》记载:"山药,温补而不骤,微香而不燥,循循有调肺之功,治肺虚久咳。因其味甘,气香,用之助脾,治脾虚腹泻,怠惰思卧,四肢困倦。"《本草用法研究》记载:"山药生者性凉,熟则化凉为温,纯白者入肺,……为肾、肺、脾三脏要药。"《衷中参西录》记载:"山药色白入肺,味甘归脾,汁液益肾,宁嗽定喘,强志育神,性平可常服多服。"现在仍沿用的中成药"六味地黄丸"、"金匮肾气丸"、"薯蓣丸"等,皆重用山药。

山药作为药用,多加工炮制,如秋后采集,洗净泥土,刮去粗皮,用硫黄熏过,晒干或风干,成为毛条山药,再经水浸软、搓压为圆柱形,磨光,成为光山药。切片,生用或炒用。因为山药中所含的淀粉酶不耐高热,煎药时要晚些放入,不可久煎。

现代医学研究认为,山药中所含的粘液蛋白,是一种多糖蛋白质结合物,能预防心血管的脂肪沉积,保护动脉血管,阻止其过早硬化,并可使皮下脂肪减少,避免过度肥胖。它还能防治肝、肾结缔组织萎缩,预防胶原病发生,保持消化道、呼吸道及关节腔润滑。此外,山药中的粘液多糖蛋白质与无机盐类结合,可以形成骨质,使软骨具有一定的弹性。据资料报道,糖尿病患者长期食用山药,有很好的治疗效果。此外,将山药捣烂外敷,还可治疗疖肿、冻疮等。

山药中的淀粉酶又称消化酶,能分解食入的糖类,可助消化。山药补而不腻,为病后恢复食补之佳品。

3. 食用注意事项

(1)不宜加碱煮食或久煮后食用:加碱煮食或久煮都可破坏山药中所含的淀粉酶,减弱山药的健脾、助消化作用,还能破坏山药所含的其他营养成分,故食用时不可加碱或久煮。

(2)便秘患者不宜多食:山药有较好的补脾止泻作用,多量食用,可以滞气,便秘患者食用,容易加重病情。

(3)服糖皮质激素时不宜食用:糖皮质激素能促进蛋白质

分解,加强糖异生,并抑制外周葡萄糖的分解,故服糖皮质激素后应间隔一定时间后进食,更不应食用含糖多的食物。山药含糖类较高,故服糖皮质激素时不宜食用山药。

4. 食疗方

方　1

【原　料】　山药 50 克,生姜(布包)、当归各 15 克,羊肉100 克,食盐少许。

【制　作】　山药、生姜、当归、羊肉放沙锅内,加水适量,同煮至烂熟,用食盐调味。

【用　法】　吃肉,喝汤,每日 1 次,连食 5～7 日。

【功　效】　适用于慢性支气管炎。

方　2

【原　料】　山药 100 克,甘蔗汁半小杯。

【制　作】　山药去皮,切片,捣烂,加入甘蔗汁,用文火炖熟。

【用　法】　温热食,分 2 次食完,每日 1 次,连用 3 日。

【功　效】　适用于支气管哮喘。

方　3

【原　料】　山药 150 克,糯米 50 克。

【制　作】　山药去皮,洗净,切片,与糯米一起加水煮粥食用。

【用　法】　每日 1 剂,分 2 次食。

【功　效】　适用于支气管扩张缓解期。

方 4

【原　料】　山药、党参、生姜各 250 克,蜂蜜 300 毫升。

【制　作】　生姜捣烂,取汁。党参、山药研末,加蜂蜜、生姜汁一起搅匀,小火煮成膏。

【用　法】　每次 1 匙,每日 3 次,热粥送服,连服数日。

【功　效】　适用于厌食症。

方 5

【原　料】　山药 200 克,羊肚 300 克,葱、生姜、料酒、食盐、味精、胡椒粉各适量。

【制　作】　羊肚洗净,切块。山药洗净,切片,与羊肚、生姜、葱节、食盐、料酒一起放入沙锅,加水适量,用武火烧沸后改文火,待羊肚熟透,捞出葱节、姜片,加入味精、胡椒粉调味即可。

【用　法】　每 2 日 1 剂,连服 2 剂。

【功　效】　适用于脾胃虚损、胃痛等症。

方 6

【原　料】　山药、党参、麦冬、白芍各 15 克,黄芩 10 克,金银花 30 克,甘草 6 克。

【制　作】　将上药加水煎沸 30 分钟,去渣,

【用　法】　频频呷服,每日 1 剂,连服 3～5 日。

【功　效】　适用于食管炎。

方 7

【原　料】　山药、清半夏各 30 克,白糖 5 克。

【制　作】　先将半夏入温开水中淘洗数遍,入沙锅中煮片刻,去渣取汁,再将山药研为细末,入半夏汁中再煮二三沸,调入白糖和匀。

【用　法】　不拘时食用。

【功　效】　适用于呕吐。

方　8

【原　料】　山药60克,馒头末(烤焦)100克。

【制　作】　山药煮熟,待用。

【用　法】　熟山药蘸烤焦的馒头末食用,每日3次。

【功　效】　适用于慢性腹泻。

方　9

【原　料】　山药30克,鸡内金10克,新鲜胡萝卜200克,红糖少许。

【制　作】　胡萝卜洗净,切片,与山药、鸡内金同入锅内,煮30分钟,加红糖少许即可。

【用　法】　饮汤,食胡萝卜、山药、鸡内金。每日1剂,连食3日。

【功　效】　适用于脾胃虚弱之消化不良、纳食少、食后腹胀等症。

方　10

【原　料】　山药、羊肉各500克,葱白30克,姜15克,胡椒粉、黄酒、食盐、味精各适量。

【制　作】　羊肉剔去筋膜,洗净,略划几刀,入沸水锅焯去血水。山药用清水润透后,切片。羊肉与山药一起放入锅内,加清水适量，入葱白、姜、胡椒粉、黄酒，先用武火烧沸，撇去浮沫，转小火炖至羊肉酥烂，捞出肉晾凉，切成片，装入碗内。再将原汤除去葱、姜，加食盐、味精，搅匀，连山药一起倒入羊肉碗内即成。

【用　法】　喝汤，吃羊肉。酌量食用。

【功　效】　适用于脾肾阳虚、大便溏泻。

方　11

【原　料】　山药、赤小豆各50克，白糖5克。

【制　作】　赤小豆煮至半熟，入山药（去皮，切片）煮熟成粥，食时放入白糖。

【用　法】　每日1剂，连食3日。

【功　效】　适用于大便溏泻、小便短少、倦怠腹胀等症。

方　12

【原　料】　山药30克，三七6克，鸦胆子2粒。

【制　作】　山药去皮，切成细末，加水煮成粥。将三七研成细末。鸦胆子去皮。均分成两份。

【用　法】　早、晚取山药粥冲服三七和鸦胆子。

【功　效】　适用于久痢。

方　13

【原　料】　山药250克，赤小豆150克，芡实米30克，白扁豆、云苓各20克，乌梅4枚，白糖10克。

【制　作】　先将赤小豆制成豆沙，加适量白糖待用。将云苓、白扁豆、芡实米研成细末，加少量水蒸熟。山药蒸熟，去皮，加入云苓等蒸熟的药粉，拌匀成泥状。将山药泥在盘中薄薄铺一层,再将豆沙铺 1 层,如此铺成 6 层,成千层糕状,上层点缀适当果料,上笼蒸熟取出。乌梅、白糖熬成浓汁,浇在蒸熟的糕上即可。

【用　法】　当点心食用。

【功　效】　适用于慢性非特异性溃疡性结肠炎。

方　14

【原　料】　山药 30 克,大枣、紫荆皮各 10 克。

【制　作】　山药、大枣、紫荆皮加水煮熟,

【用　法】　每日分 3 次食用。

【功　效】　适用于贫血。

方　15

【原　料】　山药 100 克,扁豆、核桃仁各 50 克,大米 60克。

【制　作】　山药洗净,切片,与扁豆、核桃仁、大米同入锅,加水适量,煮成粥。

【用　法】　早、晚餐食用,可常食用。

【功　效】　适用于慢性肾炎。

方　16

【原　料】　山药、鲜茅根、大米、赤小豆各 200 克。

【制　作】　鲜茅根加水适量,煎汁去渣。大米、山药、赤小豆入锅内,加茅根煎汁和适量水煮成粥。

【用　法】　每日食用 3～4 次。

【功　效】　适用于淋证。

方　17

【原　料】　山药 60 克。

【制　作】　山药煮熟。

【用　法】　每日 3 次,可长期食用。

【功　效】　适用于糖尿病。

方　18

【原　料】　山药 60 克,薏苡仁或大米 30 克,

【制　作】　山药、薏苡仁加水共煮粥。

【用　法】　每日 2 次,可常食。

【功　效】　适用于各型糖尿病。

方　19

【原　料】　山药 60 克,黄芪 30 克。

【制　作】　黄芪、山药分别研粉备用。先将黄芪粉加水适量,煮汁 30 毫升,去渣取汁,加入山药粉搅拌成粥状。

【用　法】　每日 1～2 次,连食用 1～2 周。

【功　效】　适用于糖尿病。

方　20

【原　料】　山药 200 克。

【制　作】　山药捣烂如泥。

【用　法】　外敷患处。

【功　效】　适用于一切肿毒及冻疮。

方 21

【原　料】 山药100克,蓖麻子2~3粒。

【制　作】 山药去皮,蓖麻子去壳,共捣烂成糊状。

【用　法】 外敷患处,每日换2次。

【功　效】 适用于淋巴结结核。

方 22

【原　料】 山药、白糖各90克,糯米水磨粉250克,胡椒粉适量。

【制　作】 山药洗净,蒸熟,去皮,加白糖、胡椒粉,调成馅泥,用糯米粉做皮包成汤圆,煮熟即可。

【用　法】 每日1次。

【功　效】 适用于精子缺乏症。

方 23

【原　料】 山药(去皮为糊)40克,酥油15毫升,白蜂蜜10毫升,大米60克。

【制　作】 山药糊用酥油和白蜂蜜炒,令凝固,用匙捣碎。大米加水煮粥,粥成后放入山药搅匀。

【用　法】 每日1次,可常食用。

【功　效】 适用于肾精不足、脾失温煦而引起的腰酸腿痛、男子遗精、女子带下、食欲不佳、大便不实等症。

方 24

【原　料】 山药、芡实、韭菜各30克,大米100克。

【制　作】 韭菜洗净,切成细末;山药捣碎;芡实煮熟去壳捣碎。山药、韭菜、芡实同大米入锅加水适量,煮成粥。

【用　法】　每日 1 次,可常食。

【功　效】　适用于脾肾阳虚、虚劳羸瘦、气短乏力、精神萎靡、阳事不举、早泄、便溏等症。

方　25

【原　料】　山药 30 克,熟地黄 15 克～20 克,茴香 3 克,茯苓 20 克,大米 100 克,红糖 10 克。

【制　作】　熟地黄、山药去皮,洗净,与茴香、茯苓同入锅内加水煎汁,取汁与大米加水适量,文火煮成稀粥,调入红糖即可。

【用　法】　每日 1 剂,连食 7～10 日。

【功　效】　适用于阳痿。

方　26

【原　料】　山药 30 克,大米 120 克,鸡蛋 2 个。

【制　作】　山药洗净,蒸熟,切碎,与大米下锅,加水适量同煮粥,待粥将成时,将鸡蛋去蛋清,蛋黄打散,倒入粥中,搅匀即可。

【用　法】　早、晚餐食用,可常食。

【功　效】　适用于心烦失眠、手足心热、心悸不宁、久泄脱肛等。健康人食用能提高记忆力,增强体质。

方　27

【原　料】　山药、黄芪各 15 克,羊肉 90 克,桂圆肉 10 克,食盐适量。

【制　作】　羊肉用沸水先煮片刻,捞出后用冷水浸泡,以除膻味。沙锅内加水适量煮沸，放入羊肉、山药、黄芪、桂圆肉，同煮汤，食时加食盐调味。

【用　法】　饮汤，吃肉。如小儿无咀嚼能力，可煮成浓汤酌量食用。

【功　效】　适用于自汗。

方　28

【原　料】　山药(炒)50 克，桑螵蛸 25 克，冬瓜子 5 克，白果、白术(炒)各 20 克。

【制　作】　上药加水煎汤。

【用　法】　每日 1 剂，连食 5～7 日。

【功　效】　适用于带下病。

方　29

【原　料】　山药 60 克～90 克，杜仲(或续断)6 克，苧麻根 15 克，糯米 100 克。

【制　作】　山药洗净。杜仲、苧麻根用纱布包好，同糯米、山药入锅，加水适量煮粥，粥成去药布包。

【用　法】　每日 1 剂，连食 3～5 日。

【功　效】　适用于先兆流产、习惯性流产。

方　30

【原　料】　山药(炒)25 克，杜仲(炒)、川断各 20 克，寄生 50 克，艾叶 15 克。

【制　作】　将上药加水煎汤。

【用　法】　每日 1 剂，连食 3～5 日。

【功　效】　适用于习惯性流产。

方　31

【原　料】　山药12克,米壳、滑石粉、车前子、肉蔻、砂仁、白术各9克,茯苓15克。

【制　作】　上药加水煎汤。

【用　法】　每日1剂,分3次口服。

【功　效】　适用于小儿腹泻。

方　32

【原　料】　山药18克,扁豆20克,白术15克,红糖5克。

【制　作】　白术煎汤,去渣后入山药、扁豆、红糖,煮至山药熟烂即可。

【用　法】　每日1剂,连用7～8剂。

【功　效】　适用于中耳炎。

（十）莲　藕

莲藕又名莲、藕、荷、水芙蓉等,全国各地都有栽培,长江流域以南为多,水田、洼地、池塘、湖塘等地均能栽培。莲藕可分藕莲和子莲两种,前者藕肥大、结子少;后者果实多、莲子大。按淀粉性质分为粉质和粘质两种,粉质宜熟食,粘质质地脆嫩,生食熟食均可。莲藕的主要品种有江西无花藕、江苏花藕、湖南泡子藕、广州丝苗等。莲藕以地下茎和种子供食用,嫩藕可作水果生食,老藕可做菜肴食、煮食,均有滋补作用。莲藕全株均可药用,为价值很高的食用和药用植物。

1. 营养成分与性味

莲藕性平,味甘,营养成分丰富。每100克莲藕含蛋白质

1.9 克、脂肪 0.2 克,糖类 15.2 克,胡萝卜素 20 微克,维生素 B_1 0.09 毫克,维生素 B_2 0.03 毫克,尼克酸 0.3 毫克,维生素 C 44 毫克,维生素 E 0.73 毫克,钙 39 毫克,铁 1.4 毫克,锌 0.23 毫克,磷 58 毫克,硒 0.39 微克。

莲藕还含天冬碱、葫芦巴碱、焦性儿茶酚、新绿原酸等。

2. 医疗保健作用

李时珍在《本草纲目》中称藕为"灵根",是祛淤生新之品,有解渴、醒酒、止血、散淤的功效,适用于烦渴、酒醉、鼻出血、热淋、咯血、吐血等症。生藕性寒,甘凉入胃,可消淤凉血,清烦热,止呕渴,开胃。妇女产后忌食生冷食物,惟独不忌藕,是因为它能消淤。藕,其色由白变紫,由凉变温,失去消淤涤热的性能,但可养胃滋阴,对脾胃有益。

吃藕时人们习惯去除藕节,其实,藕节是著名的止血药,专门治疗各种出血,如吐血、咯血、鼻出血、尿血、便血及子宫出血等症。临床是用干藕节或炒成炭;民间多用藕节六七个,捣碎加适量红糖煎服,用于止血,收效颇著。

3. 食用注意事项

(1)慢性肠炎患者不应生食过多:藕性寒凉,生食过多,易生中寒。《本草汇言》记载:"生食过多,不免有动冷气,不无腹痛肠滑之虞耳。"将会加重慢性肠炎的病情。

(2)糖尿病患者不宜食用:糖尿病患者忌食含糖量高的食品,藕含糖量高,食用后可加重病情。

(3)服用糖皮质激素时不宜食用:糖皮质激素可促进糖异生,抑制糖分解,使血糖升高,服用糖皮质激素时再食用含糖量较高的食品,容易诱发糖尿病。藕为含糖量较高的食物,故服用糖皮质激素时不宜食用。

4. 食疗方

方 1

【原　料】　去节鲜藕250克,生姜25克。

【制　作】　鲜藕、生姜洗净,剁碎,用洁净纱布绞取汁液。

【用　法】　每日分数次饮完。

【功　效】　适用于夏季胃肠型感冒或肠炎。

方 2

【原　料】　鲜藕250克,大米200克,蜂蜜10毫升。

【制　作】　鲜藕洗净,去皮,切成薄片。大米煮粥至半熟时加入藕片,继续煮成粥,加入蜂蜜搅匀即可。

【用　法】　每日1剂,连食5～7日。

【功　效】　适用于咳嗽、泻痢、热病等。

方 3

【原　料】　莲藕500克,人乳、白蜂蜜各120毫升。

【制　作】　莲藕取汁,入碗,与人乳、白蜂蜜搅匀,放入锅内蒸10多分钟即可。

【用　法】　早、晚各饮1盅。

【功　效】　适用于咯血。

方 4

【原　料】　鲜藕500克。

【制　作】　鲜藕捣汁。

【用　法】　每次饮1杯,每日1～3次。

【功　效】　适用于支气管扩张、咯血、上消化道出血。

方 5

【原　料】　鲜藕(去皮)500克,鲜梨(去核)2个,柿饼(去蒂)1个,大枣(去核)10枚,鲜茅根50克。

【制　作】　鲜梨、鲜藕、柿饼、大枣、鲜茅根(用水浸泡过后)入锅,加水适量煮沸后再煮半小时。

【用　法】　饮汤,每日2~3次。

【功　效】　适用于肺结核。

方 6

【原　料】　鲜藕250克,猪脊骨500克,食盐、葱、姜、味精、黄酒各适量。

【制　作】　鲜藕洗净,切块。将猪脊骨洗净,捶破。鲜藕、猪脊骨放入锅内,加葱、姜、黄酒、食盐、清水适量,用武火烧沸,转用文火烧至汤浓、藕熟,加味精少许即成。

【用　法】　每隔3日食用1次,喝汤,吃藕。

【功　效】　适用于病后气血虚弱、腰膝酸软、四肢乏力。

方 7

【原　料】　鲜藕、鲜甘蔗各1 000克。

【制　作】　将甘蔗、藕洗净,分别捣碎,榨取汁液。

【用　法】　每日3次,2日饮完。

【功　效】　适用于血淋。

方 8

【原　料】　鲜藕300克,大米150克,蜂蜜适量。

【制　作】　鲜藕洗净,去皮,切薄片。将米洗净,加水煮粥,待粥半熟时加入藕片,继续煮至粥稠。食用时酌加蜂蜜。

【用　法】　早、晚餐食用。

【功　效】　适用于久痢久泻。

方　9

【原　料】　生藕节500克,侧柏叶100克。

【制　作】　将生藕节、侧柏叶捣烂,取汁。

【用　法】　温开水冲食,每日3～4次。

【功　效】　适用于呕吐。

方　10

【原　料】　鲜藕60克,山楂30克,金银花15克,桃仁25克,大米250克。

【制　作】　桃仁去皮、尖,与金银花加水同煮,去渣,滤取汤液,与山楂、鲜藕、大米共煮成粥。

【用　法】　经常食用。

【功　效】　适用于肝硬化、慢性肝炎属血淤血热症者。

方　11

【原　料】　藕节250克,大枣1 000克。

【制　作】　藕节加水煎至汤稠,再入大枣煎至熟。

【用　法】　去藕节,吃大枣喝汤,连吃3～5个月。

【功　效】　适用于血小板减少性紫癜。

方　12

【原　料】　鲜藕100克,鲜梨1个,生荸荠、生甘蔗各500克,鲜生地250克。

【制　　作】　藕、梨、荸荠、甘蔗、生地共同榨汁。

【用　　法】　每次饮 1 小杯，每日 3～4 次。

【功　　效】　适用于血友病（鼻出血、牙出血、咯血）。

方　13

【原　　料】　鲜藕 1 小节，桃仁 20～30 粒（去皮）。

【制　　作】　藕及桃仁加水炖到藕熟。

【用　　法】　吃藕，喝汤。每日 1 剂，连食 3 剂。

【功　　效】　适用于产后淤血腹痛、恶露不行。

方　14

【原　　料】　藕汁 40 毫升，益母草汁 10 毫升，生地黄汁 30 毫升，蜂蜜 8 毫升，大米 100 克。

【制　　作】　大米加水煮粥，待粥成时，加入上述诸汁及蜂蜜。

【用　　法】　上、下午分食，病愈即停，不宜久食。

【功　　效】　适用于阴虚发热、热病后口渴、消渴病、吐血、鼻出血、咯血、尿血、便血、妇女月经不调、崩中漏下、产后血晕、恶露不净、淤血腹痛等病症。

方　15

【原　　料】　鲜藕 30 克，黄花菜 60 克，生地黄 15 克。

【制　　作】　鲜藕、黄花菜、生地黄加水煎汤。

【用　　法】　每日 1 剂，连食 3～5 剂。

【功　　效】　适用于肾虚火旺型牙出血。

方 16

【原　料】　鲜藕 500 克,生萝卜数个。

【制　作】　鲜藕、生萝卜洗净,捣烂绞取汁。

【用　法】　含漱,每日数次,连用 3～4 日。

【功　效】　适用于口疮。

方 17

【原　料】　鲜藕、荸荠、萝卜各 500 克。

【制　作】　鲜藕、荸荠、萝卜分别洗净,切片,加水煎汤。

【用　法】　每日 1 剂,连用 3～4 剂。

【功　效】　适用于鼻出血。

(十一)莴　笋

莴笋又叫生菜、青笋、笋、苔子、莴苣菜、千金菜、莴苣。

1. 营养成分与性味

莴笋性寒,味苦、甘,肉质洁白细嫩,含有比较丰富的营养素。每 100 克莴笋含蛋白质 0.6 克,脂肪 0.1 克,糖类 1.9 克,钙 7 毫克,磷 31 毫克,铁 2 毫克,还含有多种维生素。而其叶的营养价值更高些,每 100 克叶含钙可达 110 毫克(约为茎的15.6 倍),胡萝卜素 2.24 毫克(约为茎的 112 倍),维生素 C 31 毫克(约为茎的 31 倍)。此外,莴笋还含有乳酸、苹果酸、琥珀酸、莴苣素、天冬碱、精油、甘露衍醇及酶、甲状腺活动刺激素。

2. 医疗保健作用

中医认为,莴笋苦寒,有利五脏、通经脉、开胸膈、利气、坚筋骨、去口气、白牙齿、明眼目、通乳汁、利小便、解毒等功效,对幼儿长牙、换牙和骨骼发育均有促进作用。据介绍,它的嫩茎中的白色浆液有催眠作用,可助儿童睡眠。

莴笋以茎叶和种子(中药名巨胜子)供药用,性凉,味苦甘,入肠、胃经,能治小便不利、尿血、乳汁不通等。

莴笋茎叶折断时,流出乳状浆液,含有各种营养物质和臭莴笋素等,味道清新略苦,能刺激肠胃,增加胃液和消化酶及胆汁分泌,有助于增加食欲,所以食用莴笋对消化功能差、胃酸少、便秘者有益。

莴笋中含铁量很高。据研究,在有机酸和酶的参与下,莴笋中的铁容易被人体吸收。故莴笋适用于各种贫血患者、孕妇、老年人、长期卧床体弱者食用。

莴笋中含有较高的钾,且含钠低,其比例为 27:1,这个比例对人体非常适合,有利于的水、电解质平衡,可增强排尿。所以,莴笋鲜汁熟饮可使大、小便增多,可用来治疗水肿和腹水。此外,它还有利于增加血管张力,改善心脏收缩功能,所以对高血压病、心脏病、肾脏病患者都有食疗作用,同时对神经衰弱症和失眠症都有帮助。据介绍,国外有用莴笋制成的莴笋亚片,可用作非麻醉性镇咳、镇静药。

莴笋含有碘与氟,碘参与组成甲状腺激素,能调节人体基础代谢;碘也是治疗甲状腺肿、动脉粥样硬化和祛痰药的重要成分。氟参与牙釉质、牙质和骨骼的形成并有维护作用,可帮助牙齿萌出。莴笋是低糖食物,其中含有一定量的胰岛素激活剂——烟酸及维持胰腺正常活动的锌。所以,莴笋是糖尿病患者的理想食物。此外,莴笋还含有丰富的维生素 U,可治疗胃及十二指肠溃疡。

莴笋含有的香气对百虫有忌避作用,小虫进入耳中时,取莴笋汁滴耳可驱之外出。

莴笋性寒,味苦,故能利水,通利二便;乳腺炎初起时食用可消炎。莴笋还可加猪肉制成莴笋肉粥,能利尿通乳,对小便不利、尿血、产妇乳汁不通或乳少等症有一定疗效。莴笋炒肉片味道鲜美,富营养,可促进食欲,补脾益气,生津液,通乳汁。

巨胜子(莴笋种子)性寒,味甘,有下乳汁、通小便、治阴肿等作用,可煮粥、煎汤或研末黄酒调服,也可研末涂擦外用。

3. 食用注意事项

(1)不宜切碎冲洗食用:莴笋切碎冲洗食用,可使大量的水溶性维生素损失,使营养成分降低,故应先洗后切食用。

(2)不宜弃叶食用:莴笋叶营养价值甚高且食用可口,弃叶不食,既造成浪费,也降低了营养价值。

(3)气血虚眼病患者不宜食用:目赖五脏六腑之精上承以养,本品性寒下趋,使气血不能上达。《本草衍义》记载:"多食昏人眼。"《滇南本草》记载:"常食目痛,素有目疾者切忌。"气血虚目病患者食用,将会使眼病加重。

(4)内有寒饮者不宜食用:本品甘凉,甘能生湿助饮,凉可增寒,食用后可资助寒饮。

(5)炒食时不宜放食盐过多:炒食时放食盐过多,使营养成分外渗,也影响食品的口味。

(6)不宜用铜制器皿烹制或存放食用:铜制器皿烹制或存放可破坏莴笋所含的维生素 C,使营养价值降低。

4. 食疗方

方 1

【原　　料】　鲜莴笋叶 200 克。

【制　　作】　鲜莴笋叶捣烂如泥。

【用　　法】　外敷脐上。

【功　效】　适用于尿中带血。

方　2

【原　料】　莴笋 250 克,米酒 5 毫升。
【制　作】　将莴笋切碎,捣烂取汁。
【用　法】　每日 2 次,米酒送服。
【功　效】　适用于产后乳汁不下。

方　3

【原　料】　巨胜子、生甘草各 15 克,大米 50 克。
【制　作】　巨胜子、生甘草、大米加水煮粥。
【用　法】　可常食用。
【功　效】　适用于产后无乳。

方 4

【原　料】　莴笋适量,猪蹄 1 个。
【制　作】　莴笋与猪蹄加水煮汤。
【用　法】　饮汤,食肉,每日 1 剂,连用 3 日。
【功　效】　适用于缺乳。

方　5

【原　料】　莴笋 1 根。
【制　作】　莴笋捣汁。
【用　法】　取汁滴耳。
【功　效】　适用于百虫入耳。

（十二）竹　笋

竹笋又名毛笋，种类甚多，一般分为冬笋、春笋和鞭笋。冬笋以浙江富阳县所产最享盛名，名驰国内外。清朝时曾列为贡品。

1. 营养成分与性味

竹笋微寒，味甘，无毒。每100克中约含蛋白质4.1克，脂肪0.1克，糖类5.7克，钙22毫克，磷56毫克，铁0.1毫克，还含胡萝卜素和多种维生素，其含量比大白菜要高一倍以上。竹笋含的蛋白质属于优质蛋白质。人体必需的赖氨酸、色氨酸、苏氨酸、苯丙氨酸，以及在蛋白质代谢过程中占有重要地位的谷氨酸和维持蛋白质构型作用的胱氨酸，都有一定的含量。

2. 医疗保健作用

竹笋是食疗的好原料，一些疾病可食用竹笋帮助治疗。唐代名医孙思邈在《千金方》中记载："竹笋性味甘寒无毒，主消渴，利水道，益气力，可久食。"李时珍在《本草纲目》中归纳竹笋的功用为：治消渴、利水道、益气、祛热、消痰、爽胃。

竹笋、青茹、竹沥、竹叶等均可药用，性寒，味甘，入心、胃经，有消渴，利水，清肺化痰的作用，水肿、腹水、急性肾炎、咳喘、糖尿病等患者适量食用均有疗效。

竹笋是低糖、低脂肪、高纤维素食物，粗纤维多，因而不易消化吸收；由于吸水性好可增加粪便体积，促进肠道蠕动，消积滞，防止便秘，故有清肠菜之称。所以，竹笋是较好的减肥食物。此外，肠道中的大肠杆菌能把竹笋纤维素合成人体需要的维生素，如泛酸、肌醇、维生素K，还能与肠道中的胆固醇代谢产物胆酸合成不能被吸收的复合废弃物排出体外，而降从低血中胆固醇含量,对心血管疾病患者有利。

竹笋可清热消痰、利膈爽胃、利水、消渴。竹笋和鲫鱼煨汤,对小儿麻疹、风疹、水痘初起有透发早愈之效。竹笋还可和其他食物配伍食用,如竹笋和大米、肉末等制成竹笋肉粥,有解毒、除热、清肺、化痰、利膈爽胃的作用,对胃热嘈杂、肺热咳嗽、小儿麻疹、水痘及高血压、维生素 B_2 缺乏症有一定疗效。竹笋加生姜、食盐等调料清炒,可清热、消痰、镇静,适用于小儿痰热惊厥、发热头痛、妊娠昏晕等症。竹笋煸枸杞叶,可补肾益精,祛风明目,适宜虚劳发热、目赤昏痛、热痤疮肿等症。竹笋与陈蒲、冬瓜皮加水煎汤喝,对肾炎、心脏病、肝脏病、晚期血吸虫病引起的水肿、腹水,有明显的食疗作用。毛竹笋烧猪肉、鸡肉,是春夏滋补佳品。另外,竹笋对防治咳喘、糖尿病、高血压、烦渴、失眠等也有较好疗效。

淡竹叶性凉,味甘、淡,含多种三萜化合物,有解热利尿作用,可清心火,除烦热,利小便。竹叶加石膏、人参、麦冬等制成竹叶石膏汤,适用于伤寒后余热未尽、虚乏气逆等症。淡竹叶加麦冬、知母等制成竹叶汤,适用于五心烦热、口干唇燥、胸中热闷等症。淡竹叶浸入白酒中制成竹叶酒,可祛风热,畅心神,适用于风湿热痹、关节痛、心烦、小便黄赤等症。淡竹叶加大米、石膏等制成竹叶粥可清热除烦,益胃生津,适用于膈上风热、头目赤痛、暑热伤津、口渴、心烦、尿赤等症,淡竹叶加麦冬、绿茶等制成竹叶麦冬茶,能清肺热,养肺阴,生津止渴,是防治肺热型慢性咽炎的有效方剂。

淡竹的茎用火烤灼,流出的汁液称竹沥,性寒,味甘、苦,有止咳、息喘、退热、治疗失眠的作用。嫩竹浸出液可用乙醇等亲水溶液提取,可制药酒 。干馏或蒸馏出的淡竹浸出液对痔疮、高血压、便秘有效。竹沥加大米可制成竹沥粥,能清热化痰,镇惊开窍,适用于高热烦渴、肺热咳嗽、肺炎、慢性气管炎等病症。淡竹的茎去绿色外皮后,用刀将中间层刮成薄的带状物,称竹茹,性凉,味甘。竹茹加橘皮、大枣等制成橘皮竹茹汤,可治胃热、呕吐、呃逆等症。竹茹加甘草、乌梅等制成乌梅竹茹汤可治伤暑、烦渴不止。竹茹加芦根可制成芦根竹茹饮,能和胃止呕、利尿解毒,适于胃热呕吐。竹茹水煎服可治肺热咳嗽、吐黄痰等。淡竹的心叶卷而未放时称竹卷心,性寒,味苦,可清心除烦,消暑止渴。竹卷心加生甘草、车前草可制成竹卷心车前草茶,能清热利尿、凉血解毒,并有抗菌抗病毒作用,对病毒性肝炎、肠道细菌感染的腹泻、泌尿系统感染均有良好疗效。

3. 食用注意事项

(1)采笋时应避风日:以防其体变坚、肉变硬。加工时尽量不要用刀去削,一遇铁质,笋往往会变硬、发黑。存放不可剥壳,否则会失去其清香味。

(2)寒性等疾病不宜多食:竹笋性寒凉,又含较多的粗纤维和难溶性草酸钙,患严重胃溃疡、胃出血、肾炎、肾结石、肝硬化、慢性肠炎或久泻滑脱者,应当慎食。

(3)儿童不宜多食:竹笋含有大量草酸,草酸易与钙结合成草酸钙,妨碍人体对钙、锌的吸收利用,儿童多食将会导致缺钙、缺锌,影响骨骼和智力发育,故儿童不应多食。

4. 食疗方

方 1

【原 料】 鲜竹笋 500 克,白糖 10 克。

【制 作】 鲜竹笋洗净,切碎,挤汁。

【用 法】 竹笋汁加白糖饮用。

【功 效】 适用于肺热咯血。

方 2

【原　料】　鲜竹笋 100 克,大米 50 克。

【制　作】　鲜竹笋与大米加水煮粥。

【用　法】　每日 1 剂,连用 5～7 日。

【功　效】　适用于久泻、久痢、脱肛。

方 3

【原　料】　虫笋(虫蛀之笋)、葫芦干各 100 克,冬瓜皮 50 克。

【制　作】　虫笋、葫芦干和冬瓜皮加水煎汤。

【用　法】　每日 1 剂,连用 5～7 日。

【功　效】　适用于水肿。

方 4

【原　料】　鲜竹笋(切片)100 克,水发海参、猪瘦肉各 200 克,食盐、白糖、黄酒、淀粉、酱油各适量。

【制　作】　猪肉洗净,加水适量煮沸,放海参、竹笋,文火煮熟,加食盐、白糖、酱油、黄酒和淀粉少许。

【用　法】　每日 1 剂,连食 5～7 日。

【功　效】　适用于慢性肝病、皮肤粗糙、色素沉着、粉刺、痤疮。

方 5

【原　料】　鲜竹卷心 30 克～60 克,夏枯草 15 克,槐花 10 克。

【制　作】　将竹卷心、夏枯草、槐花加水煎汤。

【用　法】　每日 1 剂,连食 5~7 日。
【功　效】　适用于高血压、头痛、烦渴、失眠。

方　6

【原　料】　竹笋 100 克,白糖 5 克。
【制　作】　竹笋绞取汁,小火浓缩成膏状。
【用　法】　每次 1 汤匙加白糖调服。每日 1 剂,连服 5~
7 日。
【功　效】　适用于头晕、失眠。

方　7

【原　料】　竹笋、猪肉各 100 克,食盐少许。
【制　作】　竹笋、猪肉加水煮熟,用食盐调味。
【用　法】　常食用。
【功　效】　滋阴益血,适用于体弱血虚。

方　8

【原　料】　竹笋、陈蒲瓜(或冬瓜皮)各 100 克。
【制　作】　竹笋、陈蒲瓜加水煎汤。
【用　法】　每日 1 剂,连用 5~7 日。
【功　效】　适用于肾炎、心脏病、肝脏病引起的水肿、腹
水。

方　9

【原　料】　嫩笋尖 100 克。
【制　作】　嫩笋尖洗净,入锅加水适量,煮汤。
【用　法】　每日 1 剂,连服 2~3 日。

【功　　效】　适用于小儿麻疹。

方　10

【原　　料】　鲜竹笋100克,鲫鱼1条(约250克)。
【制　　作】　鲜竹笋、鲫鱼加水同煮汤。
【用　　法】　每日1剂,连用2～3日。
【功　　效】　适用于小儿麻疹、风疹、水痘初起。

(十三)慈　　姑

慈姑从古至今别名甚多,如百地栗、剪刀草、燕尾草、水萍、槎牙、茨茹、茨菰、水慈菰、剪搭草、莲菇、茈菇、张口草等。慈姑是水生草本植物。果实大者如杏,小者如栗。慈姑良种为广东“白肉慈姑”,苏州“沈荡慈姑”,宝应“圆慈姑”等。慈姑富含淀粉,适于长期贮存,煮熟后可代粮食用,所以古时被列入“救荒本草”。慈姑花、叶均可药用。

1. 营养成分与性味

慈姑性微寒,味苦、甘,无毒。每100克慈姑含蛋白质5.6克,脂肪0.2克,糖类25.7克,粗纤维0.9克,灰分1.6克,钙8.0毫克,磷260毫克,铁1.4毫克。

2. 医疗保健作用

中医认为,慈姑有解毒凉血、健胃止咳等功能,可用于治疗恶疮丹毒、毒蛇咬伤、蚊虫叮咬、痱疥瘙痒等症。

慈姑自古就是一种普通的家常蔬菜,为我国所特有。早在唐代以前就开始人工栽培。《名医别录》最早论述了慈姑的食用与药用。如今,慈姑不被人们重视,发展较慢,不少人不知慈姑为何物,更不用说品尝其味了。其实,慈姑别有一番风味:甘甜酥软,带有一种淡淡的苦香和麻涩味,有点像煮熟的土豆。

可煮、可炒、可烩，荤素皆宜。

3. 食用注意事项。

因慈姑性寒，故孕妇不宜多食。

4. 食疗方

方　1

【原　料】　慈姑数枚，蜂蜜适量。

【制　作】　慈姑去皮，捣烂，再以适量蜂蜜和淘米水同拌匀，隔水蒸熟。

【用　法】　可常食。

【功　效】　适用于肺结核咳嗽、咯血。

方　2

【原　料】　慈姑根块 300 克。

【制　作】　将慈姑根洗净，加水适量煎汤。

【用　法】　可常食用。

【功　效】　适用于淋浊、结石。

方　3

【原　料】　慈姑、生姜汁各适量。

【制　作】　将生慈姑洗净，捣烂，加少许生姜汁，调匀。

【用　法】　外敷患处，每日更换 2 次。

【功　效】　适用于肿毒或软组织红、肿、热、痛。

方　4

【原　料】　慈姑叶适量。

【制　作】　将慈姑叶捣烂，挤取汁。

【用　法】　涂患处。

【功　效】　适用于毒蛇咬伤或蚊虫叮咬。

方　5

【原　料】　鲜慈姑数枚,黄酒半杯。

【制　作】　鲜慈姑洗净,切碎,捣烂挤汁。

【用　法】　取汁1小杯,与温黄酒半杯混匀饮用。

【功　效】　适用于产后胎衣不下。

方　6

【原　料】　鲜慈姑全草、蛤粉各适量。

【制　作】　鲜慈姑全草捣烂,挤汁。

【用　法】　慈姑汁与蛤粉调匀,涂患处。

【功　效】　适用于痱子瘙痒。

(十四)榛　蘑

榛蘑为白蘑科植物蜜环菌的子实体。

1. 营养成分与性味

榛蘑性平,味甘。每100克榛蘑含维生素 B_1 8微克,维生素 B_2 52.5微克,维生素C 11.23微克,尼克酸34.15毫克,尚含甘露醇、卵磷脂、麦角甾醇多种氨基酸,以天冬氨酸、谷氨酸、赖氨酸含量最高。

2. 医疗保健作用

榛蘑药用功能为祛风活络,强筋壮骨。适用于癫痫、各种腰腿疼痛、佝偻病。

3. 食疗方

方 1

【原　料】　榛蘑 125 克,白糖 90 克。

【制　作】　榛蘑加水适量煎煮,过滤,取汁,加白糖搅匀。

【用　法】　饮汁,每日 5 次。

【功　效】　适用于癫痫。

方 2

【原　料】　榛蘑 90 克,炙马前子 3 克。

【制　作】　榛蘑、炙马前子共研细末。

【用　法】　每次 3 克,每日 2 次。

【功　效】　适用于腰腿疼痛。

方 3

【原　料】　榛蘑 500 克,白酒适量。

【制　作】　将榛蘑放瓦上焙干,研细末。

【用　法】　每次 6 克～12 克,每日 1 次,白酒为引。

【功　效】　适用于佝偻病。

(十五)平　菇

平菇又名侧耳、蚝菌、冻菌、北风菌、鲍鱼菌、耳菇,全国各地都有分布,可供食用的主要栽培种有糙皮侧耳、美味侧耳、金顶侧耳(榆黄蘑)、环柄侧耳(凤尾菇)等。平菇味道鲜美,营养丰富,可鲜用、加工或药用。

1. 营养成分与性味

平菇性微温,味甘。鲜品每 100 克含蛋白质 3.2 克,脂肪 1.2 克,维生素 B_1 0.2 毫克,维生素 B_2 0.35 毫克,维生素 E

7.51毫克,尼克酸1.29毫克,钙5.0毫克,磷78毫克,铁5.5毫克,锌0.53毫克。此外,平菇还含多糖类、D-甘露醇、D-山梨醇、烟酸等,并含18种氨基酸,包括人体必需的8种氨基酸和激素。

2. 医疗保健作用

平菇以子实体入药,具滋养性,能补脾胃,除湿邪,缓和经脉的拘挛。

平菇富含蛋白质、氨基酸、无机盐、维生素。味美甘甜,且有牡蛎、鲍鱼的香味,故又称鲍鱼菇。平菇色泽素洁清新,口感脆嫩、爽滑,吃后满口余香,色香味美,既饱口福又能防病。

据药理研究,平菇浸出液对小白鼠肉瘤180有强抑制作用。近代医学认为,平菇含有抗肿瘤细胞的多糖体,对肿瘤细胞有很强的抑制作用,且具免疫等特性。癌症患者使用平菇多糖治疗后,体内球蛋白明显增长,但平菇的抗癌作用并非直接杀伤癌细胞,而是通过提高人体免疫力达到间接抑制肿瘤生长的目的,所以没有副作用。此外,平菇还含侧耳毒素和蘑菇核糖核酸,经药理证明,它有抗病毒的作用,能抑制病毒复制。

平菇含有多种营养成分,如菌糖、甘露醇糖、激素等,可以改善新陈代谢,增强体质,调节自主神经功能,故可作为体弱者的营养品,对肝炎、慢性胃炎、胃和十二指肠溃疡、软骨病、高血压病等都有疗效。对降低血胆固醇和防治尿道结石也有一定效果,对妇女绝经期综合征可起调理作用。

平菇有追风散寒、舒筋活络的作用,山西五台县的舒筋散就是用平菇等多种菌类配制成的成药,可治腰腿疼痛、手足麻木等症。

3. 食用注意事项

平菇易致过敏,有过敏体质者不宜食用。

4. 食疗方

方 1

【原　料】 鲜平菇、猪瘦肉各 250 克,料酒、食盐、葱段、姜片、植物油各适量。

【制　作】 猪瘦肉洗净,入沸水锅略汆片刻,捞出,用凉水洗干净,切块。平菇择去杂质,洗净。肉块放入锅中,加料酒、葱节、姜片,注入清水适量,先用武火烧沸,后改用文火炖至肉熟烂,倒入平菇炖至平菇熟透、入味即可。

【用　法】 佐餐食用。

【功　效】 适用于慢性胃炎、胃溃疡、十二指肠溃疡等。

方 2

【原　料】 平菇、猴头菇各 60 克,植物油、食盐各适量。

【制　作】 将平菇、猴头菇切片,用植物油炒熟后加水,加盐煮熟。

【用　法】 每日 1 剂,连食 3～4 周。

【功　效】 适用于消化道肿瘤。

(十六)芦　笋

芦笋又名石刁柏、龙须菜。芦笋肉质洁白、鲜嫩、味美,可生吃、凉拌、做菜或配菜,也可制成罐头、酿酒或粉制品。目前芦笋制品风行于国际市场。

1. 营养成分与性味

芦笋性微温,味苦、甘,为高蛋白低脂肪的蔬菜。每 100 克芦笋含蛋白质 1.8 克,脂肪 0.2 克,糖类 2.5 克,粗纤维 0.8 克,灰分 0.7 克,钙 13 毫克,磷 47 毫克,铁 1 毫克,胡萝卜素

0.73 毫克,维生素 B_1 0.17 毫克,维生素 B_2 0.15 毫克,尼克酸 1.5 毫克,维生素 C 21 毫克。

芦笋还含有 0.71%～0.96% 的非蛋白含氮物质,其中主要是天门冬酰氨、多种甾体皂甙物质和其他特殊物质,如芦丁、甘露聚糖、胆碱及精氨酸、谷胱甘肽、芸香甙、核酸、叶酸、肽酶等,还含黄酮类化合物。

2. 医疗保健作用

据《本草纲目》记载,芦笋能"瘿结热气,利小便"。它又称小百部,能润肺,镇咳,祛痰杀虫。

芦笋与其他天门冬属植物一样含有天门冬酰胺、粘液质、β-谷甾醇及糖醛衍生物,所以芦笋对心血管系统、泌尿系统疾病和其他器质性病变均有疗效。芦笋是高级营养保健食品,可助人消除疲劳,增进食欲,是调节蛋白质代谢的良药,具有暖胃、宽肠、润肺、止咳、利尿、益肾功能,对高血压、血管硬化、心脏病、气喘心悸、糖尿病、前列腺炎、淋病、排尿困难、膀胱炎、肾结石以及急慢性肝炎、肝硬化、湿疹皮炎均有一定疗效。芦笋还含有一定量纤维素,能促进肠胃蠕动,减少肠壁对胆固醇的吸收,对降低血胆固醇有一定作用。芦笋还含芦丁和维生素 C 及甘露聚糖、胆碱、精氨酸等,对维护毛细血管形态和弹性及其生理功能有利,对治疗心血管疾病有较好作用。

芦笋不但味美,营养价值高,而且可用于抗癌。据研究,芦笋中含有的天门冬酰胺、芦丁能有效抑制癌细胞的生长,对急性淋巴细胞性白血病患者的白细胞脱氢酶有一定的抑制作用。芦笋对白血病、淋巴腺癌、乳腺癌、膀胱癌、肺癌、皮肤癌均有一定疗效。据国际癌症病友协会通报,60 位癌症患者接受芦笋治疗后恢复了健康,一般经治疗后 2～4 周开始好转。

我国已开始用芦笋治疗乳腺癌。杭州制药厂已生产以芦笋为原料的治乳腺癌的药片,据介绍,有良好疗效。癌症患者也可直接食用芦笋罐头。

3. 食用注意事项

许多患者在食用芦笋之后,排出的尿液中氨的气味加重,属于正常现象,不必介意。

4. 食疗方

方　1

【原　料】　鲜芦笋 500 克,白糖适量。

【制　作】　芦笋洗净,捣取汁液,加入白糖。

【用　法】　适量饮用,可常饮。

【功　效】　适用于热病壮热及痰热咳嗽,肺热咯血等。

方　2

【原　料】　芦笋根 5 克。

【制　作】　芦笋根加水煎汤。

【用　法】　每日 2 次饮用,3 个月为 1 个疗程,中途不可间断。

【功　效】　适用于膀胱炎、肾结石等。

方　3

【原　料】　芦笋罐头 1 瓶。

【制　作】　生拌或煮熟。

【用　法】　每日早晨、晚上临睡前各食用 1 次,3 个月为 1 个疗程,直至痊愈,中途不可间断。

【功　效】　适用于高血压病、心脏病、膀胱炎、癌症等。

（十七）银　　耳

银耳又名白木耳，附木而生，多生于栗树，亦可人工栽培，因其色白如银，状似人耳，故名。又因其皑白如雪，又名雪耳。它产于四川、云南、贵州、河南、湖北、福建及东北地区，以色白、质厚者为佳。白木耳因含对人体有益的植物胶质，是天然滋补剂，自古以来被人们看作是延年益寿的珍品，多以冰糖炖银耳食用，亦做成罐头食品畅销国内外。

1. 营养成分与性味

银耳性平，味甘、淡，每 100 克干品含蛋白质 5 克，脂肪 0.6 克，糖类 8.3 克，粗纤维 2.6 克，灰分 3.1 克，钙 38 毫克，维生素 B_2 0.14 毫克，尼克酸 1.5 毫克。此外，还含硫、镁、钾、钠等无机盐。银耳蛋白质的质量很高，含有 17 种以上氨基酸，其中有 7 种是人体必需的；糖类的质量也很高，含木糖，岩藻糖，甘露糖，葡萄糖醛酸，银耳多糖，抗肿瘤多糖 A、B、C 及多缩戊糖，麦角甾醇等。

2. 医疗保健作用

银耳以子实体入药，入肺、胃、肾经，能滋阴润肺，养胃生津，补肾益精，强心健脑，对虚劳咳嗽、肺痈肺痿、痰中带血、虚热口渴、便秘下血、妇女崩漏、心悸失眠、神经衰弱、盗汗遗精及白细胞减少症、高血压病、动脉硬化症等均有疗效，对身体虚弱、病后体虚者能起到滋养强壮作用，故是一味珍贵滋补品。

据《本草再新》记载，银耳能"润肺滋阴"。《饮片新参》记载，银耳能"清补肺阴滋液、治劳咳"。《增订伪药条辨》记载，银耳能"治肺热肺燥，干咳痰嗽，衄血咯血，痰中带血"。《本草问答》记载，银耳能"治口干肺痿、痰郁咳逆"。

银耳含有丰富的营养,如含有钾、钙、磷、铁、镁等无机盐,对血液酸碱平衡十分有益。其含磷脂,可健脑安神。它含大量纤维素和胶质,有利于中老年便秘患者润肠排便。其中的蛋白质含多种氨基酸,除色氨酸外,人体其他必需氨基酸都存在,其中赖氨酸的含量最丰富,对人体的氨基酸代谢有重要作用。

银耳含丰富的糖类,其中银耳多糖尤有重要意义。近代医学认为,银耳多糖具有多种药理活性,能降低血脂,增强吞噬细胞对癌变细胞的吞噬功能,间接抑制肿瘤发生。同时,对实验动物的移植性肿瘤有一定的抑制作用。故银耳作为一种抗癌食品受到重视。

银耳多糖还可增强机体的非特异和特异性免疫功能,有扶正固本的作用,能促进肝细胞的蛋白质、核酸合成和代谢,提高肝脏解毒能力,起到保护肝脏的作用。它对中老年人的慢性支气管炎、肺源性心脏病均有疗效。它能改善肾功能,降低血胆固醇、三酰甘油,对高血压病患者和高脂血症都有疗效,并可辅助治疗胃溃疡。此外,银耳多糖还可增强机体对放射线的防护能力,减轻其他理化因素影响,如辐射等对骨髓造血组织的损伤,从而促进骨髓的造血功能。

据报道,银耳对乙肝病毒虽无直接抑制作用,但可增强免疫力,使机体不易受到感染。

银耳含有丰富的胶质,其中含有类阿拉伯树胶,对皮肤角质层有良好的滋养和延缓老化作用,故能美容,中老年妇女长期食用银耳可使皮肤白皙细嫩,柔软富弹性,面部皱纹减少。银耳制成化妆品,有美容作用。现已制成银耳珍珠霜,受到妇女欢迎。

3. 食用注意事项

(1)不应食用变质的银耳:银耳如果根部变黑,外观呈黑色或褐黄色,有异味,触之有粘手感者,说明已经变质。食用变质的银耳容易引起细菌外毒素中毒,轻者恶心、呕吐、腹痛、腹泻,重者出现肝脾肿大、黄疸、腹水、抽搐、昏迷、瞳孔散大,甚至消化道出血,肝、脑、肾严重损害而死亡。

(2)不应饮用隔夜的银耳汤:银耳汤过夜后其营养成分减少,并产生有害成分。因为银耳含有较多的硝酸盐,煮透后,如放置时间较长,经细菌分解,硝酸盐将会转变成为亚硝酸盐,亚硝酸盐可使人体正常的血红蛋白被氧化成高铁血红蛋白,失去携氧能力,引起中毒。

(3)服用四环素类药物时不宜食用:服用四环素类药物时忌食含钙多的食物。银耳含钙量较多,每100克约含38毫克,服用四环素类药物时,食用银耳将会影响四环素类药物的吸收而降低疗效。

(4)服用铁剂时不宜食用:服用铁剂时忌食含磷多的食物。银耳含有较丰富的磷元素,能和铁剂结合形成难溶性化合物,既影响食物的营养价值,也会降低药物的疗效。

(5)慢性肠炎患者不宜多食:银耳性寒凉,易伤阳气,可加重慢性肠炎泄泻患者的病情。

4. 食疗方

方 1

【原　料】　银耳100克,冰糖250克。
【制　作】　银耳、冰糖加水适量煮至500毫升。
【用　法】　早、晚各饮15毫升,连用3日。
【功　效】　适用于烦热、口渴、大便不畅。

方　2

【原　料】　银耳 6 克,冰糖 15 克。

【制　作】　用温水将银耳浸 1 小时,摘去蒂头,择去杂质,然后入锅,加水适量,小火炖约 2～3 小时,待银耳熟烂、汤稠,加入溶化的冰糖汁即可。

【用　法】　可常饮用。

【功　效】　适用于小儿肺热咳嗽、咯血、牙齿出血、鼻出血、崩漏、夏季低热。

方　3

【原　料】　银耳、竹参各 6 克,冰糖 5 克,猪油 5 克,淫羊藿 3 克。

【制　作】　银耳、竹参用清水泡发后入碗,加冰糖、猪油调匀,加淫羊藿,上锅蒸熟。

【用　法】　每日 1 剂,连用 3～5 日。

【功　效】　适用于咳嗽。

方　4

【原　料】　银耳 10 克,鸭蛋 1 个,冰糖适量。

【制　作】　银耳泡发,洗净入锅,加水适量,煮至银耳熟烂,打入鸭蛋略煮,加适量冰糖即可。

【用　法】　每日 1 剂,连用 5～7 日。

【功　效】　适用于肺热咳嗽。

方　5

【原　料】　银耳 9 克,燕窝 6 克,冰糖 15 克。

【制　作】　燕窝、银耳用清水泡发,洗净入碗,加冰糖,隔水炖熟。

【用　法】　每周2～3次,连用4周。

【功　效】　适用于热症型慢性支气管炎。

方　6

【原　料】　银耳10克,大米100克,冰糖适量。

【制　作】　银耳泡发,洗净后与大米、冰糖一起煮粥。

【用　法】　每日1剂,连用15日。

【功　效】　适用于慢性支气管炎缓解期。

方　7

【原　料】　银耳50克,鸽蛋20个,冰糖250克。

【制　作】　银耳泡发,洗净,加清水煮至熟烂待用。鸽蛋煮熟,去壳,待用。银耳羹烧沸后,入冰糖搅溶,撇去浮沫,放入熟鸽蛋,再煮沸后即可。

【用　法】　每日1次,每剂分3次食用,连用1～2周。

【功　效】　适用于肺脓肿恢复期、肺结核、咯血。

方　8

【原　料】　银耳10克,大枣5枚,大米100克。

【制　作】　银耳泡发,洗净。大米、大枣入锅,加水适量煮沸,加银耳、冰糖,同煮成粥。

【用　法】　可常食。

【功　效】　适用于肺热痰血、肺结核、咯血。

方 9

【原　料】　银耳、炙杜仲各 5 克，冰糖 25 克。

【制　作】　炙杜仲加水煎熬 3 次，取药液 400 毫升，入锅，下入洗净、泡发的银耳，用武火烧沸后，再用文火将银耳熬至熟烂，加入冰糖水，熬稠即成。

【用　法】　每日 1 剂，连用 30 日。

【功　效】　适用于慢性肝病兼有脾肾两虚型高血压病。

方 10

【原　料】　银耳 6 克。

【制　作】　银耳泡发，洗净，入碗，放笼内蒸熟。

【用　法】　每晚临睡前食用。连用 1～3 个月。

【功　效】　适用于高血压病、动脉硬化症。

方 11

【原　料】　银耳 10 克，百合 30 克。

【制　作】　银耳加水泡发，洗净，与百合同入碗内，入笼蒸熟。

【用　法】　每日 1 剂，连食 2 周。

【功　效】　适用于妇女绝经期综合征。

方 12

【原　料】　银耳 9.4 克，太子参 15.6 克，冰糖 5 克。

【制　作】　银耳、太子参加水煎汤，冰糖调味。

【用　法】　每日 1 剂，连用 1～2 周。

【功　效】　适用于心悸气短。

方   13

【原   料】 银耳 15 克,黑木耳 20 克,鲜墨鱼 200 克,西芹 50 克,植物油 50 毫升,黄酒、姜、葱、食盐各适量。

【制   作】 银耳、黑木耳泡发透,去根蒂,撕成瓣;鲜墨鱼洗净,切块;西芹洗净,切段;葱切段;姜切片。炒勺置武火上烧热,加入植物油,待六成热时下入姜、葱爆香,投入鲜墨鱼,翻炒,再下入银耳、黑木耳、西芹、食盐、绍酒,炒熟即成。

【用   法】 每日 1 次,佐餐食用。

【功   效】 适用于心律失常、心悸属心肾阴虚兼高血压病患者。

方   14

【原   料】 银耳 20 克,川贝母 6 克,杏仁 10 克,冰糖 15 克。

【制   作】 杏仁去皮、尖;银耳发透,去蒂根,撕成瓣状;川贝母洗净,去杂质;冰糖打碎。杏仁、银耳、川贝母、冰糖同放锅内,加水 300 毫升,置武火上烧沸后,再用文火煮 1 小时即成。

【用   法】 每日 2 次,吃银耳,喝汤。可常食。

【功   效】 适用于肺心病咳喘患者。

方   15

【原   料】 银耳 20 克,鲜菠菜根 200 克。

【制   作】 鲜菠菜根洗净,切碎,与银耳用水煎成汤。

【用   法】 每日 1 剂,饮汤,食银耳,连用 30 日。

【功   效】 适用于阴虚内热型糖尿病,口渴多饮、大便秘结者。

方 16

【原　料】　银耳 6 克,雪梨 1 个,川贝母 3 克。

【制　作】　银耳泡发,与雪梨、川贝母用水煎汤。

【用　法】　饮用。每日 1 剂,连用 1～2 周。

【功　效】　糖尿病并发肺炎属痰热壅肺者。

方 17

【原　料】　银耳 15 克,燕窝 5 克,猪瘦肉 60 克,大米 50 克,食盐适量。

【制　作】　银耳、燕窝泡发,洗净。猪瘦肉切末,与大米、银耳燕窝一起加水煮成稀粥,加食盐调味。

【用　法】　每日 1 剂,可常食。

【功　效】　适用于气阴两虚型肺癌。

方 18

【原　料】　银耳 25 克,莲肉、百合、冰糖各 50 克。

【制　作】　莲肉、百合加水适量,煮沸,再加银耳,用文火煮至汤汁稍粘,加冰糖即可。

【用　法】　每日 1 次,1 周为 1 个疗程。

【功　效】　适用于男性更年期综合征。

方 19

【原　料】　银耳 15 克,鳖 1 只,知母、天冬、女贞子、黄柏各 10 克,生姜、葱各 3 克。

【制　作】　将鳖洗净,去内脏、头、爪。把鳖肉入锅内,加水、生姜片、葱段,用武火烧沸后,改文火煮至鳖肉将熟时,放入泡发好的银耳和药袋(内装知母、黄柏、天冬、女贞子),待鳖肉软烂时出锅。

【用　法】　吃鳖肉和银耳,喝汤。每日1次,7日为1个疗程。

【功　效】　适用于精子缺乏症。

(十八)茭　　白

茭白又名菰菜、茭笋、茭瓜、菰笋等,是一种多年生禾本科植物——茭草的肉质嫩茎。茭白是我国特有的水生蔬菜,盛产于江南水乡。比较有名的品种有无锡早茭、晏茭、中介茭,苏州、常熟一带的小腊台、中腊台、大腊台和寒头茭,杭州象芽茭、纤子茭等。茭白肥大、肉厚,白如玉,嫩如笋,滋味甜脆鲜美。古时,茭白和莼菜、鲈鱼被列为江南三大名菜。

1. 营养成分与性味

茭白性寒,味甘。每100克含蛋白质1.5克,脂肪0.1克,糖类4.6克,粗纤维1.1克,灰分0.6克,钙4毫克,磷43毫克,铁0.3毫克,维生素B_1 0.04毫克,维生素B_2 0.05毫克,尼克酸0.6毫克,维生素C 3毫克。

2. 医疗保健作用

《本草拾遗》记载,茭白有"去烦热、止渴、除目黄、止消渴、利大小便以及开胃、解毒"等功效。茭白的茎、秆、叶有清热、利小便、解酒毒的作用。适用于热病口渴、乳汁不通、黄疸等症。

3. 食用注意事项

(1)慢性肠胃炎患者不宜食用:茭白性寒凉,助寒伤胃,容易损伤脾胃的消化吸收功能,加重慢性肠胃炎患者的病情,故慢性肠胃炎患者不宜食用。

（2）泌尿系结石患者不宜食用：泌尿系结石以草酸盐结石最多，茭白含有较多的草酸，可加重泌尿系结石患者的病情，故泌尿系结石患者不宜食用。

（3）服用磺胺类及碱性药物时不宜食用：服用磺胺类及碱性药物时，忌食含酸性成分多的食物。茭白含较多的有机酸，可影响药物疗效或产生副作用，故服用磺胺类及碱性药物时不宜食用。

4. 食疗方

方　1

【原　料】　茭白 50 克，猪蹄 1 只。

【制　作】　茭白、猪蹄加水共炖汤。

【用　法】　吃肉，饮汤，每日 1 剂，连用 3～5 日。

【功　效】　适用于缺乳。

方　2

【原　料】　鲜茭白根 60 克。

【制　作】　鲜茭白根洗净，加水煎汤。

【用　法】　每日 1 剂，连用 3～5 日。

【功　效】　适用于小便不利。

方　3

【原　料】　鲜茭白 30 克～60 克，芹菜 30 克。

【制　作】　鲜茭白、芹菜洗净，加水煎汤。

【用　法】　每日 1 剂，连用 7～10 日。

【功　效】　适用于高血压病、大便秘结。

方 4

【原　料】 茭白子 50 克。

【制　作】 茭白子炒焦,加水煎汤。

【用　法】 每日 1 剂,连用 3～5 日。

【功　效】 适用于夏季伤暑腹泻。

方 5

【原　料】 茭白鲜根、茅根各 30 克。

【制　作】 茭白鲜根、茅根洗净,加水煎汤。

【用　法】 每日 1 剂,连用 3～5 日。

【功　效】 适用于小儿发热烦渴、小便黄赤。

方 6

【原　料】 茭白子、大麦芽各 25 克。

【制　作】 将茭白子、大麦芽炒焦,加水煎汤,去渣取汁。

【用　法】 每日分 2～3 次饮汁。

【功　效】 适用于小儿烦渴、泻痢、小便不利。

方 7

【原　料】 生茭白 100 克。

【制　作】 生茭白捣烂如泥。

【用　法】 每晚睡前外敷患处,次晨洗去,同时每日用茭白 30 克～60 克水煎服。

【功　效】 适用于酒渣鼻。

(十九)百　　合

百合又名夜合,其鳞茎酷似大蒜头,其味如山薯,故古时称为"蒜脑薯"。又因其能治"百合病",所以称为百合。有家种、野生之分。主要产于湖南、河南、江苏、安徽、浙江、福建、四川、贵州、广东、陕西、山西、山东、甘肃等省。有经济价值的只有天香百合、白花百合和山丹百合、卷丹百合等数种。百合鳞茎可供食用和药用。

1. 营养成分与性味

百合性平,味甘、微苦。每100克鲜品含蛋白质4克,脂肪0.1克,糖类28.7克,粗纤维1克,灰分1.1克,磷91毫克,钙9毫克,尚含有各种维生素及多种生物碱。

2. 医疗保健作用

百合的地下鳞茎、种子及花均可药用,入心、肺经。

百合甘寒滋润,质厚多液,有滋养润肺、止咳、养阴、清热、安神、利尿等功效,又是富有营养的食品,为润肺、止咳、宁心、安神、清利二便的食品和滋补品,多用于肺燥咳嗽、咯血和热病之后余热未消,以及气阴不足而致的虚烦惊悸、失眠、心神不宁等症。咳嗽哮喘的老年人服后可润肺止咳,神经衰弱和失眠患者服后可宁神镇静,并能利尿消肿,具补脑健胃、抗衰老的功能,为老年人的滋补强壮和抗衰老、健身之品,是慢性支气管扩张、结核病、肺癌较为合适的食疗品,对低热、烦躁、失眠患者也甚适宜。

百合清蒸食用可治胃病、肝病、贫血等。实验表明,百合有升高外周白细胞,提高淋巴细胞转化率和增强体液免疫功能的活性。百合含有秋水仙碱,当溶液浓度为每毫升1微克时进行体外组织培养,有明显抗癌作用,对小白鼠肉瘤180、子宫颈癌 14 有抑制效果。所以,百合还具有抗癌特性,受到人们的重视。百合含磷量很高,磷是构成细胞核蛋白的主要成分,能促进葡萄糖、脂肪、蛋白质代谢,又是各种酶的主要组成成分,对维持血液酸碱平衡有重要作用,可延缓机体的衰老过程。

百合可和其他药物配伍以提高其药用效能。如百合和款冬研末,炼蜜丸,制成百合膏丸,用生姜汤送服,适用于有痰、燥热咳嗽等。百合与川芎、杏仁、桑皮、木通等制成百合膏有润肠去积作用,与知母制成百合知母汤能治热病后余热未消、心烦不安。它与生地、熟地、麦冬等制成百合固金汤,能治肺肾阴亏、虚火上升所致的咽喉痛、咳嗽、痰中带血等。百合与红枣制成百合红枣汤,气味香馥,色美质稠,能补脾胃,生津液,和肺气,养心血,秋冬常服有利于虚劳咳嗽患者的康复。百合与柏子仁、蜂蜜制成百合柏子仁汤,能敛肺气,养心气,清痰火,宁心神,润五脏,对心肺火旺、舌疮干咳、夜卧梦多患者甚适宜。它与百部、天冬、蜂蜜制成双百天冬蜜,能滋阴润燥,清肺解毒,可抑制肺炎双球菌、结核杆菌等多种细菌的生长,并有预防肺痈、肺癌的作用,慢性支气管炎兼肺结核患者久服有较好疗效。百合加地黄等,水煎去渣,制成百合地黄汤,是治疗由于焦虑过甚伤肺伤心致百脉俱病的百合病之要药。

百合也常用于心火肺热引起的皮肤病,如湿疹、皮炎、疮疖、痱毒和痤疮等。食用百合不但可起辅助治疗作用,而且可使皮肤变得细嫩,富有弹性,减少皱纹。对于因内热引起的大便秘结,小便赤热,服用百合有清内热、利二便的功效。

百合还可加冰糖、大米等煮成百合粥,有润肺、调中、镇静、止咳、养阴、清热的作用,对肺弱、肺痨、咳嗽、咯血、神经衰弱、慢性支气管炎、妇女绝经期神经官能症、癔症及百合病等都有辅助治疗作用。百合加杏仁制成百合杏仁粥有润肺、止咳、清心安神作用,适用于病后虚热,干咳劳嗽;加杏仁、赤豆、白糖等熬成百合杏仁赤豆汤,有润肺止痰、除痰利湿作用,适用于痰多咳嗽、喘息、口干、小便不利等症。百合还可加糖熬成糖水百合,对病后余热未清所致的虚燥不眠有疗效,对肺燥干咳、痰中带血患者亦适宜。干百合200克研碎,另用大枣6枚煮烂,去核,加红糖后倒入百合粉中煮成糊状,添入糯米粉做成弹丸汤圆,有健脑、益智、扶衰、抗老、开胃醒脾的作用,是癌症患者的康复佳膳。

百合的种子味甘、苦,用酒炒研末,汤送服,可治肠出血。百合的花,性平微寒,味甘、微苦,有润肺、清火、安神之作用,可治咳嗽、眩晕、夜眠不安。百合研末,菜子油调敷可治小儿天疱疮。

3. 食用注意事项

百合属偏凉之物,风寒咳嗽、虚寒出血或脾虚便溏者,不宜食用。

4. 食疗方

方 1

【原　　料】　百合7克,知母6克。

【制　　作】　百合、知母加水共煎汤。

【用　　法】　每日1剂,连服3～5日。

【功　　效】　适用于发热、烦躁。

方 2

【原　　料】　百合15克,麦冬、五味子、虫草各10克,川贝6克。

【制　　作】　以上诸药加水煎汤。

【用　法】　每日1剂，连服3～5日。

【功　效】　适用于咳喘、痰少、咽干、气短乏力。

方　3

【原　料】　百合60克，大米250克，白糖适量。

【制　作】　将百合、大米淘洗干净，同放入锅内煮粥，待百合与大米熟烂时，加入白糖拌匀即成。

【用　法】　每日3～5次，每次适量，连食用5～7日。

【功　效】　适用于虚烦惊悸、神志恍惚或肺燥久咳、痰中带血。

方　4

【原　料】　百合50克，北沙参、冰糖各15克。

【制　作】　百合、北沙参、冰糖加水煎汤。

【用　法】　每日1剂，连食用1～3日。

【功　效】　适用于干咳、口干、咽燥。

方　5

【原　料】　鲜百合50克，杏仁(打碎)10克，生梨皮30克。

【制　作】　以上原料加水煎汤。

【用　法】　喝汤，每日1剂，连食7日。

【功　效】　适用于热证型慢性支气管炎。

方　6

【原　料】　百合、白糖各10克，梨1个。

【制　作】　梨洗净，去核，切块，入碗，加百合、白糖，入锅隔水炖 2 小时。

【用　法】　顿服。每日 1 剂,连服 1～2 周。

【功　效】　适用于热证型慢性支气管炎。

方　7

【原　料】　鲜百合 200 克,蜂蜜 100 毫升。

【制　作】　百合洗净,掰开,置碗内,用蜂蜜拌和,隔水炖熟备用。

【用　法】　含服,每日数次。

【功　效】　适用于肺炎恢复期咳嗽咽燥者。

方　8

【原　料】　百合、藕节各 20 克,白及粉 10 克。

【制　作】　百合、藕节水煎,取汁。

【用　法】　冲入白及粉服用。每日 2 次,连服 3～5 日。

【功　效】　适用于肺阴虚热、咯血。

方　9

【原　料】　百合 20 克,沙参 25 克,黄芪 50 克～100 克,桔梗、杏仁、紫菀各 15 克。

【制　作】　上药加水煎汤。

【用　法】　每日 1 剂,连服 5～7 日。

【功　效】　适用于支气管扩张急性发作期。

方　10

【原　料】　百合 60 克,大米 100 克,蜂蜜 30 毫升。

【制　作】　将百合和大米分别洗净,加水煮粥,粥熟时加入蜂蜜即可。

【用　法】　可常食。

【功　效】　适用于肺结核。

方　11

【原　料】　百合、川贝母、百部、牡蛎各 300 克,白及 1 000 克,蜂蜜适量,白糖少许。

【制　作】　将上药共研为细末,炼蜜为丸,每丸重 10 克。

【用　法】　饭后 1 丸,每日 3 次,糖开水送下,连服半年。

【功　效】　适用于肺结核。

方　12

【原　料】　百合 30 克,乌药 20 克。

【制　作】　百合、乌药加水煎汤。

【用　法】　每日 1 剂,连服 3~5 日。

【功　效】　适用于胃痛。

方　13

【原　料】　百合 60 克,鸡蛋 2 个。

【制　作】　百合、鸡蛋入锅,加水适量,煮至蛋熟。

【用　法】　去蛋壳,连汤食用,每日 1 次,连食 1~2 周。

【功　效】　适用于糖尿病并发气管炎属肺气虚弱者。

方　14

【原　料】　百合、甘草各 10 克,浮小麦 30 克~60 克,大枣 2 枚。

【制　作】　以上原料入锅,加水煮汤。

【用　法】　睡前顿服,连服数日。

【功　效】　适用于糖尿病并发失眠症属阴虚火旺者。

方　15

【原　料】　百合、玉竹各 20 克,大米 100 克。

【制　作】　百合洗净,撕成瓣状;玉竹切段;大米淘洗干净。百合、玉竹、大米入锅内,加水适量煮粥。

【用　法】　每日 1 次,当早餐食用,连食 2～4 周。

【功　效】　适用于冠心病。

方　16

【原　料】　鲜百合 500 克,酸枣仁 25 克。

【制　作】　鲜百合用清水泡 24 小时,洗净。酸枣仁加水煮汤,去渣,放入百合煮熟。

【用　法】　睡前 1 小时食用。

【功　效】　适用于失眠。

方　17

【原　料】　百合、酸枣仁各 15 克,远志 9 克。

【制　作】　百合、酸枣仁、远志加水煮汤。

【用　法】　每日 1 剂,连食 1 周。

【功　效】　适用于神经衰弱、心烦失眠。

方　18

【原　料】　百合 100 克,莲子 25 克。

【制　作】　百合、莲子加水煮至熟烂。

【用　法】　每日 1 次,连食 3～5 日。

【功　效】　适用于心烦不眠、虚火上升。

方　19

【原　料】　鲜百合 100 克，食盐 20 克。

【制　作】　鲜百合洗净加食盐捣烂。

【用　法】　外敷患处，每日更换 2 次，以消肿为度。

【功　效】　适用于疮痈红肿、无名肿毒。

方　20

【原　料】　百合 10 克，杏仁 6 克，赤小豆 60 克。

【制　作】　百合、杏仁、赤小豆洗净，加水适量，熬成糊状。

【用　法】　不拘时食用。

【功　效】　适用于水痘。

方　21

【原　料】　干野百合 100 克，香油(或菜油)20 毫升。

【制　作】　干野百合研成细粉，用香油或菜油调匀。

【用　法】　局部外涂，每日 2 次。

【功　效】　适用于小儿头面湿疮、天疱疮等。

方　22

【原　料】　百合 10 克，薏苡仁 50 克，白糖(或蜂蜜)适量。

【制　作】　薏苡仁洗净，与百合一起放锅内，加适量水，煮沸后用微火再煮 1 小时。

【用　法】　每日 1 剂，连用 1～2 周，用白糖或蜂蜜调食。

【功　效】　适用于雀斑、痤疮、湿疹。

方　23

【原　料】　百合 20 克,香蕉(去皮)2～3 根,冰糖 5 克。
【制　作】　百合、香蕉与冰糖加水同煮汤。
【用　法】　每日食用 1 次。
【功　效】　适用于慢性咽炎。

方　24

【原　料】　干百合 100 克。
【制　作】　将干百合研为末。
【用　法】　每次用温水服 10 克,每日 2 次。
【功　效】　适用于耳聋、耳痛。

四、果 品 类

(一)梨

梨又名快果、果宗、玉乳,有"百果之宗"的声誉。我国各地均有出产,品种繁多,一般分为秋子梨、白梨和沙梨三大系。秋子梨主要分布在我国东北、华北、西北地区。比较著名的秋子梨有鞍山南果梨,邢台香水梨,北京白梨,延边苹果梨和陕西彬州梨。白梨是中国最老的种系,主要分布在河北与山西两省,如河北鸭梨,山东莱阳梨,山西油梨等。沙梨主要分布于长江以南地区,品种也很多,著名的有四川"雪梨",果大,一个可达 3 斤以上,为当今梨中之王。四川冕宁县还产一种"无核梨",香甜多汁。其他,如风味特殊的云南"宝珠梨",以酥甜多汁著称的"砀山酥梨",贵州"金盖梨"等。此外,新疆、甘肃和青海一带还种植杂交梨,如酸梨、红梨、绿梨、黄梨、冬梨、长把梨等。

1. 营养成分与性味

梨性凉,味甘、微酸,可食部分占 93%。每 100 克可食部分含水分 83.2 克,蛋白质 0.1 克,糖类 9 克,粗纤维 1.3 克,钙 5 毫克,磷 6 毫克,铁 0.2 毫克,维生素 B_1 0.02 毫克,维生素 B_2 0.01 毫克,维生素 C 4 毫克,尼克酸 0.1 毫克,热能 155 千焦(37 千卡)。此外,它还含苹果酸、柠檬酸等。

2. 医疗保健作用

梨的果实、根、皮、枝、叶和果皮均可药用,性凉,味甘、微酸,入肺、胃经,能生津润燥,清热化痰,主治热病伤津,热咳烦渴,并可帮助消化,止咳化痰,滋阴润肺等。

《本草纲目》记载,梨"润肺凉心,清痰降火,解疮毒、酒毒"。《日华子本草》记载,梨能"清风,疗咳嗽、气喘狂热,又除贼风、胸中热结"。《本草从新》记载,梨"性甘寒微酸,有清心润肺、利大小肠、止渴消痰、清喉降火、降烦解渴、润滑消风、醒酒解毒等功效"。

梨性寒凉,含水分多,且含糖量高,其中主要是果糖、葡萄糖、蔗糖等可溶性糖。它还含有多种有机酸,故汁多爽口,香甜宜人,吃后满口清凉,既有营养,又可清热,可止咳生津,清心润喉,降火解暑,为炎夏及热病之清凉果品。梨可润肺,止咳,化痰,适宜患感冒、咳嗽、急慢性气管炎时食用。

梨既可生食,又可煮熟用,但其药性不同。《本草通玄》记载,梨"生者清六腑之热,熟者滋五脏之阴"。即生食去实火,熟食去虚火,患者可根据病情选用。如生梨捣汁可治热病;生梨汁加荸荠汁、藕汁、麦冬汁、鲜苇根汁等制成五汁饮,可生津止渴,清热解暑,适用于高热伤津引起的口渴、吐白沫等症;梨汁加鲜藿香、佩兰、荷叶、生地黄、首乌、建兰叶等可制成七鲜饮,能清热解暑,生津除烦。生梨加其他药物炖服,可治虚火上升的咳嗽;川贝、杏仁、冰糖放入挖去梨心的生梨中,隔水炖服,可治久咳;生梨加杏仁、冰糖蒸熟,可治秋冬燥咳、慢性支气管炎、干咳、口干咽痛,肠燥便秘等。

梨还有降血压、养阴、清热、镇静的功用。高血压病、心脏病、肝炎、肝硬化患者如头昏目眩,心悸耳鸣,经常吃梨有好处。梨还含有很多易被人体吸收的可溶性糖和多种维生素,肝炎患者常食能起到保肝、帮助消化、促进食欲的作用。

中成药中的"雪梨膏",可起止咳化痰作用,深受患者欢迎。做梨膏的上好原料是河北定县的油秋梨,故"定县梨膏"闻名各地。北京秋梨膏在全国也是有名的,并出口马来西亚、印尼、新加坡和港、澳等地。据历史记载,梨膏的制作,始于唐代。传说唐武宗李炎患病,终日口干舌燥,心热气促,服百药无效。正在焦虑之时,来了一位道士,自称有妙方可治。道士把梨绞出汁,配上蜂蜜熬制成膏,唐武宗服用几天后,果然病愈。梨膏一直流传至今。

生梨还可加糖和蜂蜜熬制成秋梨膏、梨膏糖,患肺热咳嗽的病人久服有效。生梨还可与杏仁加糖制成杏梨饮,能清热化痰,适宜肺燥引起的咳嗽。雪梨加冰糖可制成雪梨饮,能清热止渴,适用于外感湿热引起的发热、伤津、口渴等。雪梨、川贝、冬瓜条等可制成川贝酿梨,可润肺消痰,降火涤热,适用于虚劳咳嗽、咳痰咯血等症。川贝雪梨白糖炖猪肺,可除痰,润肺,镇咳,适用于肺结核咳嗽、咯血、老年人无痰、热咳等症。白胡椒粉 2 克放在挖去心的生梨中炖熟,可制成胡椒梨,有温肺下气、除胃寒、化湿痰的作用,可治肺寒性咳嗽。生梨去核放入丁香 15 粒,用菜叶包裹,灰中煨熟或蒸熟,可益胃养阴,治胃寒引起的反胃吐食等。

鸭梨加西米、冰糖制成的鸭梨粥,能清热除烦,清心润肺,生津止渴,止咳化痰,适于慢性咽炎、失声、感冒、咳嗽、虚火咳嗽等症。鸭梨在米醋中浸泡 1 周后制成醋梨,每次食半个,可治消化不良、食欲不振等症,并有解酒作用。鸭梨去皮、核,切片,加水煮至七成熟后加入蜂蜜,小火煮透收汁装瓶制成蜜饯,有生津、润燥、清热、止渴作用,可治热病消渴。

秋梨肉与莲藕等量捣碎绞汁制成梨藕汁,可治肺热咳嗽、痰黄、咽干、口燥、声嘶等症。雪梨去皮、核,加适量鲜芦根、荸荠(去皮)、鲜藕(去节)、鲜麦冬或甘蔗,切碎绞汁,制成五汁饮,可治热病、口渴、咽干、烦躁等症。

梨的其他部分也可药用,如梨的叶子含熊果酚甙、鞣质等,煎汤或捣汁内服,或捣汁外涂,可治食物中毒和小儿疝气。梨皮煎汤内服或捣烂外敷可清心润肺,降火生津,治暑热、烦渴、咳嗽等。

3. 食用注意事项

(1)慢性胃炎、慢性肠炎、胃肠功能紊乱者不宜食用:慢性胃炎、慢性肠炎及胃肠功能紊乱多属中医脾胃虚寒的范畴,宜食用温热补中的食品,忌食寒凉伤阳伐胃之物。梨性凉,可导致脾胃虚寒泄泻,腹痛症状加重,故《本草经疏》记载:"脾家泄泻者忌之。"

(2)肺寒咳嗽者不宜食用:梨甘凉润肺,肺燥咳嗽、痰热咳嗽者食用,可使痰热所致痰病减轻或治愈。肺寒咳嗽者食用,甘能助痰生湿,凉可加重肺寒,必加重病情,故《本草经疏》记载:"肺寒咳嗽者忌之。"

(3)服用糖皮质激素后不宜食用:糖皮质激素可抑制糖分解或促进糖原异生,使血糖迅速升高,故服用糖皮质激素时禁食含糖量高的食品。梨含丰富的糖类,食后可诱发糖尿病。

(4)服磺胺类药物和碳酸氢钠时不宜食用:服磺胺类药物时忌食酸性水果。梨为酸性水果,食后可使磺胺类药物在泌尿系统形成结晶而损害肾脏,使碳酸氢钠的药效降低。

(5)腹痛冷积者不宜食用:腹痛冷积之病,宜食温热之品,梨性寒凉,食后可加重病情,故《本草经疏》记载:"腹痛冷积忌之。"

(6)寒痰痰饮、妇女产后、小儿痘后、胃冷呕吐患者不宜食用:寒痰痰饮者食梨可增寒助饮;胃冷呕吐者食梨则加重胃寒;小儿痘后、妇女产后体虚食梨,可伤正伐胃。《本草经疏》记载:"寒痰痰饮、妇人产后、小儿痘后、胃冷呕吐皆应忌之。"

（7）外伤化脓溃烂、产后腹痛、痛经者不宜多食：梨性寒凉滞气，多食生寒，可凝滞血脉，加重外伤创痛，阻碍托脓收口与愈合，也可加重产后及行经腹痛，故不宜过多食。

4. 食疗方

方 1

【原　料】　生梨1个，冰糖10克。

【制　作】　生梨洗净，切碎，加冰糖炖食。

【用　法】　每日1剂，连服1～3日。

【功　效】　适用于感冒。

方 2

【原　料】　鸭梨3个，大米50克。

【制　作】　鸭梨洗净，切薄片，去梨核，捣烂取汁。大米用常法煮粥，待粥成后对入梨汁。

【用　法】　可常食。

【功　效】　适用于肺阳不足，咳嗽气促，以及喉干暗哑，饮食减少，大便干燥等症。

方 3

【原　料】　梨汁、白萝卜汁、人乳各300毫升，姜汁、蜂蜜各120毫升。

【制　作】　梨汁、白萝卜汁、人乳、姜汁、蜂蜜入锅，共熬成膏。

【用　法】　早、晚热服2～3匙，连服5～7日。

【功　效】　适用于久咳不愈者。

方 4

【原　料】　雪梨1个,菊花、麦冬各25克,白糖10克。

【制　作】　梨、菊花、麦冬水煎后加白糖服用。

【用　法】　每日1剂,连服3～5日。

【功　效】　适用于津液不足、干咳。

方 5

【原　料】　雪梨100克,蜂蜜10毫升,生姜10克。

【制　作】　生姜、雪梨捣烂取汁,加入蜂蜜调匀。

【用　法】　每日2次,连服5～7日。

【功　效】　适用于肺热咳嗽。

方 6

【原　料】　梨1个,白胡椒粉2克。

【制　作】　白胡椒粉放入挖去心的生梨中炖熟。

【用　法】　每日1次,连食5日。

【功　效】　适用于痰液薄白的肺寒性咳嗽。

方 7

【原　料】　雪梨6个,糯米100克,川贝粉12克,冬瓜条100克,冰糖100克。

【制　作】　梨削皮,挖心。糯米煮成饭,同川贝粉、冬瓜条、冰糖一起拌匀,装入梨中,蒸约50分钟。

【用　法】　早、晚各食1次。

【功　效】　适用于咳嗽、咯血。

方 8

【原　料】　梨1个,蜂蜜20毫升(或冰糖),杏仁10克。

【制　作】　梨洗净,削皮,挖心,放入蜂蜜、杏仁,入笼蒸熟。

【用　法】　每日早、晚各食1次。

【功　效】　适用于慢性气管炎。

方 9

【原　料】　秋梨20个,红枣1 000克,鲜藕1 500克,生姜200克,冰糖250克,蜂蜜250毫升。

【制　作】　秋梨、红枣、鲜藕、生姜均取汁,入锅,加冰糖、蜂蜜熬成膏。

【用　法】　酌情服食。

【功　效】　适用于口燥咽干、酒毒、痰涎等。

方 10

【原　料】　雪梨2个,猪肺200克,川贝15克,冰糖少许。

【制　作】　猪肺洗净,挤出泡沫,切小块;雪梨去皮,切小块;川贝洗净。猪肺、雪梨、川贝共置沙锅内,加入冰糖、清水适量,置武火上烧沸,用文火炖3小时即成。

【用　法】　佐餐食用。

【功　效】　适用于肺结核咳嗽、咯血。

方 11

【原　料】　雪梨干100克,菠菜根、百合、珍珠母各50

克。

【制　作】 雪梨干、菠菜根、百合、珍珠母加水煮透。

【用　法】 饮汤,每日1次。

【功　效】 适用于浸润型肺结核。

方　12

【原　料】 梨1个,麻黄1克(或川贝末3克)。

【制　作】 梨挖去核,装入麻黄,盖严,放入碗中蒸熟,去麻黄。

【用　法】 食梨,饮汁,每日2次。

【功　效】 适用于百日咳。

方　13

【原　料】 梨1个,丁香15粒,菜叶1片。

【制　作】 梨去核,放入丁香,用菜叶包裹,灰中煨熟或蒸熟。

【用　法】 每日1剂。

【功　效】 适用于胃寒引起的反胃吐食。

方　14

【原　料】 鸭梨1 000克,米醋1 000毫升。

【制　作】 鸭梨入米醋中浸泡1周。

【用　法】 每日食半个梨。

【功　效】 适用于消化不良、食欲不振等症。

方　15

【原　料】 沙梨皮50克,五加皮、桑白皮各15克,陈皮

10 克,茯苓皮 20 克。

【制　作】　将上药加水煎汁。

【用　法】　每日服 1 剂。

【功　效】　适用于水肿兼消化不良。

方　16

【原　料】　沙梨皮 100 克,石榴果壳 30 克。

【制　作】　沙梨皮、石榴果壳洗净,加水煎汁。

【用　法】　每日服 1 剂。

【功　效】　适用于久痢不止者。

方　17

【原　料】　鲜梨、甘蔗、生荸荠各 500 克,鲜藕 1 000 克,,鲜生地 250 克。

【制　作】　藕、梨、荸荠、甘蔗洗净,榨汁。

【用　法】　每次饮 1 小杯,每日 3～4 次。

【功　效】　适用于血友病、鼻出血、牙龈出血、咯血等。

方　18

【原　料】　大梨 1 个,巴豆 49 粒,红糖 30 克。

【制　作】　大梨去核,放满巴豆,封口,连同剩余巴豆同放碗中,入笼蒸 1 小时,去巴豆。

【用　法】　吃梨,喝汤。

【功　效】　适用于食管癌。

方　19

【原　料】　鸭梨 3 个,大米 50 克。

【制　作】　鸭梨洗净,切片,加水煮半小时,去渣留汁。大米煮粥,待粥成时,加入梨汁。

【用　法】　趁热食用。

【功　效】　适用于小儿肺炎,咳嗽痰喘。

方　20

【原　料】　雪梨、鲜芦根、荸荠、鲜藕各 400 克,鲜麦冬 100 克。

【制　作】　雪梨、荸荠去皮,与鲜藕、鲜麦冬、鲜芦根一起榨汁。

【用　法】　分次饮汁。

【功　效】　适用于小儿肺炎(恢复期)。

方　21

【原　料】　梨 1 个,瓜蒌皮 1 个,面粉 50 克。

【制　作】　瓜蒌皮焙焦,研为末。将梨挖洞,装入瓜蒌末,用湿面外包,烧熟。

【用　法】　每日分 3 次食。

【功　效】　适用于麻疹咳嗽。

方　22

【原　料】　鲜梨 1 个。

【制　作】　鲜梨洗净,待用。

【用　法】　饭后食鲜梨,细嚼慢咽。

【功　效】　预防牙病。

(二)甜　瓜

甜瓜又名香瓜、甘瓜、果瓜、小瓜等。湖南马王堆西汉古墓中女尸经解剖,胃内发现有甜瓜子,可见我国很早已种植甜瓜。甜瓜除食用外,各部分,如瓜瓤、瓜子仁、瓜蒂、瓜叶、瓜茎及花等都可供药用。

1. 营养成分与性味

甜瓜性寒,味甘,无毒。每 100 克甜瓜含水分 92.4 克,蛋白质 0.4 克,脂肪 0.1 克,糖类 6.2 克,粗纤维 0.4 克,灰分 0.5 克,钙 29 毫克,磷 10 毫克,铁 0.2 毫克,胡萝卜素 0.03 毫克,维生素 B_1 0.02 毫克,维生素 B_2 0.02 毫克,尼克酸 0.3 毫克,维生素 C 13 毫克。此外,甜瓜中还含有球蛋白、柠檬酸等。

甜瓜子含脂肪油、亚油酸、油酸、棕榈酸、肉豆蔻酸和甘油脂、卵磷脂、胆甾醇,还含球蛋白、谷蛋白和半乳聚糖、葡萄糖、树胶、树脂等。甜瓜蒂含喷瓜素。

2. 医疗保健作用

甜瓜有止口渴、利小便、除烦热、通三焦、防暑气等功效。炎夏之际,如遇出汗多、口干舌燥、小便黄少、大便干燥、发热口渴、中暑烦热等情况时,可随意吃些甜瓜,上述症状均可缓解或消除。甜瓜富含维生素 C 并有球蛋白、柠檬酸和其他营养物质,且性寒味甘,为消暑佳品。中医常用甜瓜治疗肾炎、胃病和贫血。

甜瓜的种子含有多种营养物质及生物碱。药理试验证明,甜瓜种子的乙醇或乙醚提取液有驱虫作用,能杀死蛔虫和绦虫,抑制真菌。甜瓜种子研碎煎汤或入丸、散内服,有散结消淤、清肺润肠的功用,可治腹内结聚、肠痈、咳嗽和口渴。《本草逢原》记载:"甜瓜仁能开痰利气。"《别录》记载,甜瓜可治"腹内结聚,破溃脓血,为肠胃内痈要药"。

甜瓜蒂被中医称为"苦丁香"或"瓜丁",是取未成熟的瓜蒂,阴干后供药用,已熟瓜蒂无效,以新而味苦者为好,陈久者次之,一般认为青皮瓜之蒂为佳。瓜蒂味苦,性寒,有毒,内含甜瓜蒂苦味素,为中医催吐主药,能催吐胸膈痰涎、宿食停聚及致毒食物等。故内服适量甜瓜蒂能急救食物中毒;瓜蒂研末吹鼻,可促使鼻粘膜分泌,可治鼻不闻香臭。现代医学研究证明,瓜蒂的催吐作用主要由甜瓜蒂苦味素刺激胃粘膜所引起。内服适量,可致呕吐,但并不被身体吸收,故无虚脱及中毒等弊病。据叶桔泉编《食物中药与偏方》记载,甜瓜蒂可治疗黄疸或无黄疸型传染性肝炎和肝硬化症。方法是:甜瓜蒂置于烘箱内烘干,研成细末,取 0.1 克,分成 6 份,先用 2 份经鼻吸入,约 40 分钟后,清洁鼻腔,再吸 2 份,40 分钟后再吸 2 份,前后共吸 3 次,将 0.1 克甜瓜蒂末全部吸完。间隔 7 日后再用同样方法吸甜瓜蒂末 0.1 克,吸完 0.4 克为 1 个疗程。一般慢性肝炎 2 个疗程即可。肝硬化则需 3～5 个疗程。吸药后鼻腔将流出大量黄水,每次可达 100 毫升以上。吸药时,患者头须向前俯,将黄水滴入碗内,切勿吞咽,以免引起腹泻。有时会出现头痛、畏寒、发热等类似感冒症状,或肝脾疼痛加重,一天左右即可自然消失。

甜瓜瓤性寒,味甘,可止渴,除烦热,利小便,治口、鼻疮。

甜瓜子仁性寒,可清热,解毒,利尿。甜瓜子 50 克,研细捣烂,加白糖适量,温开水冲服,可治肺痈、肠痈。甜瓜子研细捣烂,和蜜为丸,每日早晨刷牙漱口后含 1 丸,可治口臭。甜瓜子150 克,用酒浸泡 10 日,晾干研末,每次 9 克,空腹以酒送服,每日 3 次,可治腰腿疼痛。平时,常食炒瓜子,有补中益气作用。

甜瓜茎即瓜藤、瓜秧,阴干备用。干瓜茎、使君子、甘草各15克,共研为末,每次6克,黄酒送服,可治妇女闭经。

甜瓜叶捣烂外敷患处,可治头癣。甜瓜叶捣烂取汁,外涂患处,每日数次,有生发作用,可治脱发。跌打损伤,可将干瓜叶研末,每次9克,黄酒送服,可去淤消肿。

3. 食用注意事项

(1)不应连皮食用:甜瓜遇虫害,多用农药喷杀,表皮常被农药渗透,腊质层中也常残留农药,雨淋水洗难以去除已渗透或残留的农药,如果长期食用带皮的甜瓜,农药就会在人体内逐渐积累,容易引起农药慢性中毒。

(2)慢性肠炎患者不宜多食:甜瓜寒凉,易伤肠胃,多食容易加重肠炎患者的病情。

(3)脾湿脚气病患者不应食用:脾湿脚气病应健脾燥湿,忌寒凉伤脾。甜瓜寒凉伤脾,能使脾的运化功能失职,加重病情。《孙真人食忌》告诫:"患脚气病人食甜瓜,其患永不除。"

(4)糖尿病患者不应食用:甜瓜含有丰富的糖,食后可使血糖增高,加重糖尿病的病情。

(5)不宜多食:《食疗本草》记载:"甜瓜食多腹胀。"《本草衍义》记载:"甜瓜多食未有不下痢者。为其消损阳气故也。"《孙真人食忌》记载:"多食发黄疸病,令人虚羸解药力。"《食疗本草》记载:"多食令人阴下湿痒生疮,动宿冷病,症癖人不可食之,多食令人惙惙虚弱,脚手无力。"

4. 食疗方

方 1

【原　料】　甜瓜蒂、赤小豆各等量,淡豆豉15克。

【制　作】　甜瓜蒂（熬黄）、赤小豆研末和匀，制成瓜蒂散。取 1 克，加淡豆豉，加热汤煮成稀糜状汁液。

【用　法】　取汁和瓜蒂散服，效果不显著时再加量服。

【功　效】　适用于痰涎壅塞胸中或宿食停于上脘者。

方　2

【原　料】　甜瓜子、当归各 50 克，蛇蜕 1 条。

【制　作】　甜瓜子、当归、蛇蜕共研末。每次取 12 克水煎。

【用　法】　食前服，每日 1 剂，连服 3～5 日。

【功　效】　适用于肠痈、小腹胀痛。

方　3

【原　料】　鲜甜瓜藤 2 500 克，红糖 500 克。

【制　作】　鲜甜瓜藤入锅，加水急火煎熬 2 次，取汁加红糖浓缩。

【用　法】　5～15 岁服 60 毫升～100 毫升，成人 200 毫升，分 2～3 次服，连服 3～4 日。腹痛泻者可加复方樟脑酊 4 毫升～6 毫升。

【功　效】　适用于细菌性痢疾。

方　4

【原　料】　甜瓜蒂干品 5 克。

【制　作】　取未成熟的瓜蒂干品加开水浸泡，加热，入容器，盖严，10 日后取出过滤，高压灭菌。

【用　法】　每日饭后服 5 毫升（小儿 1 毫升～2 毫升），连服 5～7 日。

【功　效】　适用于急性黄疸性肝炎。

方　5

【原　料】　生甜瓜蒂、白糖、淀粉各 50 克，玄胡素 650克，公丁香 350 克。

【制　作】　生甜瓜蒂、玄胡素、公丁香晒干共研末，加白糖、淀粉，混合均匀，制成糖丸（每丸含瓜蒂 25 毫克）。

【用　法】　每日服 2 次，每次半丸。

【功　效】　适用于急性黄疸性肝炎。

方　6

【原　料】　甜瓜、黄瓜、西瓜藤干品各 15 克。

【制　作】　甜瓜、黄瓜、西瓜藤干品加水煎汤。

【用　法】　每日服 1～2 次，连用 1 个月。

【功　效】　适用于高血压。

方　7

【原　料】　甜瓜子 150 克，白酒 250 毫升，黄酒 10 毫升。

【制　作】　甜瓜子用白酒浸泡 10 日，研末。

【用　法】　每次 9 克空腹用黄酒送服，每日 3 次。

【功　效】　适用于腰腿疼痛。

方　8

【原　料】　甜瓜茎、使君子各 25 克，甘草 30 克，黄酒适量。

【制　作】　甜瓜茎、使君子、甘草共研为末。

【用　法】　每次 6 克，黄酒送服，每日 1 次。

【功　效】　适用于闭经。

方　9

【原　料】　甜瓜子 250 克,蜂蜜 100 毫升。
【制　作】　甜瓜子研末和蜜为丸。
【用　法】　每日漱口后取枣核大小口含。
【功　效】　适用于口臭。

方　10

【原　料】　甜瓜蒂 250 克。
【制　作】　甜瓜蒂研为细末。
【用　法】　取甜瓜蒂粉少许涂抹患部,每日 3 次。
【功　效】　适用于慢性肥厚性鼻炎、鼻息肉。

(三)白　石　榴

　　石榴又名安石榴、若榴、丹若、天浆、钟石榴、西安榴,原产中亚,汉时传入中国。主要分布在我国中南部,北方栽培时需行盆栽,冬季移入温室。我国石榴的主要品种有陕西临潼石榴,醴泉白皮甜石榴、红皮酸石榴,新疆大籽石榴,云南青壳石榴、铜壳石榴、红壳石榴,四川青汉石榴,山东软籽石榴、安徽白籽冰糖石榴,广西胭脂红水晶石榴等。石榴可鲜食、加工和药用。本节重点介绍白石榴。

　　1. 营养成分与性味

　　白石榴性温,味甘、酸。每 100 克石榴果肉含水分 76.8克,蛋白质 1.5 克,脂肪 1.6 克,糖类 16.8 克,粗纤维 2.4 克,灰分 0.4 克,钙 11 毫克,磷 105 毫克,铁 0.4 毫克,维生素 C 11 毫克。此外,它还含苹果酸、枸橼酸。

白石榴皮所含的主要成分为鞣质，还含蜡、树脂、甘露醇、糖类、树胶、菊粉、粘质、没食子酸、苹果酸、果胶、草酸钙、异槲皮甙等物质。

白石榴根皮、树皮含有异石榴皮碱、β-谷甾醇、甘露醇、伪石榴皮碱、甲基异石榴皮碱等生物碱，以及熊果酸、有机酸等。

2. 医疗保健作用

白石榴果实可药用，但主要以白石榴皮、树皮入药，花也能药用。白石榴性温，味酸、涩，入大肠经。甜石榴能生津止渴，有驱虫、止痢功效。酸石榴能治妇女崩漏带下、滑泄不止等。

据《滇南本草》记载，石榴"治日久水泻，同炒砂糖煨服，又治痢脓血、大肠下血"。《本草纲目》记载，石榴"止泻痢、下血、脱肛、崩中带下"。

白石榴营养丰富，成熟时籽粒含糖量高，其苹果酸等有机酸和维生素 C 的含量高于苹果、梨、桃、杏、李、香蕉等鲜果，甜者如蜜，酸者酸中沁甜，能生津止渴，是制清凉饮料的佳品。

白酸石榴含有较多的鞣质，有收敛杀菌作用，可止下痢，开胃，助消化。古时"千金治痢方"用的就是酸石榴。将酸石榴连皮带籽一起捣烂取汁，与生姜、茶叶一起水煎，治疗下痢，有很好的效果。据介绍，用白石榴籽煎汁含漱，可治口臭和扁桃体炎。

白石榴皮为主要药用部位，性温，味酸、涩，有涩肠、止血、驱虫的功效，可治久泻、久痢、便血、脱肛、崩漏带下、虫积腹痛、疥癣等。

药理试验表明，白石榴皮含石榴皮碱、鞣质，对绦虫杀灭作用极强，有很强的收敛杀菌作用，对金黄色葡萄球菌、溶血性链球菌、霍乱弧菌、痢疾杆菌、伤寒及副伤寒杆菌、变形杆菌、大肠杆菌等均有抑制作用，并有抗流感病毒的作用。

据临床报道,用白石榴皮煎汁加红糖或蜂蜜口服,可治赤痢、便血、鼻出血、疥疮、牛皮癣等。另据报道,用 50%～60% 白石榴皮汁治疗细菌性痢疾、阿米巴痢疾及多种感染性炎症,如肠炎、胆系感染、急慢性气管炎、肺部感染、慢性阑尾炎、淋巴结炎、多发性疖肿、外伤感染等,均有较好疗效。还有资料称,将白石榴皮阴干研为末和铁丹服 1 年,可"变白发如漆"。

白石榴树的根和树皮可使虫体肌肉持续收缩,不能附着,故有驱虫效果。它适宜驱绦虫、蛔虫、蛲虫,可单用或配槟榔使用。驱虫时,如用泻药,只能用硫酸镁等盐类泻剂,不可用蓖麻油导泻,以免中毒。

白石榴花亦可入药。其性平,味酸、涩,主要用来止血。对于鼻出血、吐血、创伤出血、崩漏、白带等疗效很好。石榴花还可用来治疗肺痈、中耳炎等病,其抗炎、消肿、止痛的作用非常令人满意。

3. 食用注意事项

(1)龋齿患者不宜食用:白石榴味甘、酸,容易加重龋齿疼痛,故龋齿患者不宜食用。

(2)与螃蟹等海产品不宜同食:鱼、虾、藻、蟹类食品含丰富的蛋白质和钙等营养物质,如与含鞣酸较多的石榴同食,不仅会降低蛋白质的营养价值,还会使海产品中的钙质与鞣酸结合成一种新的不易消化的物质,刺激胃肠,出现腹痛、恶心、呕吐等症状,故白石榴不宜与螃蟹等海产品同食。

(3)支气管炎痰湿较盛者不应食用:白石榴甘酸敛津,可助湿生痰,食后容易加重支气管炎咳嗽、痰多等症状,故支气管炎咳喘痰多者不宜食用。

4. 食疗方

方 1

【原　料】　白酸石榴 1 个。

【制　作】　白酸石榴洗净,取果实,待用。

【用　法】　每夜临睡前食用白酸石榴子,以愈为度。

【功　效】　适用于老年性气管炎、口干声嘶。

方 2

【原　料】　白石榴花 7 朵,夏枯草 10 克。

【制　作】　白石榴花、夏枯草加水煎汤。

【用　法】　每日 1 剂,连用 2～4 周。

【功　效】　适用于肺痈、肺结核。

方 3

【原　料】　白石榴花、牛膝各 6 克,银花藤 15 克,百部 9 克,白及、冰糖各 30 克。

【制　作】　上药加水共煎汤。

【用　法】　每日 1 次,连服 1～2 周。

【功　效】　适用于肺脓肿。

方 4

【原　料】　陈白石榴 1 个,米汤 50 毫升。

【制　作】　陈白石榴焙干,研末。

【用　法】　每次 10 克～12 克,用米汤送服,每日 2 次,连服 3～5 日。

【功　效】　适用于久泻、久痢、大便出血。

方 5

【原　料】　白石榴皮 3 克,生山楂、红糖各 10 克。

【制　作】　石榴皮、山楂晒干,研末。

【用　法】　分 2 次用红糖水送服,每日 1 剂,连服 3～5 日。

【功　效】　适用于水泻。

方 6

【原　料】　白石榴 3 个,茄子枝 100 克。

【制　作】　取白石榴皮,研末。茄子枝加水煎汤。

【用　法】　每晨取石榴皮末 6 克,用茄子枝汤送服,每日 1 次,连服 1～2 周。

【功　效】　适用于久泻、便血。

方 7

【原　料】　白石榴皮、茄子根各 30 克。

【制　作】　将白石榴皮、茄子根共焙黄为末。

【用　法】　每次 5 克,温开水冲服,早、晚各 1 次。

【功　效】　适用于腹泻。

方 8

【原　料】　白酸石榴 15 克,小茴香 10 克。

【制　作】　将白酸石榴去皮,加小茴香水煎。

【用　法】　每日 1 次,连服 1～2 周。

【功　效】　适用于久痢。

方 9

【原　料】　白石榴花 20 克。

【制　作】　白石榴花加水煎。

【用　法】　分 3 次饭前服。

【功　效】　适用于痢疾脱肛。

方 10

【原　料】　白石榴皮、山楂各 30 克。

【制　作】　白石榴皮、山楂加水煎。

【用　法】　每日 1 剂,连服 3～5 日。

【功　效】　适用于痢疾。

方 11

【原　料】　白酸石榴皮 50 克,红糖 10 克。

【制　作】　白酸石榴皮水煎,加红糖适量。

【用　法】　每日 1 次,连服 5～7 日。

【功　效】　适用于尿血、鼻出血。

方 12

【原　料】　白石榴皮 10 克,槟榔 7.5 克。

【制　作】　白石榴皮、槟榔加水煎。

【用　法】　每日 1 剂,连服 3～5 日。

【功　效】　适用于驱蛲虫。

方 13

【原　料】　白酸石榴皮 30 克,玄明粉(无水硫酸钠)6

克。

【制　作】　白酸石榴皮加水煎汁,冲玄明粉。

【用　法】　每日 1 次,空腹服,连服 5～7 日。

【功　效】　适用于驱蛔虫。

方　14

【原　料】　白石榴树根 15 克,白糖 10 克。

【制　作】　白石榴树根加水煎后去渣,加入白糖调匀。

【用　法】　空腹顿服,每日 1 次,连服 3 日。小儿酌减。

【功　效】　适用于驱绦虫、姜片虫、钩虫、蛔虫。

方　15

【原　料】　石榴皮 30 克,槟榔 120 克,芒硝(或硫酸镁)15 克。

【制　作】　石榴皮、槟榔加水煎。

【用　法】　早晨空腹服药汤,1 小时后服芒硝(或硫酸镁)15 克,连服 3 日。

【功　效】　适用于驱绦虫。

方　16

【原　料】　白石榴皮 60 克,明矾 15 克。

【制　作】　白石榴皮、明矾加水煎汤。

【用　法】　趁热熏洗患处,每日 2 次,连用 1～2 周。

【功　效】　适用于脱肛。

方　17

【原　料】　白石榴皮 100 克,冰片末 5 克,香油适量。

【制　作】　白石榴皮研末,加入冰片,用香油调匀。

【用　法】　外敷。

【功　效】　适用于烫伤。

方　18

【原　料】　白酸石榴皮 50 克,蜂蜜 10 毫升。

【制　作】　白酸石榴皮水煎后加蜂蜜调匀。

【用　法】　每日 1 剂,连服 3～5 日。

【功　效】　适用于血崩。

方　19

【原　料】　白石榴花、黄蜀黍花各适量。

【制　作】　白石榴花、黄蜀黍花阴干研末,制成二花散。
取 1 克加水煎汤。

【用　法】　每日 3 次,连服 3～5 日。

【功　效】　适用于鼻出血。

方　20

【原　料】　白石榴花 50 克,冰片末 5 克。

【制　作】　白石榴花晒干研末。

【用　法】　白石榴花、冰片末吹耳内。

【功　效】　适用于中耳炎。

方　21

【原　料】　干白石榴皮 50 克。

【制　作】　干白石榴皮焙焦,研为细末。

【用　法】　清洁患耳后,将药末撒布耳内,每日 1 次,连用数次即愈。

【功　效】　适用于中耳炎。

方　22

【原　料】　白石榴皮、地榆各 125 克,明矾 250 克。

【制　作】　白石榴皮、地榆加水 1 500 毫升,煎成 500 毫升,加明矾溶解后外用。

【用　法】　下田前用该煎剂擦手、足。

【功　效】　适用于稻田皮炎,可防治浸渍糜烂型皮炎。皮肤可被染成黑色,但无副作用,以后可消退。

方　23

【原　料】　白石榴皮 60 克~150 克。

【制　作】　白石榴皮加水 300 毫升煎至 100 毫升。

【用　法】　外涂或洗患处,每日多次。

【功　效】　适用于手癣、脚癣、小儿湿疹。

方　24

【原　料】　白石榴皮 100 克,明矾 10 克。

【制　作】　明矾研末。

【用　法】　用白石榴皮蘸明矾末局部涂擦,每日 3 次。

【功　效】　适用于牛皮癣。

方　25

【原　料】　白石榴皮 100 克,香油 300 毫升。

【制　作】　白石榴皮炒炭,研细末,加香油,拌匀。

【用　法】　用毛笔蘸药均匀涂于患处,每日 2 次。

【功　效】　适用于牛皮癣。

(四)甘　蔗

甘蔗异名众多,有以形取名,如竹蔗、茅蔗、竿蔗、干蔗;有以味取名,如甘蔗、邯蔗、薯蔗、诸蔗;有以颜色取名,如红蔗、紫蔗、白蔗、雪蔗;有以用途取名,如药蔗、腊蔗;还有以产地取名,如昆仑蔗、扶风蔗等。甘蔗的产地遍布全国,以福建、广东、广西、台湾、云南、浙江、江西、湖南、湖北、贵州、四川、陕西、河南、安徽等省(区)出产为多。

1. 营养成分与性味

甘蔗性平,味甘、涩,入胃、肺经。每 100 克可食部分中含水分 84 克,蛋白质 0.2 克,脂肪 0.5 克,糖类 12 克,钙 18 毫克,磷 8 毫克,铁 0.8 毫克。蔗汁中含有多种氨基酸、有机酸、维生素等。

2. 医疗保健作用

甘蔗主要以蔗汁供药用。祖国医学认为,蔗汁性平,味甘,为解热、生津、润燥、滋养之佳品,能助脾和中,消痰镇咳,治噎止呕,利二便,解酒毒。中医临诊应用,常作为清凉生津剂,适用于口干舌燥、津液不足、小便不利、大便燥结、消化不良、反胃呕吐、中暑、高热烦渴等症。凡热性病饮蔗汁最好,故有"天生复脉汤"之称。前人称甘蔗为脾果,因蔗汁入脾经,有助脾作用。蔗汁生浆与煎炼之熟浆相比,功效大不相同。生浆甘、寒,能泻火热,而经煎炼,变为甘温而助热。其果实、叶、茎、根、皮、汁等功效也有差异。

3. 食用注意事项

(1)服苦味健胃药和驱风健胃药时不应食用:服苦味健胃药和驱风健胃药时忌食糖和甜食。因为这些药均借助于苦味、怪味刺激口腔味觉器官,反射性地兴奋食物中枢,增进食欲,食用糖或甜食则可明显地降低疗效。

(2)服用阿司匹林、异烟肼、布洛芬时不宜食用:服用这些药物时忌食糖和甜食,因为糖能抑制以上药物的吸收。甘蔗含糖多,故不宜食用。

(3)中满滑泄者不宜食用:"脏寒生满病"。滑泄为脾肾阳虚,不能固摄所致,应食用温热健中之品,不应食用寒凉食物。甘蔗甘寒,既生湿滞气,又伤阳损脾,能使脘腹胀满,滑泄的病情加重。故《本草经疏》记载:"胃寒呕吐,中满滑泄者忌之。"

(4)不宜多食久食:甘蔗属甘寒之品,多食久食,可以导致多汗,易继发病变。《本草汇编》记载,甘蔗"多食久食,善发痰火,为痰、胀、呕、嗽之疾"。

(5)糖尿病患者禁忌食用:糖尿病患者忌食含糖量高的食品,甘蔗含糖量极高,食后血糖会增加,可加重糖尿病的病情。

(6)长期应用糖皮质激素者不应食用:长期服用糖皮质激素者血糖甚高,不应食用含糖量高的食品。甘蔗含糖量高,食用后容易诱发糖尿病。

(7)不可食用霉变的甘蔗:食用霉变的甘蔗,轻者可引起恶心、呕吐、腹痛、腹泻等症状,重者可导致抽搐、昏迷,甚至死亡。

4. 食疗方

方 1

【原　料】　甘蔗汁、萝卜汁各半杯,野百合60克。

【制　作】　先水煮百合,后入甘蔗汁、萝卜汁。

【用　法】　每晚睡前服,连服1～2周。

【功　效】　适用于咳嗽、气管炎、肺结核。

方 2

【原　料】 甘蔗 500 克,菊花 50 克。

【制　作】 甘蔗切块与菊花同加水煎。

【用　法】 代茶饮。

【功　效】 适用于伤暑口渴。

方 3

【原　料】 甘蔗汁 50 毫升,花粉 25 克,知母 15 克。

【制　作】 花粉、知母加水煎,去渣取汁,加入蔗汁混匀。

【用　法】 每日 1 次。

【功　效】 适用于少津口渴。

方 4

【原　料】 甘蔗汁半杯,生姜汁 1 小匙。

【制　作】 甘蔗汁、生姜汁混匀,炖温。

【用　法】 饮服,每日 3 剂,连用 10 日为 1 个疗程。

【功　效】 适用于反胃吐食或干呕不止(包括慢性胃病、妊娠呕吐、神经性呕吐、胃癌初期)。

方 5

【原　料】 甘蔗汁、葡萄酒各 50 毫升。

【制　作】 甘蔗汁、葡萄酒混匀。

【用　法】 口服,早、晚各 1 次。

【功　效】 适用于慢性胃炎与反胃呕吐。

方 6

【原　料】　甘蔗汁、蜂蜜各 50 毫升。

【制　作】　甘蔗汁、蜂蜜混匀。

【用　法】　每日早、晚空腹各服 1 次。

【功　效】　适用于大便燥结。

方 7

【原　料】　甘蔗汁 50 毫升,黄连 25 克。

【制　作】　甘蔗汁、黄连加水,用铜器慢火熬成浓汁,去渣备用。

【用　法】　药汁点眼。

【功　效】　适用于眼暴赤肿。

方 8

【原　料】　甘蔗、马蹄、胡萝卜各 50 克。

【制　作】　甘蔗、马蹄、胡萝卜加水煎。

【用　法】　代茶频饮。

【功　效】　预防及辅助治疗麻疹等。

(五)香　蕉

香蕉又名蕉子、蕉果。它是我国南方四大果品之一,气味清香芬芳,味甜爽口,肉软滑腻,人人爱吃,主要产于广东、广西、福建、台湾、四川、云南等地。香蕉为食、药兼用,其根、茎、果皮亦供药用。

1. 营养成分与性味

香蕉性寒,味甘,营养丰富,每 100 克果肉中含蛋白质

1.2 克,脂肪 0.6 克,糖类 19.5 克,粗纤维 0.9 克,钙 9 毫克,磷 31 毫克,铁 0.6 毫克,胡萝卜素 0.25 毫克,维生素 B_1 0.02 毫克,维生素 B_2 0.05 毫克,尼克酸 0.7 毫克,维生素 C 6 毫克。此外,尚含一定量的维生素 E、5-羟色胺、去甲肾上腺素和二羟基苯乙胺等。香蕉含糖量达 20%,其中果糖和葡萄糖之比为 1∶1。

2. 医疗保健作用

香蕉为食、药兼用果品,香蕉的根、茎、果皮亦供药用。香蕉入肺、大肠经,可清热,润肠,解毒,醒酒,滋阴,降压,适用于便秘、痔疮下血、热病烦渴、冠状动脉粥样硬化性心脏病等。

《日用本草》记载,香蕉"生食破血、合金疮、解酒毒,干者解肌热、烦渴"。《本草求原》记载,香蕉"止渴、润肺、解酒、清脾、滑肠,脾火盛者食之,能止泻止痢"。赵学敏《本草纲目拾遗》记载,香蕉"收麻风毒。两广等地湿热,人多染麻风,所居住处,人不敢处,必种香蕉木本结实于院中一二年后,其毒尽入树中乃敢居"。

香蕉富含纤维素,有清热、润肠、解毒作用,可使大便滑润松软,易于排出,适用于便秘和痔疮患者。香蕉性凉而滑,宜于饭后食用,每次 1~2 根,便秘者可加倍食用。此外,香蕉富含果糖、葡萄糖,这两种糖易为人体吸收。香蕉还含有维生素 E 和大量钾,每 100 克可食部中含钾高达 472 毫克,为果品中含量最高者,且不含胆固醇,很适合高血压病患者食用。所以,我国民间认为,香蕉果实有润肺,滑肠,解酒毒,降压等作用。不久前国外报道,吃香蕉能使高血压病病人的血压降至正常,这与香蕉含有大量钾有关。我国民间都懂得吃些香蕉可治疗高血压病。高血压病、动脉硬化、冠心病患者每天吃 3~5 根香蕉最好,或饮香蕉茶(制法:50 克香蕉研碎,加入相等的茶液中,再加适量的糖),或香蕉油加白糖,每次饮一小杯,每日饮3次,均有较好疗效,尤其大便燥结的高血压病患者,食后疗效显著。

据英国医学家研究,香蕉果肉中所含的5-羟色胺可使胃酸降低,并成功地从干燥的青色香蕉碾成的粉末中找到一种能刺激胃粘膜细胞生长的重要物质。药理试验证明,青色香蕉具有保护胃壁和防治溃疡病的功效。香蕉本身能缓和食物对胃粘膜的刺激,故常食香蕉,对一些药物等诱发的胃溃疡有保护作用。但摄食过多,会导致胃功能紊乱,故不宜过食,尤其小儿不宜贪食、偏食。

香蕉可加冰糖、糯米制成香蕉粥,可润肺止渴,清热解毒,润肠,降压,适用于糖尿病、高血压病、动脉硬化、冠心病、痔疮出血、大便干结、咳嗽日久等病症;香蕉加冰糖隔水炖熟,可清热润燥,解毒滑肠,补中和胃,对虚弱病人便秘尤为适宜,但糖尿病患者慎食。

香蕉的茎、叶、花等均可入药。香蕉茎叶有利尿作用,可治水肿和脚气;鲜茎叶捣烂绞汁涂患处可治热疖、痈肿;香蕉皮和果柄煎汤可治高血压;香蕉花煎汤可治脑出血;晒干研末调冰片、菜油涂患处,可治鼻腔内溃疡作痛。据临床报道,新鲜香蕉根捣烂,绞汁,加蜂蜜调味,每日1000毫升,分多次口服,对治疗流行性乙型脑炎有效。

3. 食用注意事项

(1)慢性肠炎、腹泻患者不宜食用:香蕉性味甘寒,含有较多的镁,有润肠通便作用,能加重慢性肠炎、腹泻患者的病情。

(2)萎缩性胃炎患者不宜多食久食:香蕉中含有较多5-羟色胺(每克香蕉含16.2微克),食入过多可降低胃酸,加重萎缩性胃炎的病情。

（3）服用痢特灵、甲基苄肼、优降宁、苯乙肼时不宜食用：服用痢特灵、苯乙肼等药时忌食含酪胺的食物。香蕉含酪胺较多，食后可导致血压升高，甚至出现高血压危象，故服用痢特灵等药时不宜食用香蕉。

（4）直肠脱垂患者不宜食用：香蕉寒凉清利，具有泄热滑肠之力，多食可加重直肠脱垂。

（5）服安体舒通、氨苯蝶啶和补钾时不宜食用：服用安体舒通、氨苯蝶啶和补钾时不宜食用含钾量高的食品。香蕉含钾量高，服以上药时食用香蕉容易引起高钾血症，出现胃肠痉挛、腹胀、腹泻及心律失常等症状。

（6）不宜空腹食用：香蕉中含有大量的镁元素，空腹时多食，可使血液中的含镁量骤然升高，造成人体血液中镁、钙的比例失调，对心脏功能产生抑制作用。

（7）服红霉素、甲氰咪胍、灭滴灵时不宜食用：服用红霉素等药时忌食含钙、镁多的食物。香蕉含镁较多，服用以上药物时食用香蕉，可延缓或减少药物的吸收，影响治疗效果，故服红霉素等药时不宜食用。

4. 食疗方

方 1

【原　料】　香蕉1～2根。
【制　作】　香蕉去皮。
【用　法】　每日3次，连食2～3日。
【功　效】　适用于热病烦渴、咽干喉痛。

方 2

【原　料】　鲜香蕉根120克，食盐少许。

【制　作】　鲜香蕉根捣烂,绞汁,煮熟,加少许食盐调匀。

【用　法】　每日 2 次分服,连用 5～7 日。

【功　效】　肺炎咳嗽。

方　3

【原　料】　鲜香蕉根 50 克,蟛蜞菊 25 克。

【制　作】　鲜香蕉根、蟛蜞菊加水共煎汤。

【用　法】　每日 1 次,连用 3 日。

【功　效】　预防白喉。

方　4

【原　料】　香蕉梗 25 克,白菜根 1 个。

【制　作】　香蕉梗、白菜根加水煎汤。

【用　法】　每日 1 剂,连服 2～3 周。

【功　效】　适用于高血压。

方　5

【原　料】　香蕉(去皮)3 根,玉米须、西瓜皮各 60 克,冰糖 10 克。

【制　作】　香蕉、玉米须、西瓜皮加水煎汤,加冰糖调味。

【用　法】　每日 1 剂,连服 1～2 周。

【功　效】　适用于高血压。

方　6

【原　料】　香蕉皮或果柄 30 克～60 克。

【制　作】　香蕉皮或果柄加水煎汤。

【用　法】　每日 1 剂,连服 1～2 周。

【功　效】　适用于高血压。

方　7

【原　料】　香蕉 2～3 根,冰糖 100 克。
【制　作】　香蕉去皮,加冰糖、清水适量炖熟。
【用　法】　每日 1 剂,连用 5～7 日。
【功　效】　适用于便秘,咳嗽日久。

方　8

【原　料】　香蕉适量。
【制　作】　以小竹管插入香蕉茎皮中,自然有汁液流出。
【用　法】　取汁液外搽患处。
【功　效】　适用于火烫伤。

方　9

【原　料】　香蕉 1～2 根。
【制　作】　香蕉放火炉上,利用火炉余热,把香蕉烘软。
【用　法】　趁热吃,每次 1～2 根,每日 3 次,连用 2～3
日。
【功　效】　适用于小儿腹泻。

（六）荔　　枝

荔枝原产我国,是我国特有的果品,也是世界上稀有的水
果之一,品种众多。荔枝可食、药兼用。

1. 营养成分与性味

荔枝性温,味甘、酸,每 100 克可食部分含水分 84.8 克,
蛋白质 0.7 克,脂肪 0.6 克,糖类 13.3 克,粗纤维 0.2 克,钙 6

毫克,磷34毫克,铁0.5毫克,维生素$B_1$0.02毫克,维生素$B_2$0.04毫克,维生素C 3毫克,尼克酸0.7毫克,热能255千焦(61千卡)。此外,荔枝还含有柠檬酸、苹果酸等有机酸和多量游离的精氨酸和色氨酸。

2. 医疗保健作用

荔枝入脾、肝二经,有生津,益血,理气,止痛,补肺宁心,和脾开胃,安神益智等功能。自古以来,荔枝被视为珍贵的补品,如《本草纲目》中记载:"常食荔枝能补脑健身……开胃益脾。"《玉楸药解》记载,它"暖补脾精,温滋肝血"。荔枝所具有的滋养益心、宁神益智、填精髓、养肝血、止烦渴、益颜色等作用,和人参等名贵药品相比,更胜一筹之处,在于独具诱人的色、香、味,是任何其他名贵的滋补药品所不及的。因此,老年人、儿童、久病体弱及手术后患者、伤员、孕妇等多吃一点荔枝,对身体康复、促进疾病速愈等方面都十分有益。

荔枝除有很好的滋补作用外,还有消肿解毒、止血止痛的作用,可用于多种疾病,如肿瘤、瘰疬、疔疮恶肿、痘疹、外伤出血、贫血等。此外,荔枝还可上止呃逆,下止腹泻,对顽固性呃逆(神经性膈肌痉挛)和目前尚无满意疗法的五更泻(神经性腹泻)具有独特的疗效。

中医药用荔枝核比用荔枝果肉普遍,荔枝核归属于中药理气类药物中,是治疗疝气、睾丸肿痛的最重要的药物之一。荔枝核性温,味辛,专入肝经,具有行气、散寒、止痛功能。中医的经络学说认为,肝经经脉环绕外生殖器走行,荔枝核以它行滞气、散寒邪、专入肝经的独特功能,治疗肝郁气滞,寒滞肝脉所引起的疝气、睾丸肿痛有药到病除的效果。中医名著《证治准绳》中的成方荔枝散,用荔枝核与大茴香、小茴香、川楝子、木香、青盐、食盐配伍使用,治疗疝气、阴核肿大痛不可忍,有非常好的疗效,至今仍为临床医生所沿用。荔枝核除了具有对于疝气的独特疗效外,临床上用于胃脘疼痛及妇女腹中血气刺痛等症亦能获得满意的疗效。

3. 食用注意事项

(1)不宜多食:荔枝所含的单糖大部分为果糖,果糖比葡萄糖难吸收,果糖被吸收后,不容易直接被组织细胞氧化利用,需要经一系列酶的催化才能变成葡萄糖或转变为糖原贮存。荔枝所含的大量水分可以稀释胃液等消化液,多食会使正常饮食量大为减少,甚至完全不能进食,导致低血糖,发生"荔枝病",轻则恶心、呕吐、汗出、肢冷、腹痛,重则抽搐、昏迷。

(2)口腔溃疡患者不宜食用:荔枝性温味甘,食用后可以助热生火,加重口腔溃疡。

(3)鼻出血及牙龈肿痛患者不宜多食:鼻出血及牙龈肿痛多属火热上炎所致,宜食寒凉食品,忌食温热性食物。荔枝温热,多食可加重鼻出血及牙龈肿痛。《本草纲目》记载:荔枝"龈肿口痛,或衄血病齿蟹及火病人尤忌之。"

(4)感冒患者不宜食用:感冒患者不宜食用温补之品,荔枝甘、酸、温,补虚,助邪,敛邪,感冒患者食用,可使病邪缠绵难愈。

(5)服维生素 K 时不宜食用:荔枝含有较高量的维生素 C,可分解破坏维生素 K,降低维生素 K 的作用。

(6)不宜和动物肝脏同食:动物肝脏所含的铜、铁可将食物中的维生素 C 氧化而失去功效,荔枝为维生素 C 含量高的食品,和动物肝脏同食可使二者的营养价值降低。

(7)不宜与红萝卜及黄瓜同时食用:红萝卜中含有抗坏血酸酵酶,黄瓜中含有维生素 C 分解酶,均可破坏荔枝中所含的维生素 C。故荔枝不可与红萝卜及黄瓜同食。

(8)服阿司匹林、异烟肼、布洛芬等药时不宜食用：服用阿司匹林等药时不宜食用含糖量多的食品，因为糖类食物和以上药物可形成复合体，减慢药物吸收速度，降低药物疗效。荔枝为含糖量高的食品，故服阿司匹林等药时不宜食用。

(9)服苦味健胃药时不宜食用：苦味健胃药均须借助于苦味、怪味刺激口腔味觉器官，反射性地兴奋食物中枢，增进食欲，食用甜味较重的食物，则会直接影响苦味健胃药的疗效。

4.食疗方

方 1

【原　料】　荔枝树枝 90 克。

【制　作】　荔枝树枝加水煎汤。

【用　法】　代茶常饮。

【功　效】　适用于老年性哮喘。

方 2

【原　料】　荔枝 7 枚，鸡蛋 10 个，红枣 5 枚。

【制　作】　鸡蛋磕破，取鸡蛋壳内膜，（即凤凰衣）与荔枝、红枣加水浓煎取汁。

【用　法】　顿服，每日 1 剂，连服 1～2 周。

【功　效】　适用于肺结核盗汗。

方 3

【原　料】　鲜荔枝肉（净）100 克，猪腿肉 300 克，鸡蛋 2 个，水淀粉 25 克，白糖 60 克，白醋 30 毫升，植物油 1 000 毫升，食盐、料酒少许。

【制　作】　猪腿肉切成 2 块，用刀背敲松后再切成四方小块,加食盐,入鸡蛋清、水淀粉 15 克,拌匀备用。锅烧热,放入植物油,待油烧至六七成热时,猪腿肉逐块下油锅炸至内熟外脆呈金黄色捞出。将锅中的油倒出,加入料酒、水、白糖、白醋、食盐,下水淀粉勾芡,倒入炸好的肉和鲜荔枝肉翻匀,淋上少许熟油,起锅装盘即可。

【用　法】　佐餐食用。

【功　效】　适用于病后、产后虚弱,老年体虚。

方　4

【原　料】　鲜荔枝根 30 克～60 克,红糖 10 克。

【制　作】　鲜荔枝根加水煎汤,加红糖调匀。

【用　法】　每日 1 次,连服 3 日。

【功　效】　适用于胃寒腹胀。

方　5

【原　料】　荔枝 15 克～30 克。

【制　作】　荔枝加水煎汤。

【用　法】　每日 1 剂,连饮 3 日。

【功　效】　适用于烦渴,便血,胃痛。

方　6

【原　料】　荔枝 7 枚。

【制　作】　荔枝连皮、核烧炭存性,研末。

【用　法】　温开水调服。

【功　效】　适用于呃逆不止。

方 7

【原　料】　荔枝干果 5 枚,山药 15 克,莲子 10 克,大枣 10 枚。

【制　作】　上药水煎或煮粥。

【用　法】　每日 1 剂,连服 3～5 日。

【功　效】　适用于脾虚泄泻。

方 8

【原　料】　荔枝干、扁豆各 50 克。

【制　作】　荔枝干、扁豆加水煎汤。

【用　法】　每日 1 剂,连服 3～5 日。

【功　效】　适用于脾虚便溏。

方 9

【原　料】　荔枝干 15 克,大米 30 克。

【制　作】　荔枝干、大米加水煮粥。

【用　法】　空腹食用,每日 3 剂,连用 3～5 日。

【功　效】　适用于脾虚食少,消化不良的慢性腹泻,老年人五更泻等。

方 10

【原　料】　荔枝壳 4.5 克～9 克。

【制　作】　荔枝壳水煎或煅存性,研末。

【用　法】　每日 1 次,连用 3 日。

【功　效】　适用于痢疾。

方　11

【原　料】　干荔枝肉 15 枚,雄鸡肠 1 具,生姜、葱白各 3 克。

【制　作】　鸡肠洗净,切段,入锅中用清水煮至半熟,加入荔枝肉、生姜、葱白,继续煮至鸡肠熟透即可。

【用　法】　趁热吃肠,喝汤,每日 3 次,连用 1～2 周。

【功　效】　适用于肾虚型糖尿病。

方　12

【原　料】　荔枝核、橘核、龙眼核、小茴香、川楝子各 15 克。

【制　作】　上药加水煎汤。

【用　法】　每日 1 剂,连服 5～7 日。

【功　效】　适用于疝气。

方　13

【原　料】　荔枝、白梅各 3 枚。

【制　作】　荔枝肉、白梅捣烂,制成药饼。

【用　法】　贴于患处。

【功　效】　适用于脓毒。

方　14

【原　料】　荔枝 500 克。

【制　作】　荔枝晒干,研末(浸童便后晒干更佳),备用。

【用　法】　取末外撒患处。

【功　效】　适用于外伤出血,防治伤口感染、溃烂。

方 15

【原　料】　橄榄核、荔枝核、山楂核各等份,小茴香 20克。

【制　作】　橄榄核、荔枝核、山楂核烧炭存性,研成细末。小茴香加水适量煎汤。

【用　法】　每日早晨空腹服 10 克,用小茴香汤送服,5日为 1 个疗程。

【功　效】　适用于睾丸炎。

方 16

【原　料】　干荔枝肉 20 枚,莲子 60 克。

【制　作】　莲子去心,洗净。干荔枝肉、莲子入陶瓷罐内,加水 500 毫升,上蒸笼用中火蒸熟。

【用　法】　口服,一般 3～7 次可见效。

【功　效】　适用于脾虚型崩漏。

方 17

【原　料】　干荔枝、大枣各 7 枚。

【制　作】　干荔枝、大枣加水共煎汤。

【用　法】　每日 1 剂,连服 1～2 周。

【功　效】　适用于妇女虚弱贫血。

方 18

【原　料】　荔枝干 6 枚。

【制　作】　荔枝干水煎。

【用　法】　每日 1 剂,分 3 次服。

【功　效】　适用于小儿遗尿。

方　19

【原　料】　荔枝核 30 克,醋 20 毫升。
【制　作】　荔枝核研细末,醋调匀。
【用　法】　外搽患处。
【功　效】　适用于各种癣症。

方　20

【原　料】　荔枝壳 100 克。
【制　作】　荔枝壳加水煎汤。
【用　法】　用药汤外洗患处。
【功　效】　适用于湿疹。

(七)李

李又称李实、喜庆子、中国李。李的主要品种有浙江醉李、红美人李,福建芙蓉李、胭脂李、蜜李,辽宁秋李、大红袍李,四川鸡心李、朱砂李等。李除鲜食外,可加工及药用。

1. 营养成分与性味

李性平,味甘、酸,每 100 克果肉中含水分 90 克,蛋白质 0.5 克,脂肪 0.2 克,糖类 8.8 克,灰分 0.5 克,钙 17 毫克,磷 20 毫克,铁 0.5 毫克,胡萝卜素 0.11 毫克,维生素 B_1 0.01 毫克,维生素 B_2 0.02 毫克,尼克酸 0.3 毫克,维生素 C 1 毫克。此外,李还含天门冬素、谷酰胺及丝氨酸、甘氨酸、脯氨酸、苏氨酸、丙氨酸及 γ-氨基丁酸等。

2. 医疗保健作用

李的果肉、核仁可药用,入肝、肾经,能清肝热,生津液。

据《随息居饮食谱》记载，李"清肝涤热、活血生津"。据《医林纂要》记载，李能"养肝、泻肝、破淤"。《泉州本草》记载，李能"清湿热，解邪毒，利小便，止消渴，治肝病腹水、骨蒸劳热、消渴引饮等"。

李含各种氨基酸，色泽鲜艳，酸甜可口。中医认为，肝病宜食李，可清肝养肝，鲜食李子可治肝硬化腹水，对迁延性肝炎和肝硬化患者有辅助治疗作用。鲜李绞汁还可用于骨蒸劳热或消渴等症。

李的种仁中含李甙、苦杏仁甙，性平，味甘、苦，能润肠通便，利尿消肿，散淤，可用于大便秘结、小便不利、跌打淤血作痛、痰饮咳嗽、水气肿满、虫蝎螫毒等。但脾虚便溏、肾虚遗精及孕妇忌用。李核仁有美容作用，如取李核仁研细，和鸡蛋清调匀涂面，早晨洗去，可去妇女面黑。李子花也有悦面之效，据《普济方》记载："李子花与梨花、樱桃花、蜀黍花、红白莲花等研细为末，用于洗脸，百日可光洁如玉。"李子花能去粉刺、黑斑。

李除鲜食外，可做蜜饯、李脯、话李、李干及果酒、糖水罐头等。李干耐贮，有解渴、振奋精神等功效。

3. 食用注意事项

(1)不宜多食：李具有通泄渗利的作用，多食易生痰，损齿，耗损正气。《滇南本草》记载："李子不可多食，损伤脾胃。"

(2)服中药白术时不宜食用：中药白术与李相畏，服用白术时食李可降低白术、李的疗效。

4. 食疗方

方　1

【原　料】李2个，无花果1个，牛奶100毫升，蜂蜜50

毫升。

【制　作】　无花果、李洗净,去皮、核,切碎,加入牛奶和蜂蜜,用果汁机搅成浆汁,即成饮料。

【用　法】　常饮。

【功　效】　适用于食欲不振。

方　2

【原　料】　鲜李 100 克或李干 50 克,红糖 10 克。

【制　作】　李洗净,加水煎汤,冲入红糖。

【用　法】　早、晚饭前各服 1 次。

【功　效】　适用于胃痛呕恶。

方　3

【原　料】　李树皮 50 克。

【制　作】　李树皮洗净,加水煎汤。

【用　法】　每日 1 剂,连服 1～3 日。

【功　效】　适用于痢疾、糖尿病、妇女赤白带下。

方　4

【原　料】　鲜李 1 个。

【制　作】　鲜李洗净,备用。

【用　法】　鲜食,每日 2 次,连食 1 月。

【功　效】　适用于肝硬化腹水。

方　5

【原　料】　李核仁 6 克～12 克。

【制　作】　李核仁加水煎汤。

【用　法】　每日1次,连服1~2周。

【功　效】　适用于跌打损伤、淤血作痛、痰饮咳嗽、脚气水肿、便秘。

方　6

【原　料】　李树根皮50克。

【制　作】　李树根皮洗净,烧存性,研末。

【用　法】　粉末外敷患处,每日2次。

【功　效】　适用于小儿丹毒。

方　7

【原　料】　鲜李250克,米酒250毫升。

【制　作】　鲜李洗净,绞汁,加入米酒混匀。

【用　法】　夏初每次服1小杯,连服4周。

【功　效】　适用于皮肤粗糙妇女美容。

方　8

【原　料】　李花、梨花、樱桃花、白葵花、白莲花、红莲花、旋复花、秦椒各300克,桃花、木瓜花、丁香、沉香、青木香、钟乳粉各150克,珍珠、玉屑各100克,蜀葵花50克,大豆300克。

【制　作】　以上诸料和大豆共研为细末,备用。

【用　法】　每天洗漱时,用此药末搓擦面部。

【功　效】　适用于面黑粉刺。

方　9

【原　料】　苦李仁50克。

【制　作】　苦李仁嚼碎或捣碎。

【用　法】　涂患处。

【功　效】　适用于蝎子螫痛。

（八）杏

杏又名杏子、杏实。杏自古就作药用。

1. 营养成分与性味

杏性温和，味酸、甘，每 100 克可食部分含蛋白质 1.2 克，糖类 11.1 克，钙 26 毫克，磷 24 毫克，铁 0.8 毫克，胡萝卜素 1.79 毫克，维生素 B_1 0.02 毫克，维生素 B_2 0.03 毫克，维生素 C 7 毫克，尼克酸 0.6 毫克，还含有丰富的纤维素，热能 205 千焦（49 千卡）。

2. 医疗保健作用

《滇南本草》记载，杏"治心中冷热，止渴定喘，解瘟疫"。《随息居饮食谱》记载，杏"甘酸温，须熟透食之，润肺生津"。

杏含丰富的纤维素、无机盐及胡萝卜素；杏脯的含量尤高，甚适于缺铁性贫血患者食用。

据最近报道，南太平洋斐济岛国人多长寿，很少患癌，与他们最喜食杏有密切关系。

杏自古以来就和医药联系在一起。据古籍记载和民间传说，三国时有位名医叫董奉，酷爱杏树。他为人敦厚、善良，给人治病不收医药费，只让病家给种植杏树，轻症者种一株，重病种三五株不等。经过数年，竟得杏树十万余株，成了一片大杏林，号称"董仙杏林"。董奉将卖杏之钱，除了买药材外，还换米、麦接济贫苦人。因此，病人和穷人都非常感谢他，送给他"杏林春暖"的匾额，以表心意。所以，后人常以"杏林"作为对医家的颂词。

杏能润肺定喘,生津止渴,适用于口燥咽干、肺燥干咳、喘促气短等症。杏用于肺结核潮热、阴虚所致的五心烦热,均可收到满意的效果。青杏的果肉治疗菌痢、肠炎效果好。

3. 食用注意事项

(1)龋齿患者不宜食用:杏味酸,食后可腐蚀和软化釉质,使牙釉质变松变软,加重龋齿的病情,故龋齿患者不宜食用。

(2)不宜多食:杏性温热,多食容易上火,易诱发疖肿等热性疾患,俗谓"杏伤人",故不宜多食。

(3)服用磺胺类药及碳酸氢钠时不宜食用:服用磺胺类药物和碳酸氢钠时食用酸性水果,可降低碳酸氢钠的作用,使磺胺类药物在泌尿系统形成结晶而损害肾脏。杏为酸性水果,故服用以上药物时不宜食用。

(4)不宜与黄瓜、红萝卜或动物肝脏同时食用:红萝卜和黄瓜均含有维生素C分解酶或酵酶,可破坏食物中的维生素C,动物的肝脏富含铜、铁,铜、铁极易使维生素C氧化。杏为维生素C含量高的食品,和红萝卜、黄瓜及动物肝脏同食,可降低食物的营养价值。

(5)不宜与牛奶、鸡蛋等含蛋白质丰富的食物同时食用:含果酸多的水果若与牛奶等蛋白质丰富的食物同食,果酸会使蛋白质凝固,影响蛋白质的消化吸收。杏为含果酸多的水果,故不宜与牛奶、鸡蛋等高蛋白食品同食。

(6)小儿不宜多食:小儿为稚阴稚阳之体,抗病力较差,多食容易导致发热生疮或鼻出血,故小儿不宜食用过多。

4. 食疗方

方 1

【原　料】　杏肉50克,白萝卜100克,生姜30克。

【制　作】　将杏肉、白萝卜、生姜加水炖熟,共捣烂成膏。

【用　法】　分 3 次服用,每日早、中、晚各服 1 次。

【功　效】　适用于伤风咳嗽。

方　2

【原　料】　杏肉、橘子各 25 克。

【用　法】　杏肉、橘子每日早、晚饭后各食 1 次,连食 20 日。

【功　效】　虚痨发热,口燥咽干。

方　3

【原　料】　杏肉 100 克,炒芝麻 50 克。

【制　作】　杏肉、炒芝麻共捣烂。

【用　法】　每次 40 克,开水冲服,每日服 2 次。

【功　效】　适用于支气管炎(咳嗽气喘者)。

方　4

【原　料】　青杏(接近成熟者)1 000 克。

【制　作】　青杏洗净,去核,捣汁,过滤去渣,置沙锅内(不可用金属器皿)用文火浓缩成膏状,装瓶备用。

【用　法】　成人每次服 10 克,小儿酌减,每日 2 次。

【功　效】　适用于菌痢、肠炎、食物中毒、肺结核潮热咳嗽等症。

(九)杏　仁

杏仁又名杏核仁、杏子、木落子、苦杏仁、杏梅仁,为蔷薇科植物杏或山杏的干燥种子。杏仁可入药。

1. 营养成分与性味

杏仁性温,味苦,有小毒,每 100 克生杏仁含蛋白质 24.9 克,脂肪 49.6 克,糖类 8.5 克,粗纤维 8.8 克,磷 202 毫克,钙 352 毫克,铁 5.1 毫克,胡萝卜素 0.1 毫克,尚含维生素 B_1、维生素 B_2、尼克酸、维生素 C、杏仁甙、杏仁油及多种游离氨基酸。

2. 医疗保健作用

杏仁有苦、甜两种。甜杏仁偏于滋养,有润肺止咳、滑肠的作用,适用于肺虚久咳、干咳无痰、大便不爽等症。入药以苦杏仁为主。其味苦,性温,有小毒,入肺、大肠经,有止咳、平喘、祛痰、润肠、通便的功效,适用于伤风感冒引起的咳嗽、痰多、哮喘及大便燥结,老年人肠液枯燥,产后便秘等症。《本草求真》记载:"杏仁既有发散风寒之能,复有下气除喘之力,缘辛则散邪,苦则下气,润则通便,温则宣滞行痰,杏仁气味具备……。"李时珍说:"杏仁能散能降,故可解肌散风,降气润燥。"中医临床认为,苦杏仁长于治实证咳喘。现代医学研究认为,苦杏仁所以有上述功用,是因其含有"苦杏仁甙",它可以在胃酸作用下生成极微量氢氰酸(剧毒),对呼吸中枢有镇静作用,故可止咳、平喘。又因其含丰富的脂肪,能润肠通便。我国药典载有苦杏仁制剂"杏仁油"、"杏仁水"、"杏仁乳剂"等供医用。

常食杏仁对身体有益。据报道,每日食杏仁 7 粒,可以保气延年,白发转黑,颜色悦泽,骨髓坚固,身体轻健,智慧无比。显然,这与杏仁中含有丰富的营养,可滋养身体有关。苦杏仁油有驱虫杀菌作用,能杀死蛔虫、伤寒或副伤寒杆菌。临床上可用于驱除蛔虫、钩虫、蛲虫。

杏叶含芳香甙,可治目疾水肿。

3. 食用注意事项

（1）苦杏仁宜浸泡煮沸食用：苦杏仁含有的苦杏仁甙可以分解出很强的毒性物质氢氰酸，如果食入较多，可使红细胞失去输氧能力，甚至抑制呼吸中枢，严重者会危及生命。因此，如食用苦杏仁，必须将其在水中浸泡多次，并经加热煮沸，尔后再食用。

（2）急、慢性肠炎患者不宜食用：杏仁富含油脂，可润肠导泻，急、慢性肠炎患者食用则会加重病情。

（3）服用中药黄芪、黄芩、葛根等药时不宜食用：《本草经集注》记载："杏仁恶黄芪、黄芩、葛根。"故服用黄芪等药物时不宜食用。

4. 食疗方

方　1

【原　料】　杏仁、萝卜子各 50 克。

【制　作】　杏仁去皮、尖，火炒；萝卜子火炒。混合蒸熟，搓为丸，如麻子大。

【用　法】　每次服 3～5 丸，每日 2 次。

【功　效】　适用于久咳痰喘。

方　2

【原　料】　杏仁、核桃仁各 50 克，蜂蜜 20 毫升，姜汤 5 毫升。

【制　作】　杏仁去皮、尖，加核桃仁，入蜂蜜，制成杏仁丸，每丸重 3 克。

【用　法】　每次 1 丸，姜汤送服。

【功　效】　适用于肺喘咳嗽。

方　3

【原　　料】　杏仁、甘草各 15 克,麻黄 10 克,生石膏、桑皮、瓜蒌各 50 克。

【制　　作】　上药加水煎汁。

【用　　法】　每日 1 剂。

【功　　效】　适用于久咳、痰喘。

方　4

【原　　料】　杏仁、紫苏叶各 6 克,生姜 3 片。

【制　　作】　杏仁、紫苏叶、生姜加水煎汤。

【用　　法】　每日 1 剂。

【功　　效】　适用于肺气不宣、风寒感冒咳嗽。

方　5

【原　　料】　杏仁 10 克,鲜百合、大米各 50 克,白糖适量。

【制　　作】　杏仁、鲜百合、大米洗净,入锅,加水适量煮粥,粥成加白糖调味。

【用　　法】　食粥,每日 1 剂。

【功　　效】　适用于肺燥型急性支气管炎。

方　6

【原　　料】　杏仁 10 克,梨 1 个。

【制　　作】　梨洗净,挖洞,放入捣烂的杏仁,煮熟。

【用　　法】　每日 1 剂。

【功　　效】　适用于支气管炎。

方 7

【原　料】　杏仁、麻黄、紫菀各 100 克,川贝 30 克,香油、姜汁、蜂蜜各 300 毫升。

【制　作】　将杏仁、麻黄、川贝、紫菀研成细末。香油烧沸后加入姜汁、蜂蜜、药末搅匀,晾凉即成膏,装瓶备用。

【用　法】　每次服 10 克,每日 3 次。

【功　效】　适用于支气管哮喘。

方 8

【原　料】　杏仁 200 克,麻黄 150 克,净棉子仁 500 克。

【制　作】　杏仁、棉子仁分别炒至微黄,同麻黄共研为细末,备用。

【用　法】　每次 10 克,每日 3 次,温开水冲服。

【功　效】　适用于支气管哮喘。

方 9

【原　料】　杏仁、苏子、甘草、炙麻黄各 3 克,生石膏 10 克,莱菔子 5 克。

【制　作】　上药加水煎汤。

【用　法】　每日 1 剂,分 3 次口服。

【功　效】　适用于支气管肺炎。

方 10

【原　料】　杏仁、川贝母各 10 克,陈皮 6 克,梨 2 个,冰糖 12 克。

【制　作】　川贝母研末;陈皮切小粒;杏仁打粉;梨洗净

去核,切月牙形;冰糖打碎。把梨、川贝母、杏仁、陈皮、冰糖同放蒸盆内,加清水 100 毫升,放蒸笼内,用武火蒸 50 分钟。

【用　法】　每日 1 次,吃梨,喝汤。

【功　效】　适用于肺心病咳喘明显者。

方　11

【原　料】　杏仁 5 粒,胡椒 7 粒,大枣 7 枚,黄酒 5 毫升。

【制　作】　杏仁、胡椒、大枣共捣烂为丸。

【用　法】　黄酒冲服,每日 1 次。

【功　效】　适用于胃寒痛。

方　12

【原　料】　杏仁、桃仁、郁李仁各 50 克,蜂蜜 20 毫升。

【制　作】　杏仁、桃仁、郁李仁共捣碎,加入蜂蜜为丸,每丸 10 克重。

【用　法】　每日早饭前、晚饭后各服 1 丸。

【功　效】　适用于便秘。

方　13

【原　料】　杏树叶 60 克。

【制　作】　杏树叶加水煎汤。

【用　法】　每日 1 剂。

【功　效】　适用于痢疾。

方　14

【原　料】　杏仁、生白芍各 9 克,生大黄 6 克,火麻仁 15 克,枳壳、厚朴各 5 克,覆盆子、桑螵蛸各 12 克。

【制　作】 以上诸药加水煎汤。

【用　法】 每日1剂,分2次服。

【功　效】 适用于尿频。

方　15

【原　料】 杏树皮60克。

【制　作】 杏树皮削去外表粗皮,取中间纤维部分,洗净,加水500毫升,煮沸20分钟,过滤取液。

【用　法】 温服。

【功　效】 适用于苦杏仁中毒。

方　16

【原　料】 杏仁炭、地榆炭各30克。

【制　作】 杏仁炭、地榆炭研细末。

【用　法】 药末调敷患处。

【功　效】 适用于烫伤或烧伤。

方　17

【原　料】 杏仁、大黄各50克,蜂蜜10毫升。

【制　作】 杏仁、大黄捣烂,加蜂蜜调匀。

【用　法】 外敷损伤处。

【功　效】 适用于跌打损伤。

方　18

【原　料】 杏仁、萝卜各50克。

【制　作】 杏仁、萝卜加水蒸熟,捣烂如膏。

【用　法】 敷患处,每日2次。

【功　效】　适用于无名肿毒。

方　19

【原　料】　杏仁、大米各 50 克。

【制　作】　杏仁去皮、尖，洗净，入锅内，加水 1 000 毫升，煎至 500 毫升，去渣，取药液，加入大米煮粥。

【用　法】　食粥，每日 2 次。

【功　效】　适用于痔疮出血。

方　20

【原　料】　杏仁、桑叶各 150 克，香油 100 毫升。

【制　作】　杏仁炒熟，研粉，加香油调成糊状。桑叶加水煎汤。

【用　法】　先用桑叶煎汤外洗患处，然后涂敷杏仁香油糊并填塞阴道，24 小时后取出。

【功　效】　适用于外阴瘙痒、阴道滴虫。

方　21

【原　料】　杏仁、核桃仁各 3 克，生姜 3 片。

【制　作】　杏仁、核桃仁捣碎，研末；生姜加水煎汤。

【用　法】　取药末，用姜汤送服。

【功　效】　适用于百日咳。

方　22

【原　料】　杏仁、蝉衣、升麻、柴胡各 3 克，党参、当归、花粉、浙贝各 6 克，葛根 4.5 克。

【制　作】　上药加水煎汤。

【用　法】　每日1剂,分早、晚2次服。

【功　效】　适用于麻疹。

方　23

【原　料】　杏仁、桑叶、菊花、连翘各9克,薄荷、甘草各4.5克,芦根30克,桔梗3克。

【制　作】　上药加水煎汤。

【用　法】　每日2剂,早、晚各1剂。

【功　效】　适用于流行性脑脊髓膜炎。

方　24

【原　料】　苦杏仁100克,陈醋300毫升。

【制　作】　将苦杏仁、陈醋共入搪瓷容器内煮沸,用文火续煮15～20分钟。

【用　法】　洗净患处,涂搽药液,每日3次。

【功　效】　适用于足癣。

方　25

【原　料】　杏仁27粒。

【制　作】　杏仁带皮、尖洗净,待用。

【用　法】　每天早晨将杏仁嚼碎成泥状,在患处用所嚼杏泥指抹揉搓,直至患处皮肤变成红色。每晚临睡前,可再做1次。

【功　效】　适用于白癜风。

(十)榛　子

榛子又名棰子、平榛、山反栗,为桦木科落叶灌木野生干果。果实似栗子,果仁肥白而圆,可食,其味如栗,亦可入药。

1. 营养成分与性味

榛子性平,味甘,无毒,每 100 克果仁中含蛋白质 21 克,脂肪 49.7 克,糖类 12.2 克,粗纤维 2.8 克,灰分 4.1 克,钙 316 毫克,磷 556 毫克,铁 8.3 毫克。它尚含丰富的维生素 B_1、维生素 B_2、尼克酸、烟酸等。

2. 医疗保健作用

榛子药用,具有补益脾胃、滋养气血、调中开胃、明目、止饥、健行等功效,适用于饮食减少、体倦无力、眼花、机体消瘦、营养不良性水肿等病症。

3. 食用注意事项

榛子富含油脂,容易导肠致泻,故泄泻患者不宜食用。

4. 食疗方

方 1

【原　　料】　榛子仁 20 克,白糖(或红糖)10 克。

【制　　作】　榛子仁炒热,研末,加白糖或红糖调匀。

【用　　法】　可常食。

【功　　效】　适用于气血不足、病后体虚、饮食减少者。

方 2

【原　　料】　榛子仁 60 克,山药 30 克,砂仁 25 克,陈皮 6 克,党参、莲子各 15 克。

【制　　作】　榛子仁、党参、山药、陈皮、莲子加水煮沸后加入砂仁煎汤。

【用　　法】　每日服 1 剂。

【功　　效】　适用于脾胃虚弱、气短乏力。

方 3

【原　　料】　榛子仁、枸杞子各 30 克。

【制　　作】　榛子仁、枸杞子加水煎汤。

【用　　法】　每日服 1 剂。

【功　　效】　适用于肝血不足、两目昏花。

方 4

【原　　料】　榛子仁 5 克,陈皮 10 克。

【制　　作】　榛子仁磨细粉。陈皮加水煮汤。

【用　　法】　以陈皮汤送服榛子粉,每日 1 次。

【功　　效】　适用于痢疾。

(十一)冬　瓜　子

冬瓜子为冬瓜子仁。

1. 营养成分与性味

冬瓜子性平,味甘。冬瓜子含有蛋白质、脂肪、糖类、维生素及微量元素等物质。

2. 医疗保健作用

冬瓜子有清肺热、利胸膈、除烦满、止咳化痰、去热毒、除湿利水、解暑生津和排脓等功效。炒熟久食,可益脾健胃,补肝明目,令人悦泽好颜色,益气不饥,轻身耐老。适用于肺热引起的咳吐脓血、肠痈肿疼、大便秘结、热病津液缺少、咽干舌燥、水肿腹胀、妇女白带等症。中医临床上常用冬瓜子治肾病水肿、肺脓肿和糖尿病等。

3. 食用注意事项

(1)少吃咸味太浓的瓜子,"咸以伤肾",对咸瓜子宜嗑而不宜含。

(2)不能吃变质、有哈喇味的瓜子和发霉的瓜子。

(3)不宜长时间不停地吃瓜子。因为久吃会伤津液,导致口干舌燥,甚至会将口舌磨破。

(4)吃瓜子时最好泡上一杯绿茶,边吃瓜子,边呷上一两口茶,不仅能生津滋液,而且有利于对瓜子蛋白质的吸收。

(5)嗑瓜子后,尤其是晚上要及时漱口或刷牙,以防瓜子仁碎屑残留在牙缝里腐蚀牙齿。

4. 食疗方

方 1

【原　料】　冬瓜子 50 克,胖大海 20 克。

【制　作】　冬瓜子与胖大海同煎汤。

【用　法】　代茶饮。

【功　效】　适用于咽喉肿痛、声音嘶哑。

方 2

【原　料】　冬瓜子 60 克,芦根 30 克。

【制　作】　冬瓜子、芦根加水煎汤。

【用　法】　早、晚分服。

【功　效】　适用于肺痈吐脓痰。

方 3

【原　料】　冬瓜子 15 克,红糖 10 克。

【制　作】　冬瓜子加红糖捣烂,研末。

【用　法】　开水冲服,每日 2 次。

【功　效】　适用于百日咳或支气管炎。

方 4

【原　料】　冬瓜子25克～50克。

【制　作】　冬瓜子加水煎汤。

【用　法】　每日服1剂。

【功　效】　适用于慢性胃炎。

方 5

【原　料】　冬瓜子20克,大米60克,槐花9克,薏苡仁30克。

【制　作】　先把槐花、冬瓜子加水煎汤,去渣后再放入薏苡仁、大米同煮成粥。

【用　法】　每日1剂,共食7～8次。

【功　效】　适用于盆腔炎。

方 6

【原　料】　陈冬瓜子15克。

【制　作】　陈冬瓜子炒熟,研为末。

【用　法】　每次空腹米汤送服。

【功　效】　适用于妇女白带多。

方 7

【原　料】　冬瓜子、山药(炒)各50克,白术(炒)、白果各20克,桑螵蛸25克。

【制　作】　上药加水煎汤。

【用　法】　每日1剂,口服。

【功　效】　适用于带下病。

方 8

【原　料】　冬瓜子 20 克,大米 30 克～60 克。

【制　作】　冬瓜子(捣碎)加水煎汁,去渣,以煎液入大米煮粥。

【用　法】　空腹食用,每日 1～2 次。

【功　效】　适用于水肿、尿少。

方 9

【原　料】　冬瓜子、桃花各 50 克,蜂蜜 20 毫升。

【制　作】　冬瓜子、桃花共研末,与蜂蜜调匀。

【用　法】　涂面,每日 1 次。

【功　效】　适用于雀斑。

(十二)南　瓜　子

南瓜子为葫芦科植物南瓜的种子,又名南瓜仁、白瓜子、全瓜米。全国大部分地区均产,它和南瓜一样,富有营养,特别适合老年人、儿童食用。

1. 营养成分与性味

南瓜子性温,味甘,每 100 克含蛋白质 36 克,脂肪 46.1 克,糖类 3.8 克,维生素 B_1 0.08 毫克,维生素 B_2 0.16 毫克,尼克酸 3.3 毫克,维生素 E 27.28 毫克,钙 37 毫克,铁 6.5 毫克,锌 7.12 毫克,硒 27.03 毫克。

2. 医疗保健作用

南瓜子是古今公认的有效驱虫剂。南瓜子醇提取液在 1 小时内可杀死绦虫,榨出液能在 45 分钟内杀死绦虫。用南瓜子驱虫,其特点是没有毒性,不产生任何副作用。因此,适用于老年人、儿童绦虫病患者、腹疼胀满者等。以鲜者为好,陈者无效。据报道,南瓜子还具有很好的杀灭血吸虫幼虫的作用,对已经成熟的成虫,也能使其变性和虫数减少,因此可治疗血吸虫病。用南瓜子与槟榔共同治疗绦虫的治愈率达 90%～95%。南瓜子煎汤服或炒熟空腹吃,驱蛔虫有较好的疗效。据报道,南瓜子可治疗产妇产后缺乳。

3．食用注意事项

(1)服用四环素类药物及红霉素、灭滴灵、甲氰咪胍时不宜食用:食物中的钙可与四环素类药物及红霉素等药物结合,降低药物疗效。南瓜子为含钙丰富的食物,故服以上药物时不宜食用。

(2)肝炎患者不应食用:南瓜子食用后对肝、肺、肾等脏器都有一定的病理损害,对肝脏的损害最为明显,可使肝内的糖原减少,脂肪增加。南瓜子中所含的南瓜子氨酸可使肝细胞轻度萎缩,肝炎患者食用则会加重肝脏的损害。

(3)失眠患者不宜食用:南瓜子中所含的南瓜子氨酸可刺激中枢神经,引起兴奋,影响睡眠,故失眠患者不宜食用。

(4)慢性胃炎、肠炎患者不宜食用:南瓜子富含油脂,容易导致泄泻。《纲目拾遗》记载,南瓜子"壅气滞膈",可影响脾胃的消化功能。

(5)催乳时不宜炒熟或煮熟食用:生南瓜子有催乳作用,炒熟或煮熟食用则无催乳作用,故催乳时不应炒熟或煮熟食用。

4．食疗方

方　1

【原　料】　南瓜子100克,蜂蜜10毫升。

【制　作】　南瓜子洗净、晾干,用文火炒熟,剥壳取仁,研至极细,备用。

【用　法】　5岁以上每次10克~15克,5岁以下每次6克~9克,用蜂蜜调服,每日2次,连服2~3日。

【功　效】　适用于蛔虫病。

方　2

【原　料】　南瓜子仁60克,鹤虱25克。

【制　作】　南瓜子仁、鹤虱加水煎汤。

【用　法】　每日1次。

【功　效】　适用于钩虫病。

方　3

【原　料】　南瓜子60克,白糖10克。

【制　作】　南瓜子炒黄,研细末。

【用　法】　每日分2次,用白糖温开水冲服,15日为1个疗程。

【功　效】　适用于血吸虫病。

方　4

【原　料】　南瓜子280克。

【制　作】　南瓜子去壳。

【用　法】　每日分3次食,连食1个月。

【功　效】　适用于血吸虫病。

方　5

【原　料】　槟榔60克,南瓜子80克,硫酸镁20毫升。

【制　作】　槟榔加水煎汤。

【用　法】　早晨空腹时服南瓜子,1小时后服槟榔煎液,半小时后再服硫酸镁。

【功　效】　适用于绦虫病。

方　6

【原　料】　南瓜子180克。

【制　作】　将南瓜子炒熟,剥去外壳。

【用　法】　每日早晨空腹口服60克,连服3日。

【功　效】　适用于绦虫病。

方　7

【原　料】　南瓜子50克。

【制　作】　南瓜子去壳,取仁捣烂(不可炒熟或煮粥吃)。

【用　法】　每日早、晚空腹温开水冲服,连服3~5日。

【功　效】　适用于产妇缺乳。

(十三)向日葵子

向日葵子又名天葵子、葵子。向日葵属油料作物,脂肪含量超过花生,而且油质纯正,营养价值很高,脂肪中含亚油酸达55.7%,出油率比大豆高1~2倍。葵花子对心脏病和高血压病、高胆固醇患者有食疗作用,特别适合老年人食用。

1. 营养成分与性味

向日葵子性平,味甘、淡,可食部分占46%。每100克可食部分含蛋白质24.6克,脂肪54.4克,糖类9.9克,粗纤维4.9克,钙54毫克,磷354毫克,铁4.3毫克,维生素 B_1 0.88毫克,维生素 B_2 0.2毫克,尼克酸5.1毫克,热能2 628千焦

（628 千卡）。

2. 医疗保健作用

中医认为,向日葵子有润肺、平肝、消滞、驱虫、润肠通便、通气排脓的作用,适用于血痢、痈肿、便秘等。

向日葵子的脂肪是不饱和脂肪酸,其中亚油酸占55.7%,有助于降低胆固醇,对防治动脉硬化症、高血压病、冠心病有益。向日葵子在医药上可提取亚油酸,防治动脉硬化症,高血压病的"益寿宁"、"降压灵"、"脑立清"、"肌醇"等药品中均含亚油酸。榨油后的油渣含有大量蛋白质和糖类,可用来制作饼干、面包、糕点及酱油等食品。从葵花子中还可提取植酸钙镁,治疗发育不良症,对促进正常新陈代谢,增强机体抵抗力,改善皮肤弹性,延缓细胞衰老过程有较好的作用。其脂肪中含有丰富的亚油酸,为较好的肌肤美容剂,被称为美容食品。

3. 食用注意事项

（1）肝功能不良者不宜多食:葵花子含有不饱和脂肪酸,肝功能不良者食用过多会消耗体内的大量胆碱,使体内的脂肪代谢发生障碍,大量的脂肪堆聚于肝脏,可引起脂肪肝。

（2）多味葵花子不宜多食:多味葵花子制作时均加用多种调味品,其中的天然香料含有黄樟素。黄樟素是具有致癌作用的有毒物质,摄入过多,容易引起肝脏病变。

（3）出血性疾病患者不宜食用:葵花子所含的亚油酸能增加前列腺素 E 的合成而抑制血小板的附着,影响血液凝固,故出血性疾病患者不宜食用。

（4）急、慢性肠炎患者不宜食用:葵花子甘润多脂,润肠通便,适用于肠燥便秘患者食用,急、慢性肠炎患者食用则会加重病情。

4. 食疗方

方　1

【原　料】　向日葵子仁 10 克,向日葵茎 15 克,冰糖适量。

【制　作】　向日葵茎(去外皮)、葵花子仁打烂,加水适量煎汤,加冰糖溶化即可。

【用　法】　每日 1 剂。

【功　效】　适用于百日咳。

方　2

【原　料】　向日葵子仁 30 克,鸡蛋 2 个,白糖适量。

【制　作】　向日葵子仁加水适量煮汤,磕入鸡蛋,待鸡蛋熟,加白糖调味。

【用　法】　喝汤,吃鸡蛋。

【功　效】　适用于湿毒带下。

(十四)桃　仁

桃仁为桃子的种仁,可入药。

1. 营养成分与性味

桃仁性平,味苦、甘。每 100 克桃仁含蛋白质 0.1 克,脂肪 37.6 克,糖类 22.5 克,磷 63 毫克,还含有苦杏仁甙、苦杏仁醛、乳酸酶等。

2. 医疗保健作用

桃仁入心、肝、大肠经,有破血行淤、润燥滑肠作用,可治经闭、症瘕、热病蓄血、风痹、疟疾、跌打损伤、淤血肿痛、血燥便秘等症。

桃仁含苦杏仁甙,有止咳平喘作用,但过量食用易在体内产生氢氰酸和苯甲醛,前者剧毒,后者可抑制蛋白酶的消化功能。据药理试验,桃仁的醇提取物有抗凝血作用及较弱的溶血作用,能抑制呼吸中枢,有止咳及短暂的降压作用,对高血压心脏病有辅助治疗效用。

《药品化义》记载:"桃仁味苦,能泻血热,体润能滋肠燥,若连皮研碎多用,走肝经,主破蓄血,逐月水,及遍身疼痛,四肢木痹,左半身不遂,左足痛甚者,以其舒经活血行血,有去淤生新之功,若去皮捣烂少用,入大肠,治血枯便闭,血燥便难,以其濡润凉血和血,有开结通滞之力。"可见桃仁为产后血淤、血闭之要药,苦可以泻淤血,甘可以生新血,妇女月经不调、闭经、腹痛及跌打损伤后淤血都离不开桃仁。近年来还研制成桃仁四妙丸,治脉管炎有较好疗效,但孕妇忌用。

桃仁富含脂肪,可治便秘。此外,桃仁可用于治疗高血压病。桃仁还可和其他食物配伍制成食疗品,可祛淤血,止咳嗽,通润大便,止心腹痛。例如,桃仁加芝麻、核桃仁、橘核、甜杏仁等,碾粉,入大米、白糖,制成五仁粥,能滋养肝肾,益肺,健脾,破淤行血,止咳,平喘,对中、老年气血亏虚引起的习惯性便秘疗效甚佳。桃仁、决明、蜜菜能活血降压,清肝益肾,适用于高血压病、脑血栓形成有热象者食用。桃仁莲藕汤可凉血,活血,散淤,适用于产妇血淤发热。山楂桃仁露可活血化滞,健胃消食,降血压、血脂和胆固醇,扩张血管,营养心肌,心血管病患者长期食用甚适宜。桃仁还含苦杏仁甙和维生素C,故也能预防癌症。

3. 食用注意事项

(1)不宜多食:桃仁过量食用易在体内产生氢氰酸和苯甲醛。氢氰酸剧毒,苯甲醛可抑制蛋白酶的消化功能。药理试验证明,桃仁的醇提取物有抗凝血作用和较弱的溶血作用,能抑制呼吸中枢。

(2)孕妇忌服:桃仁破血,孕妇忌服。

4. 食疗方

方 1

【原　料】　桃仁 90 克,大米 50 克。

【制　作】　桃仁去皮、尖,研碎,和大米同煮粥。

【用　法】　每日 1 剂。

【功　效】　适用于上气咳嗽、胸膈痞满、气喘。

方 2

【原　料】　桃仁、杏仁、白胡椒各 7 粒,栀子 9 克,鸡蛋 1 个。

【制　作】　桃仁、白胡椒、栀子、杏仁同焙干,研末,用鸡蛋清调成糊状。

【用　法】　每晚睡前用药糊外敷足心。

【功　效】　适用于肺虚肾亏之哮喘病。

方 3

【原　料】　桃仁 20 克,生地黄 30 克,桂心 3 克~5 克,大米 100 克,生姜、白酒适量。

【制　作】　桃仁去皮、尖;桂心研成末;用适量白酒将生地黄、生姜和桃仁绞取汁液。大米加水煮粥,沸后放入桃仁生地黄生姜汁,粥成调入桂心末,搅匀。

【用　法】　空腹食用,每日 1 剂。

【功　效】　适用于胸膜炎。

方　4

【原　料】　桃仁、柏子仁、火麻仁、松子仁各 15 克,蜂蜜 10 毫升。

【制　作】　以上原料共研末,加蜂蜜制成丸,如梧桐子大。

【用　法】　温水冲服。

【功　效】　适用于老年人便秘。

方　5

【原　料】　桃仁 150 克,吴茱萸 100 克,食盐 50 克。

【制　作】　桃仁、吴茱萸、食盐炒熟,去吴茱萸、食盐。

【用　法】　夜卧时,取桃仁嚼 5～20 粒。

【功　效】　适用于里急后重,大便不快。

方　6

【原　料】　桃仁 10 克～15 克,金钱草 20 克,大米 100 克。

【制　作】　金钱草加清水,用文火煎取汁;桃仁捣烂成泥,加清水研汁,澄清,去渣取汁。大米、金钱草汁、桃仁汁并加水适量,同煮为稀粥。

【用　法】　可常食。

【功　效】　适用于肝炎。

方　7

【原　料】　桃仁 15 克,大米 50 克,红糖 10 克。

【制　作】　桃仁捣烂,加水浸泡,研汁去渣。大米、桃仁汁、红糖同入沙锅内,加水适量,用文火煮成稀粥。

【用　法】　温热食用,每日 1～2 次。

【功　效】　适用于慢性肝炎。

方　8

【原　料】　桃仁、清半夏、灵脂炭、生蒲黄、薤白、红花、赤芍、降香、郁金各 10 克,瓜蒌、丹参各 15 克。

【制　作】　将以上诸原料同入锅内,加水适量,用文火煮汤。

【用　法】　每日 1 剂,连用 2～3 周。

【功　效】　适用于冠心病。

方　9

【原　料】　桃仁 6 克,红枣 6 枚,大米 100 克。

【制　作】　桃仁去皮、尖。红枣去核,大米淘洗干净。大米、红枣、桃仁同放锅内,加水适量,同煮成粥。

【用　法】　每日 1 次,早餐食用,吃红枣,喝粥。

【功　效】　适用于冠心病、心绞痛。

方　10

【原　料】　桃仁、红花各 6 克,茯苓 15 克,面粉 200 克,白糖 30 克,发酵粉适量。

【制　作】　桃仁用沸水焯透,去皮、尖。茯苓切片,烘干,同桃仁共研细粉。面粉、药粉、红花、水共揉成面团,加入发酵粉,发好后,做成 5 厘米大小的糕。把糕放入蒸笼内,蒸 15 分钟即成。

【用　法】　每日 1 次,早餐食用,每次食 4 块。

【功　效】　适用于心肌梗死兼脾胃虚弱者。

方　11

【原　料】　桃仁、决明子各 10 克～12 克。

【制　作】　桃仁、决明子加水煎汤。

【用　法】　每日 1 剂。

【功　效】　适用于高血压性头痛。

方　12

【原　料】　桃仁(去皮尖)10 克,高粱米 50 克。

【制　作】　桃仁、高粱米加水适量煮粥。

【用　法】　早餐食用。

【功　效】　适用于糖尿病并发皮肤瘙痒症属血燥者。

方　13

【原　料】　桃仁、火麻仁、柏子仁各 10 克,蜂蜜适量。

【制　作】　以上原料捣烂,研细,加水煎汤,去渣。

【用　法】　每晚临睡前用蜂蜜调服。

【功　效】　适用于烦躁失眠、便秘。

方　14

【原　料】　桃仁、当归、川芎、阿胶、全虫、三棱、莪术、䗪虫、土鳖虫各 50 克,田三七、白及、水蛭、朱砂各 25 克,羚羊角粉 10 克,冰片 5 克,牛黄 3 克,蜂蜜适量。

【制　作】　以上原料共研为细末,炼蜜为丸,如梧桐子大。

【用　法】　每次 1～2 丸,每日 3 次。

【功　效】　适用于再生障碍性贫血。

方　15

【原　料】　桃仁、生栀子、大黄、降南香各适量,醋少许。

【制　作】　桃仁、生栀子、大黄、降南香共研细末,用醋调。

【用　法】　外敷患处。

【功　效】　适用于跌打损伤淤肿。

方　16

【原　料】　桃仁6克,栀子9克,红花、土元各4克,鸡蛋2个。

【制　作】　桃仁、栀子、红花、土元共研为细末,放入碗中,与蛋清调匀成膏状。

【用　法】　外敷伤部,外用纱布包扎。

【功　效】　适用于跌打损伤。

方　17

【原　料】　桃仁、乳香、白芷、没药各15克,大黄50克,红花、血蝎各10克,香油适量。

【制　作】　将以上原料共研为细末,加入适量香油调为糊状。

【用　法】　外敷患处,外用纱布包扎固定,每日换药1次。

【功　效】　适用于急性扭伤。

方 18

【原　料】　桃仁、当归、赤芍、生地、枳壳各 12 克,川芎、柴胡、桔梗、牛膝各 10 克,红花 6 克,甘草 3 克。

【制　作】　将以上原料加水煎汤。

【用　法】　每日 1 剂,分 2 次服用。

【功　效】　适用于脑外伤综合征。

方 19

【原　料】　桃仁、红花、赤芍、川芎、薤白、青皮、木香、枳壳、乳香、没药、乌药各 9 克,灵芝 12 克,瓜蒌 30 克。

【制　作】　以上原料加水煎汤。

【用　法】　每日 1 剂,分早、晚服,连服 10 日。

【功　效】　适用于软骨炎。

方 20

【原　料】　桃仁、穿山甲、柴胡、天花粉各 9 克,红花、大黄、甘草各 6 克,当归片 12 克。

【制　作】　以上原料加水煎汤。

【用　法】　每日 1 剂,分 2 次服用。

【功　效】　适用于骨折(闭合性)。

方 21

【原　料】　桃仁、当归、白糖各 9 克,赤芍、桂心各 5 克。

【制　作】　以上原料加水煎汤。

【用　法】　每日 1 剂。

【功　效】　适用于产后恶露不净。

方 22

【原　料】　桃仁 10 克,猪油 5 克。

【制　作】　桃仁捣烂,与猪油调匀。

【用　法】　局部外涂。

【功　效】　适用于唇干裂。

(十五)核　桃　仁

核桃仁为胡桃科植物胡桃的种仁。核桃原产我国,现除极寒地区外,全国各地都有栽培,主要优良品种有山西汾阳光皮绵核桃、河北昌黎露仁核桃、新疆纸皮核桃及东北核桃楸等。核桃仁营养价值高,可药用。

1. 营养成分与性味。

核桃仁性温,味甘,每 100 克可食部分含蛋白质 15.4 克,脂肪 63 克,糖类 10.7 克,粗纤维 5.8 克,钙 108 毫克,磷 329 毫克,铁 3.2 毫克,胡萝卜素 0.17 毫克,维生素 B_1 0.32 毫克,维生素 B_2 0.11 毫克,尼克酸 1 毫克,热能 2807 千焦(671 千卡),还含有锌、锰、铬等微量元素。

2. 医疗保健作用

核桃仁中医处方名又叫胡桃、胡桃肉等。其性温,味甘,入肺、肾经。它有补血益精、润肠补肾、敛肺定喘、止咳化痰、荣毛发、润皮肤等功能。适用于肾亏腰痛、肺虚久咳、气喘、大便秘结、健忘倦怠、食欲不振,腰膝酸软等症。《本草纲目》记载,核桃"补气养血,润燥化痰,益命门,利三焦,温肺润肠,治虚寒喘嗽,腰脚重痛,心腹疝痛,血痢肠风"。《开宝本草》记载,核桃"久服令人肥健、润肌、黑须发"。据报道,给犬喂含胡桃油的混合脂肪饲料,可使其体重很快增长,并能使血清蛋白增加,而血胆固醇升高却较慢。所以,核桃仁是难得的一种高脂肪性补养品。

核桃仁含丰富的磷,对大脑神经有较好补养作用,从事脑力劳动或神经衰弱患者每日常食 9 粒核桃仁,对补充营养极有好处。此外,核桃仁的脂肪还能润滑大肠,通利大便且作用平和,适用于年老体虚、病后津亏的大便秘结者。

核桃仁含锌、锰、铬等微量元素,参与身体很多重要代谢过程。如锌和锰能促进机体生长发育、性的成熟和生殖过程,是组成脑垂体、胰腺、性腺等内分泌腺的关键成分。锌还有生血功能,能消除镉的致高血压作用。锰可以促进骨的钙化过程,提高蛋白质代谢率,促进维生素 B_1 积蓄。铬有激活胰岛素和降低血糖的作用,促进胆固醇代谢。同时,铬和锰还有加强心肌功能的作用。

此外,核桃仁有润肺健胃、补血益肾功用,适用于肾亏腰痛、肺虚久咳、气喘、病后虚弱等患者。

3. 食用注意事项

(1)服硫酸亚铁等铁剂时不应食用:食物中的鞣酸可与铁剂结合生成不易溶解的物质,使铁吸收减少,药物疗效降低。核桃仁为富含鞣酸的食品,故服用铁剂时不应食用。

(2)服用各种酶制剂时不应食用:酶制剂可与核桃仁中的鞣酸结合成鞣酸蛋白,使酶制剂失去活性,故服用酶制剂时不应食用核桃仁。

(3)服用洋地黄、洋地黄苷片及地高辛等强心苷类药物时不应食用:洋地黄等药物可与核桃仁中的鞣酸结合,生成不溶性沉淀物,降低药物疗效,故服用洋地黄等药物时不应食用核桃仁。

(4)服用碳酸氢钠时不应食用:碳酸氢钠类药物可与核桃

仁中的鞣酸起反应,使其失去药效,故服用碳酸氢钠类药时不应食用。

(5)肺脓肿患者不应食用:核桃仁虽有纳气定喘止咳的作用,但味甘可助湿生痰,温可助热。《本草经疏》记载,核桃仁"肺家有痰热不得施"。肺脓肿则为痰热内聚、腐败血肉所致,故肺脓肿患者不应食用。其他呼吸系统疾病有痰热者也不宜食用。

(6)慢性肠炎患者不应食用:核桃仁富含油质,可润肠通便,慢性肠炎患者食用,则会明显加重病情。

4. 食疗方

方 1

【原　料】　核桃仁、生姜、葱白各 25 克,细茶叶 15 克。

【制　作】　生姜切片。葱白切段,与核桃仁、茶叶、生姜片加水适量,同煮汤,去渣。

【用　法】　温热饮服。

【功　效】　适用于感冒无汗、头痛发热者。

方 2

【原　料】　核桃 10 枚。

【制　作】　核桃去硬壳,取仁,不去衣。

【用　法】　分早、晚食用,15 日为 1 个疗程。

【功　效】　消炎润肺,化痰止咳。适用于咽喉肿痛、咳嗽。

方 3

【原　料】　核桃仁 30 克,补骨脂 9 克。

【制　作】　核桃仁、补骨脂加水煎汤。

【用　　法】　早、晚分服。

【功　　效】　适用于咳嗽。

方　4

【原　　料】　核桃仁 200 克,甜杏仁 50 克,蜂蜜适量。

【制　　作】　核桃仁、甜杏仁捣烂如泥,加蜂蜜搅均匀。

【用　　法】　每次 15 克,睡前服。

【功　　效】　适用于咳嗽。

方　5

【原　　料】　核桃仁、苏叶各 6 克,人参 9 克,橘皮 10 克,白糖 50 克。

【制　　作】　核桃仁、苏叶、人参、橘皮加水煎汤,加白糖调味。

【用　　法】　代茶饮,每日 1 剂。

【功　　效】　适用于寒症型慢性支气管炎。

方　6

【原　　料】　核桃仁 120 克,杏仁、冰糖各 60 克,川贝 30克。

【制　　作】　核桃仁、杏仁、川贝、冰糖共捣烂成膏。

【用　　法】　每次 1 匙,每日 2 次,白开水送服。

【功　　效】　适用于气管炎。

方　7

【原　　料】　核桃仁 5 克,生姜 15 克,人参 2 克。

【制　　作】　核桃仁、人参、生姜加水煎汤。

【用　法】　临睡时温服。

【功　效】　适用于哮喘病(胸满喘急、不能卧睡)。

方　8

【原　料】　核桃仁、茯苓各 25 克,大米 30 克,白糖 5 克。

【制　作】　核桃仁、大米加清水煮几沸,把研压成粉状的茯苓倒入,搅匀,煮至米烂成粥,加白糖即成。

【用　法】　每日 1 剂。

【功　效】　适用于老年体弱乏力。

方　9

【原　料】　核桃仁 500 克～600 克,蜂蜜 500 毫升～1 000毫升。

【制　作】　核桃仁捣烂,与蜂蜜和匀,瓶装备用。

【用　法】　每次 1 匙,每日 2 次,温开水送服。

【功　效】　适用于老年人肺肾虚型哮喘。

方　10

【原　料】　核桃仁、松子各 30 克,蜂蜜 15 毫升。

【制　作】　核桃仁、松子用沸水烫去外衣,研碎,加蜂蜜调味。

【用　法】　沸水冲服,每日 1 剂,可连服 10～20 剂。

【功　效】　适用于肾虚型肺气肿。

方　11

【原　料】　核桃仁、冰糖各 30 克,梨 150 克。

【制　作】　核桃仁、冰糖、梨一起捣碎,加水适量煮汤。

【用　法】 每次 1～2 匙,每日 3 次。

【功　效】 适用于百日咳,也可治疗老年性咳嗽。

方　12

【原　料】 核桃仁、柿饼各 90 克。

【制　作】 核桃仁、柿饼入碗,入笼蒸熟。

【用　法】 每日 3 次分食,隔日 1 剂,连续食用。

【功　效】 适用于肺结核。

方　13

【原　料】 核桃仁 20 克,红枣 2 枚。

【制　作】 核桃仁、红枣加水煎汤。

【用　法】 每日 2 次。

【功　效】 适用于顽固的功能性呕吐。

方　14

【原　料】 核桃仁 20 克,山楂 2 个,冰糖适量。

【制　作】 核桃仁、山楂加水适量煮汤,加冰糖调匀。

【用　法】 每日 2 次。

【功　效】 适用于消化不良。

方　15

【原　料】 核桃仁 25 克,红糖 10 克。

【制　作】 核桃仁加红糖同炒成炭,加水煎汤。

【用　法】 每日 1 次。

【功　效】 适用于腹泻。

方 16

【原　料】　核桃仁 22 克,皂角 3 克。

【制　作】　核桃仁、皂角用新瓦焙干,共研细末。

【用　法】　每次 6 克,茶叶水送服,每日 3 次。

【功　效】　适用于赤白痢疾。

方 17

【原　料】　核桃仁 60 克,黑芝麻 30 克。

【制　作】　核桃仁、黑芝麻共捣烂,备用。

【用　法】　每日早、晚各服 1 匙,温开水送下。

【功　效】　适用于便秘。

方 18

【原　料】　核桃仁 9 克,蛇蜕 1 条,黄酒 5 毫升。

【制　作】　核桃仁、蛇蜕共焙干,研末。

【用　法】　核桃仁蛇蜕末用黄酒冲服,每日 2 次,连用 1 个月。

【功　效】　适用于肾炎。

方 19

【原　料】　核桃仁 300 克,黄酒 2 500 毫升。

【制　作】　将核桃仁浸泡于黄酒中 10 分钟,煮沸,去渣。

【用　法】　每次饮 5 毫升～10 毫升,每日 3 次。

【功　效】　适用于肾炎。

方　20

【原　料】　核桃仁 100 克～150 克,蚕蛹 50 克。

【制　作】　将蚕蛹略炒,入碗内,加核桃仁,隔水炖熟。

【用　法】　隔日 1 次,可常食。

【功　效】　适用于糖尿病性阳痿属脾气不足、肾气亏损者。

方　21

【原　料】　核桃仁、桑椹子各 200 克,枣仁、熟地黄、菟丝子各 100 克,五味子 50 克,桑寄生、夜交藤、合欢皮、柏子仁各 40 克,红糖适量。

【制　作】　以上原料加水适量浓煎,取汁 500 毫升药汁加红糖,溶化成膏,装瓶待用。

【用　法】　每次 25 克,每日 2 次,白开水冲服。

【功　效】　适用于神经衰弱。

方　22

【原　料】　核桃仁、黑芝麻、桑叶各 30 克。

【制　作】　核桃仁、黑芝麻、桑叶共捣烂,做成重 3 克丸。

【用　法】　每次 3 丸,每日 2 次。

【功　效】　适用于神经衰弱、失眠、多梦、食少。

方　23

【原　料】　核桃仁、首乌各 15 克,天麻 6 克,鱼头(或鸡头、猪脑)1 个。

【制　作】　核桃仁、首乌、天麻与鱼头(或鸡头、猪脑)共煮汤。

【用　法】　吃肉，喝汤。每日1次。

【功　效】　适用于肝肾虚、头晕头痛。

方　24

【原　料】　核桃仁100克，杜仲50克，补骨脂、草薢各25克，蜂蜜适量。

【制　作】　核桃仁、杜仲、补骨脂、草薢共焙干，研末，炼蜜为丸，每丸重9克。

【用　法】　每次1丸，每日2次。

【功　效】　适用于肾虚腰痛、膝脚萎弱。

方　25

【原　料】　核桃仁10克，芡实、枸杞子各20克，补骨脂15克，牡蛎40克。

【制　作】　以上原料加水煎汤。

【用　法】　每日1剂。

【功　效】　适用于肾虚遗精。

方　26

【原　料】　核桃仁、大米各50克，枸杞子15克。

【制　作】　核桃仁捣碎，与大米、枸杞子同入锅，加水适量煮成粥。

【用　法】　每日1次，早餐食用。

【功　效】　适用于精液不液化。

方 27

【原　料】　核桃仁 3 克,山慈姑 5 克,黄酒 5 毫升。

【制　作】　核桃仁、山慈姑研为细末,拌匀。

【用　法】　黄酒送服,每日 1 剂,连用 3～5 日。

【功　效】　适用于乳腺炎。

方 28

【原　料】　核桃仁 50 克,黄酒 5 毫升。

【制　作】　核桃仁烧存性,研末。

【用　法】　空腹温黄酒送服。

【功　效】　适用于妇女血崩。

方 29

【原　料】　核桃仁、人参各 100 克。

【制　作】　核桃仁、人参研末,每次 15 克,加水煎汤。

【用　法】　每日 1 剂。

【功　效】　适用于产后气喘。

方 30

【原　料】　核桃仁 50 克,植物油 100 毫升,冰片 5 克。

【制　作】　核桃仁用植物油炸枯,弃渣,取油加冰片。

【用　法】　小布条浸油后塞患处,每日 1 换。

【功　效】　适用于外耳道疖肿。

方 31

【原　料】　核桃仁 100 克。

【制　作】　核桃仁捣碎,炒至焦黑、出油,研成糊状。

【用　法】　外涂患处,每日 3 次。

【功　效】　适用于皮炎、湿疹、腋臭。

(十六)莲　　子

莲子异名莲实、藕实、水芝丹、泽芝、莲蓬,为睡莲科植物莲的果实或种子。

1. 营养成分与性味

莲子性平,味甘、涩,干品每 100 克可食部分含蛋白质16.6 克,脂肪 2 克,糖类 61.8 克,粗纤维 2.2 克,灰分 3.9克,钙 89 毫克,磷 285 毫克,铁 6.4 毫克,还含有多种荷叶碱、β 固甾醇、氧化黄心树宁碱等。

2. 医疗保健作用

《本草纲目》记载,莲子"交心肾,厚肠胃,固精气,强筋骨,补虚损,利耳目,除寒湿,能止脾泄、久痢、赤白浊、妇人带下崩中诸血病"。《日华子本草》记载,莲子"养心,益肾,补脾,涩肠,可治夜寐多梦、遗精、淋浊、久痢、虚泻、妇人崩漏带下。石莲子并能止呕、开胃,常用于治噤口痢"。

莲子为食、药两用滋补品,其主要功用为养心安神,补脾止泻,益肾固精。莲子去皮,生嚼能除烦止渴,涩精和血,止梦遗,调寒血,治心肾不安、心悸失眠、遗精等。莲子煮食可治脾泄久痢,调养肠胃,可强身明神,延年益寿。莲子可与其他药物配伍以加强药效,如莲子加酸枣仁、黄芪等制成枣仁汤,可治虚弱、心动而神不安等症。莲子加人参、茯苓、白术等制成参苓白术散,可治脾胃虚弱、不思饮食、泄泻不止等症。莲子加麦冬、黄芩、地骨皮、人参等制成清心莲子饮,可治心肾不安、劳伤白浊、消渴溲少、心火上炎等症。莲子加猪苓、泽泻等制成莲米散,可治老人五更寒。莲子加巴戟、补骨脂、山茱萸等制成莲实丸,可治泄泻、滑精等症。

莲子还可煮成各种药粥,对滋补身体甚有益处。如莲子加红枣煮成红枣莲子粥,能强心益脾、安神降压、补血通脉,常食可加强心脏功能,促进血液循环,稳定血压,增加食欲,安神入睡。莲子加山药、葡萄干等制成山莲葡萄粥,可补脾益心,适用于面目黄白、乏力倦怠、瘦弱、腹胀便溏等。莲子加薏苡仁、冰糖、桂花等制成薏米莲子粥,能健脾祛湿,清热益心,适用于食欲不振、大便溏泄、女子带下过多、湿热上蒸而致心悸失眠等症。莲子加龙眼、红枣、糯米等制成龙眼莲子粥,能益心宁神,适用于心阴血亏、脾胃气虚而致心悸、健忘、面黄肌瘦、便溏等症。莲子加金银花、白糖等制成银花莲子粥,能清热解毒,健脾止泻,适用于热毒内扰、暴泻、痢疾、发热、肛灼、心烦等症。莲子加大米、冰糖等制成莲子粥,能益气力,除百疾,厚肠胃,固精气,强筋骨,补虚损,利耳目,除寒湿,止渴去热,补中养神,平静性欲,轻身延年。

莲子还可用于制作多种营养丰富味美的佳肴和点心,如莲子和百合、银耳、鹌鹑蛋等可制成益寿长春蛋,能益智安神,健脾开胃,补脑补心。莲子与芡实、茯苓、山药、薏苡仁、扁豆、党参、白术、大米等可制成八宝饭,营养丰富,色香味佳,有补脾胃、抗衰老的功用,适用于体虚乏力、虚肿、泄泻等症。莲子还可用于烧鸡、烧肉、烧甲鱼及做成冰糖莲子汤,桂花莲子汤,葡萄莲子汤,银耳莲子羹等美味菜肴和甜羹汤,均脍炙人口,滋补可口。莲子还可做成糯米莲子卷、莲子桂花糕、莲子饼等食品,老幼皆喜爱。

石莲子水煮后切开,去皮,晒干,加黄连、人参等可制成开噤散,对虚弱久痢、呕逆不能食的患者是一副良药。

3. 食用注意事项

(1)大便秘结患者不宜食用:莲子收涩作用较强,食后可使便秘加重。

(2)不宜生食:莲子性涩滞,影响脾胃消导,《本草拾遗》记载:"生则胀人腹。"故莲子不宜生食。

(3)血压过低者不宜食用:莲子心所含的生物碱具有明显的降压作用,血压过低的患者食用则会加重病情。

(4)淋症患者不宜食用:淋症患者小便涩滞不畅,忌食敛涩性的食物。莲子收敛固涩,食用后可加重淋症患者的病情,故不宜食用。

4. 食疗方

方　1

【原　料】　莲子、百合各 30 克,猪瘦肉 100 克。

【制　作】　莲子去心。猪肉切块,与百合、莲子一起加水煎煮 2 小时。

【用　法】　吃肉,喝汤,每日 1 剂。

【功　效】　适用于慢性支气管炎。

方　2

【原　料】　莲子 15 克,茅根、鲜藕各 50 克,大枣 3 枚。

【制　作】　大枣去核,与莲子、茅根、藕一起加水煮汤。

【用　法】　每日 1 剂,连用 2～3 剂。

【功　效】　适用于支气管扩张。

方　3

【原　料】　鲜莲子 100 克,鸡脯肉 250 克,水发香菇、玉兰片各 15 克,熟火腿 10 克,鸡蛋 1 个,清汤 100 毫升,料酒、食盐、味精、植物油、湿淀粉各适量。

【制　作】　鸡脯肉去筋,切丁,用蛋清和少许湿淀粉浆好。香菇、玉兰片、火腿均切成小菱形块。将鲜莲子汆一下,凉后去皮、心,再用开水汆一下,滗去水分。将鸡丁用热油滑至七成熟,滗去油,再放入香菇、玉兰片、熟火腿,加入味精、料酒、食盐少许,湿淀粉勾芡,出勺时加入鲜莲子,翻炒两下即可。

【用　法】　佐餐食用。

【功　效】　适用于食欲不振、消化不良、失眠。

方　4

【原　料】　莲子、大米各 200 克,茯苓 100 克,白糖 10 克。

【制　作】　莲子、大米分别炒焦,加茯苓共研末,加白糖调匀,制成莲子茯苓糕。

【用　法】　每次 30 克,每日 2 次。

【功　效】　适用于病后胃弱消化差者。

方　5

【原　料】　莲子 60 克,桂花 2 克,白糖 10 克。

【制　作】　先将莲子用清水浸泡 2 小时,去心,入沙锅中,加水煮 1 小时至莲肉酥烂,加入桂花、白糖,再炖 5 分钟即成。

【用　法】　每日晨起空腹食下,20 日为 1 个疗程。

【功　效】　适用于胃溃疡。

方 6

【原　料】　莲子心 25 克。

【制　作】　莲子心加水煎汤。

【用　法】　代茶饮,每日 1 剂。

【功　效】　适用于高血压。

方 7

【原　料】　白莲子(去心)、公丁香各 37 粒,煨姜 1 片,糯米 250 克。

【制　作】　公丁香、莲子加水适量,煮烂后去渣,加入糯米、煨姜煮成粥。

【用　法】　当早餐食用,每日 1 剂。

【功　效】　适用于脾胃阳虚性呃逆。

方 8

【原　料】　莲子 6 个。

【制　作】　莲子炒黄,研末。

【用　法】　莲子末用凉开水和匀服,每日 1 次。

【功　效】　适用于呕吐不止。

方 9

【原　料】　莲子(去心)30 克,金银花 15 克,白糖少许。

【制　作】　金银花洗净。莲子用温水浸泡,洗净备用。金银花放入锅内,加清水适量,用中火煮沸 5～6 分钟后,去渣取汁。金银花汁、莲子放入锅内,加适量清水,用文火煮至莲子熟,再加白糖调匀即可。

【用　法】　每日1次,早餐食用。

【功　效】　适用于暴泻、痢疾、热毒内扰等病症。

方　10

【原　料】　莲子(去心)40粒,猪肚1具,香油、食盐、葱、姜、蒜各少许。

【制　作】　莲子水发后装入洗净的猪肚内,用线扎紧,放入盆内,隔水炖熟,捞出晾凉,切成细丝,放入盘内。香油、食盐、葱、姜、蒜与猪肚丝拌匀即成。

【用　法】　空腹食用,每日1次。

【功　效】　适用于脾胃虚弱、大便溏泻日久不愈、消瘦、身倦乏力等。

方　11

【原　料】　莲子(去心)100克,猪脊骨1具,红枣150克,木香3克,甘草10克。

【制　作】　猪脊骨洗净,剁碎。木香、甘草用纱布包好。猪脊骨、莲子、红枣、甘草木香纱布包同放锅中,加水适量,用小火炖4小时,去药包。

【用　法】　分顿食用,以喝汤为主,并可吃肉、枣、莲子。可常食。

【功　效】　适用于糖尿病。

方　12

【原　料】　莲子(带心)30克,食盐适量。

【制　作】　莲子水煮至熟,加食盐调味。

【用　法】　睡前2小时食用。

【功　　效】　适用于糖尿病并发失眠症属脾胃虚弱、心神失养者。

方　13

【原　　料】　莲子(去心、去皮)、茯苓、麦冬各 25 克,大米 60 克,白糖 10 克。

【制　　作】　茯苓、麦冬研成粉。莲子和大米分别洗净,加水适量同煮粥,煮沸几次后再入茯苓麦冬粉,煮至粥熟时加白糖即可。

【用　　法】　当早餐食用,每日 1 剂。

【功　　效】　适用于因心脾气阴不足而出现心烦、乏力、食少等症。

方　14

【原　　料】　莲子、芡实各 50 克,猪肉 200 克,食盐 3 克。

【制　　作】　猪肉洗净,切块,与莲子、芡实同放锅内,加清水适量煮汤,猪肉熟后加食盐调味即可。

【用　　法】　每日 1 次。

【功　　效】　适用于心悸、失眠、多梦、滑精。

方　15

【原　　料】　莲子、龙眼肉各 15 克,红枣 3～5 枚,糯米 100 克。

【制　　作】　龙眼肉、红枣加水煎汁,去渣取汁,与莲子、糯米共煮成稀粥。

【用　　法】　每日食用 1～2 次。

【功　　效】　适用于阳痿、遗精。

方 16

【原　料】　莲子、益智仁、龙骨各 100 克。

【制　作】　将莲子、益智仁、龙骨研为细末。

【用　法】　每次 6 克,空腹用清米汤调服,每日 1 次,1 周为 1 个疗程。

【功　效】　适用于精浊。

方 17

【原　料】　莲子 3 克,水蛭 9 条,苏合香 1 克,麝香 0.3 克,蜂蜜少许。

【制　作】　水蛭阴干,加入麝香、苏合香、莲子共研细末,加入蜂蜜少许调匀成膏。

【用　法】　用此膏涂擦脚心(阴茎即软缩)。

【功　效】　适用于阳强。

方 18

【原　料】　莲子、枸杞子各 30 克,猪小肠 2 小段,鸡蛋 2 个。

【制　作】　猪小肠洗净,将浸泡过的莲子、枸杞子和鸡蛋液混合后放入猪肠内,两端用线扎紧,入锅内,加清水适量煮至猪小肠熟后即可。

【用　法】　每日 2 次切片食用,一般食用 7~10 次即可有效。

【功　效】　适用于肾虚型白带。

方 19

【原　料】 莲子、糯米各 50 克,红枣 10 枚。

【制　作】 莲子、红枣、糯米入锅,加水适量,共煮粥。

【用　法】 早、晚餐食用。

【功　效】 适用于脾虚湿阻型带下。

方 20

【原　料】 莲子 75 克,茯苓 50 克,丁香 25 克。

【制　作】 莲子、茯苓、丁香共研末,制成莲子散。

【用　法】 每次 6 克,姜汤或米汤送下,每日 1 次。

【功　效】 适用于产后胃寒呕吐或腹胀。

方 21

【原　料】 莲子(去心)、龙眼肉各 50 克,山药粉 100 克。

【制　作】 莲子、龙眼肉加水适量,用文火煮汤,汤成加山药粉同煮成粥。

【用　法】 每日食用 1～2 次。

【功　效】 适用于脾虚所致妊娠后阴道出血。

方 22

【原　料】 莲子 20 克(去心),糯米 50 克。

【制　作】 莲子与糯米加水适量,同煮粥。

【用　法】 可常食。

【功　效】 适用于习惯性流产。

（十七）椰　　子

椰子原产东南亚，引入我国约有两千多年的历史。现在，广东、海南岛、雷州半岛、台湾、西沙群岛等地都是椰子的主要产区。

椰子的经济价值很高。果肉富含脂肪、蛋白质和维生素，具有很高的营养价值，可以生食或做菜，并可做蜜饯、糖果、点心、果酱等，经干燥可制成椰干。种子可榨油。椰汁可作为高级清凉饮料。此外，椰壳、椰子纤维皆可作为工业原料和建筑材料。据"本草"记载，椰子瓤、椰子浆、椰子油、椰子壳及椰子根皮，都可药用。

1. 营养成分与性味。

椰子性平，味甘，无毒。每 100 克鲜椰子肉中含蛋白质 3.4 克，脂肪 35.3 克，糖类 10.1 克，粗纤维 3.2 克，灰分 1 克，钙 21 毫克，磷 98 毫克，铁 2 毫克，维生素 B_1 0.1 毫克，维生素 B_2 0.1 毫克，尼克酸 0.2 毫克，维生素 C 2 毫克。它还含有维生素 E。

椰子汁含生长激素，在组织培养液中加入少量椰子汁，可使组织迅速增长，并可提取细胞分裂素。此外，椰子汁中所含的维生素 C 远远高于椰子肉中的含量。

椰子油中含游离脂肪酸 20%，羊油酸 5%，棕榈酸 7%，羊脂酸 9%，脂蜡酸 5%，羊蜡酸 10%，油酸 2%，月桂酸 45%。还含多种甾醇物质。

椰子壳中含纤维素、木质素、戊聚糖、灰分等。

2. 医疗保健作用

椰汁、椰肉和椰油均有一定的医疗价值。椰汁味甘，性稍热，可强心、利尿、驱虫、止吐泻，治疗充血性心力衰竭、周围性水肿。椰肉性平味甘、无毒,有益气、治风、令人面色悦泽的功用。食椰肉饮椰汁,还有驱虫的良好效果。椰子油外用,可治疗一般疮疖、冻疮、体癣、神经性皮炎。此外,椰子壳性平,味甘,无毒,可用于治疗心痛、筋骨疼痛。椰树根皮可用于治疗鼻出血、吐逆、霍乱及止血等。

3. 食用注意事项

(1)服用阿司匹林、异烟肼、布洛芬时不宜食用:服用这些药物时,不宜食用含糖量高的食物,因为食物里的糖能抑制这些药物在体内的吸收,降低药物疗效。椰子为含糖量高的食物,故服用以上药物时不宜食用。

(2)服苦味健胃药和驱风健胃药时不宜食用:苦味健胃药和驱风健胃药均是借助于药物的苦味、怪味,刺激口腔味觉器官,反射性地提高食物中枢的兴奋性,帮助消化,增进食欲,若服这些药物时食用含糖量高的椰子,则会直接影响药物疗效。

(3)糖尿病患者不宜食用:糖尿病患者为糖的利用转化不足,血糖、尿糖升高,椰子含糖较多,食用后可加重糖尿病的病情。

(4)服用糖皮质激素时不宜食用:糖皮质激素有促进糖原异生,抑制糖分解的作用,服用糖皮质激素,如泼尼松等药物时食用含糖量高的椰子,则容易诱发糖尿病。

(5)呼吸系统疾病痰饮较盛者不应食用:椰子味甘,养阴生津,痰饮内盛者食用则会加重痰湿,故不宜食用。

4. 食疗方

方 1

【原　料】椰子1个。

【制　作】椰子取汁。

【用　法】　饮汁,早、晚各 1 次。

【功　效】　适用于中暑或发热、水肿、充血性心力衰竭等。

方　2

【原　料】　鲜椰子 100 克,糯米、鸡肉各 50 克。

【制　作】　椰肉切小块,与糯米、鸡肉放入有盖沙锅内,隔水炖熟即可。

【用　法】　每日 1 剂,连食 3 日。

【功　效】　适用于食欲不振。

方　3

【原　料】　椰子半个。

【制　作】　取椰肉。

【用　法】　每日早、晚各吃椰肉 1 次。

【功　效】　适用于大便秘结。

方　4

【原　料】　椰子 1 个。

【制　作】　分别取椰肉和椰汁。

【用　法】　每日早晨空腹先饮椰汁,后吃椰肉,不需另服泻剂,3 小时后方可进食。

【功　效】　适用于驱除姜片虫。

方　5

【原　料】　椰子壳 1 个。

【制　作】　将椰子壳打碎,加水煎汤。

【用　法】　外洗患处。

【功　效】　适用于湿疹、阴部瘙痒。

方　6

【原　料】　椰子1个。

【制　作】　取椰肉。

【用　法】　用椰肉涂擦患处,每日数次。

【功　效】　适用于疥疮、汗斑、神经性皮炎、冻疮、体癣、足癣等。

(十八)枇　杷

枇杷为蔷薇科枇杷。属多年生常绿乔木,因叶似琵琶谐音而得名。在我国主要分布于长江以南地区,浙江余杭、江苏吴县、福建莆田、湖南沅江、广西桂林、广东潮州、安徽歙县、江西南昌都是枇杷的主要产区。枇杷品种很多,约有100多种,依果肉颜色将枇杷分为红沙、白沙两大类。白沙枇杷品系的特点是上市晚,味甜多汁,皮薄核小。

1. 营养成分与性味

枇杷性平、凉,味甘、酸,无毒。每100克果汁中含蛋白质0.4克,脂肪0.1克,糖类6.6克,粗纤维0.8克,灰分0.5克,胡萝卜素1.33毫克,尚含丰富的B族维生素、苹果酸、柠檬酸及钙、磷、铁等。枇杷叶含有橙花叔醇、金合欢醇、芳樟醇、馀牛儿醇及蒎烯、莰烯、月桂烯、对聚伞花素等多种挥发油。枇杷叶含苦杏仁甙、皂甙、鞣质及多种有机酸。

2. 医疗保健作用

枇杷果实及各部分均可入药。枇杷入脾、肺、肝经,能润肺,止渴,下气,止咳,健胃,清热,适用于肺痿、咳嗽、吐血、鼻出血、燥渴、呃逆等。

《日华子本草》记载，枇杷能"治肺气、润五脏、下气、止呃逆并渴疾"。《滇南本草》记载，枇杷能"治肺痿劳伤吐血、咳嗽吐痰、哮吼，又治小儿惊风发热"。《本草纲目》记载，枇杷能"止渴下气、利肺气、止吐逆，主上焦热，润五脏"。

枇杷含丰富的葡萄糖、果糖、蔗糖及戊聚糖、果胶，胡萝卜素的含量在果品中仅次于杏，还含多种有机酸，营养丰富、味道甘美、滋润而凉，对肺痨、咳嗽、化痰极有良效，且能益胃生津，止呃逆。

枇杷叶入药效果尤佳。枇杷叶可清肺和胃，降气化痰，是治疗肺气喘咳的要药。枇杷叶水煎液，对金黄色葡萄球菌、肺炎球菌、痢疾杆菌等多种微生物有抑制作用，对化痰、止咳、呃逆有较好的疗效。枇杷叶用蜜炙可加强润肺作用。枇杷叶加姜汁涂炙可加强和胃降逆功效。中成药枇杷膏是由枇杷叶、川贝、沙参等加蜜熬成，有润肺止咳作用。枇杷叶加川贝制成枇杷冲剂，适用于伤风咳嗽、急慢性气管炎。枇杷榨汁，加入枇杷叶、核，用文火煎熬至粘稠，去渣取汁，加冰糖制成枇杷膏，随时服用，是清肺、宁咳、润喉、解渴、和胃的良药。

据报道，枇杷叶和茄梗加水煎后，加糖浆制成枇杷浸提液，每日服3次，每次10毫升，对慢性支气管炎有较好的疗效。

枇杷、西米、白糖加水煮成枇杷粥，能润肺生津、止咳化痰、和胃降逆，适用于肺热咳嗽、咳痰、咯血、鼻出血、胃热呕哕患者。

枇杷花中药叫土冬花，性微温，味淡，含低聚糖和挥发油等，采下花蕾加等量辛夷研末，每次服5克～6克，治疗伤风感冒、咳嗽、痰血、流鼻涕等有效。

枇杷种子性平,味苦,含苦杏仁甙、多种氨基酸、脂肪酸等,主治咳嗽、疝气、水肿、瘰疬(即淋巴结结核)。

枇杷根性平,味苦,可治虚劳久嗽、关节疼痛。用枇杷根煨猪爪可下乳。枇杷根与童雌鸡熬汤食用,对传染性肝炎有较好疗效。枇杷叶蒸馏加工制成的枇杷露,能清肺和胃、化痰止咳,适用于肺热咳嗽、痰多、呃逆、口渴等。

枇杷茎干的韧皮部能治呃逆不下食。取枇杷茎干的韧皮部细嚼咽汁,或加水煎汁饮服,功效同其叶子。

据资料介绍,枇杷含有丰富的维生素 A、维生素 C,还具有防癌和防治干眼病的作用。

3. 食用注意事项

(1)不熟之果不宜食用:《本经逢原》记载,枇杷"若带生味酸,力能助肝伐脾,食之令人中满泄泻"。

(2)不宜与海产品及其他富含蛋白质的食物同食:枇杷富含果酸,若和含钙或蛋白质丰富的海产品及其他富含蛋白质的食物同时食用,果酸可与海产品中的钙结合发生沉淀,使蛋白质发生凝固,影响营养成分的消化吸收。

(3)不宜与萝卜、黄瓜等食物同食:枇杷含有丰富的维生素 C,若和萝卜或黄瓜同食,维生素 C 将会被黄瓜中的维生素 C 分解酶或萝卜中的抗坏血酸酵酶破坏。

4. 食疗方

方 1

【原　料】　枇杷叶 15 克。

【制　作】　枇杷叶加水煎汤。

【用　法】　每日 1 剂,连服 3 日。

【功　效】　适用于预防流感。

方 2

【原　料】　枇杷叶 30 克,竹茹 15 克,陈皮 6 克,蜂蜜 5 毫升。

【制　作】　枇杷叶、竹茹、陈皮加水煎汤,加蜂蜜调匀。

【用　法】　每日 1 剂,连服 3~5 日。

【功　效】　适用于咳嗽。

方 3

【原　料】　枇杷叶 15 克,川贝 4.5 克,杏仁 6 克,广陈皮 6 克。

【制　作】　将以上原料共研末。

【用　法】　每次服 3 克~6 克,开水送下。

【功　效】　适用于咳嗽、喉中有痰。

方 4

【原　料】　枇杷叶 500 克,蜂蜜 400 毫升。

【制　作】　枇杷叶去毛,洗净,加水 2 000 毫升煮成浓液,去渣,加入蜂蜜,再煮至 1000 毫升左右。

【用　法】　每次服 1 酒杯,每日 3 次。

【功　效】　适用于慢性支气管炎、久咳不止。

方 5

【原　料】　嫩枇杷叶 30 克,款冬花 9 克,生甘草 6 克。

【制　作】　以上原料加水煎汤。

【用　法】　早、晚分服,连服 3~5 剂。

【功　效】　适用于气管炎。

方 6

【原　料】　枇杷叶 150 克,茄梗 250 克,糖浆 240 毫升。

【制　作】　枇杷叶、茄梗加水煎熬至 2 000 毫升,加糖浆即成。

【用　法】　每日服 3 次,每次 10 毫升。

【功　效】　适用于慢性气管炎。

方 7

【原　料】　鲜枇杷叶、鲜竹叶、鲜芦根各 12 克。

【制　作】　以上原料加水煎汤。

【用　法】　代茶饮。

【功　效】　适用于中暑、口渴、呃逆。

方 8

【原　料】　枇杷叶、竹茹各 15 克,生姜 10 克。

【制　作】　以上原料加水煎汤。

【用　法】　每日 1 剂,连服 3 日。

【功　效】　适用于胃热呕吐。

方 9

【原　料】　枇杷核 15 克,蜂蜜 30 毫升。

【制　作】　将枇杷核捣烂,水煎,滤取煎液,加入蜂蜜,调匀即可。

【用　法】　每日 1 剂,连服 2～3 剂。

【功　效】　适用于老年性便秘。

方 10

【原　料】　鲜枇杷根 120 克～180 克,童雌鸡 1 只(或猪瘦肉 250 克～370 克),食盐少许。

【制　作】　鲜枇杷根洗净,切碎,加童雌鸡(或猪瘦肉)炖熟,加食盐调味。

【用　法】　吃肉,喝汤,隔 1～2 日吃 1 次。

【功　效】　适用于传染性肝炎。

方 11

【原　料】　鲜枇杷根 120 克,猪蹄 1 只,黄酒 250 毫升。

【制　作】　鲜枇杷根洗净,切段。猪蹄去毛,洗净,与鲜枇杷根同入锅内,加入黄酒、清水适量,炖至猪蹄熟烂即可。

【用　法】　每日分 2 次食用。

【功　效】　适用于关节疼痛。

方 12

【原　料】　枇杷干种子 50 克,白酒适量。

【制　作】　枇杷干种子研末,用热白酒调匀。

【用　法】　外敷患处。

【功　效】　适用于淋巴结结核。

方 13

【原　料】　枇杷叶 15 克,灶心土 60 克,生姜适量。

【制　作】　枇杷叶、灶心土、生姜加水煎汤。

【用　法】　每日 2 次,连服 3 日。

【功　效】　适用于妊娠恶心呕吐、神疲嗜睡。

方　14

【原　料】　枇杷叶 5 片,土牛膝 9 克。

【制　作】　枇杷叶、土牛膝加水煎汤。

【用　法】　每日 1 剂,连服 3 日。

【功　效】　适用于回乳时乳房胀痛。

方　15

【原　料】　枇杷叶、母丁香(丁香果实)各 0.3 克。

【制　作】　枇杷叶、母丁香共研末。

【用　法】　将药末涂乳头上,令乳儿吮吸。

【功　效】　适用于小儿吐乳。

方　16

【原　料】　枇杷叶 30 克,大蒜 60 克,蜂蜜 10 毫升,白糖 5 克。

【制　作】　枇杷叶去毛,洗净,加水煎汤。大蒜切片加开水浸半小时,取浸液加入枇杷叶汤内,加蜂蜜、白糖调匀。

【用　法】　5 岁以下服 6 毫升～9 毫升,5 岁以上加倍,每 4 小时 1 次。

【功　效】　适用于百日咳。

方　17

【原　料】　枇杷叶、桑白皮、生石膏各 15 克,白糖适量。

【制　作】　以上原料加水煎取汁,加白糖调匀。

【用　法】　每日 1 剂,分 2～3 次,连服 3～5 日。

【功　效】　适用于小儿麻疹后热咳。

方 18

【原　料】　鲜枇杷叶 30 克,淡竹叶 15 克。

【制　作】　枇杷叶、淡竹叶加水煎汤。

【用　法】　每日 1 剂,连服 3～5 日。

【功　效】　适用于声音嘶哑。

方 19

【原　料】　鲜枇杷 90 克,冰糖 15 克。

【制　作】　鲜枇杷去皮,留核,加水煎汤,入冰糖炖半小时。

【用　法】　吃果肉,饮汤,每日早、晚各 1 次。

【功　效】　适用于咽喉肿痛。

(十九) 香　榧

香榧又叫榧子。其果实大如枣,核如橄榄,两头尖尖,椭圆形,壳为黄褐色,其可食部为白色果仁,味道甜美、香酥。

1. 营养成分与性味

香榧性平,味甘、涩,每 100 克含蛋白质 12.4 克,脂肪 42 克,糖类 27.9 克,维生素 B_1 0.03 毫克,维生素 B_2 0.18 毫克,尼克酸 0.7 毫克,维生素 E 43.52 毫克,钙 71 毫克,铁 3.8 毫克,锌 3.66 毫克,磷 180 毫克,硒 4.2 微克。

2. 医疗保健作用

香榧入肺、胃、大肠经。它有杀虫、杀菌、消积、润燥、化痰、止嗽等功效,还有健脾补气、去淤生新的作用,可用于治疗虫积腹痛、小儿疳积、燥咳、便秘、痔疮、吐血、小儿遗尿等病症。榧子驱除肠内各种寄生虫(如蛔虫、蛲虫、绦虫、钩虫、姜片虫等),有"虽杀虫而不伤人体"的特点,这是任何一种驱虫药所不能比拟的,正如《本草新编》记载:"榧子杀虫最胜……凡杀虫之物,多伤气血,唯榧子不然。"因此,对于体质虚弱的肠道寄生虫病患者,选用香榧驱虫甚佳。

近年来,我国研制了一种驱虫新成药——榧子杀虫丸,用榧子、槟榔、贯众、鹤虱四味药物制成,可治疗钩虫、蛔虫、蛲虫、绦虫、姜片虫,效果令人满意。

现代药理研究证明,粗榧含有 12 种生物碱,其中 4 种酯碱对动物淋巴细胞白血病有明显抑制作用,用提取的粗榧生物碱治疗淋巴肉瘤已收到明显疗效。

3. 食用注意事项

榧子富含油脂,容易导肠致泻,故腹泻患者不宜食用。

4. 食疗方

方　1

【原　料】　香榧 100 克,槟榔 50 克,芫花 40 克。

【制　作】　以上原料共研为末。

【用　法】　早晨空腹服 50 克,白开水送下。

【功　效】　适用于驱绦虫。

方　2

【原　料】　香榧 7 枚。

【制　作】　取香榧备用。

【用　法】　每日嚼食香榧,连食数日。

【功　效】　适用于痔疮、疝气、夜盲症、蛲虫病等。

方 3

【原　料】　榧仁 100 克,米醋 50 毫升。

【制　作】　榧仁研末,用米醋调成糊。

【用　法】　局部外敷,每日更换 1 次。

【功　效】　适用于乳房肿痛、发炎。

方 4

【原　料】　榧树叶 100 克。

【制　作】　榧树叶加水煎汤。

【用　法】　每晚睡前局部外洗。

【功　效】　适用于趾间湿痒、脚癣。

(二十)白　　果

　　白果为银杏科植物银杏的种子,以外壳色白、种仁色白、里面色白者为佳。全国大部分地区均有出产,主产于广西、四川、河北、河南、山东、湖北、辽宁等地。白果树开花很特别,夜间开,开了就谢落,一枝可结果实百余个,状如楝子,经霜熟烂,去肉,取核为果,即白果。以种仁入药。

　　1. 营养成分与性味

　　白果性平,味甘、苦、涩,有小毒,每 100 克鲜品含蛋白质 6.4 克,糖类 35.9 克,粗纤维 0.3 克,灰分 1.3 克,钙 10 毫克,磷 218 毫克,铁 1.5 毫克,胡萝卜素 0.38 毫克,维生素 B_2 0.05 毫克,尼克酸 1.3 毫克。它尚含多种氨基酸。

　　2. 医疗保健作用

　　白果入肺经。中医认为,其主要功能是定痰喘,止滞浊,常作为收敛药,用于内科、妇科的哮喘咳嗽、痰多、小便白浊、遗尿遗精、淋病、小便频数、赤白带下等症。白果有很好的消毒杀虫功能，可用于治疗疥癣、漆疮、白癜风等病症。

《本草纲目》记载，白果"熟食温肺益气、定喘嗽、缩小便、止白浊，生食降痰、消毒、杀虫"。《本草再新》记载，白果"补气养心、益肾滋阴、止咳除烦、生肌长肉、排脓拔毒、清疮疥疽瘤"。

白果含有丰富的营养素，特别是果仁含淀粉62.4%，粗蛋白11.3%，粗脂肪2.6%，蔗糖5.2%，还含有银杏酸、银杏醇，以及钙、钾、磷等多种有益于人体的无机盐和多种维生素，有滋补保健功能，被列为食疗佳品。如糖水白果、白果甜粥、白果冰汁能止渴生津、消暑舒神；炖白果、白果鸽蛋、白果炖鸡等常作为强身健体的补品。

白果对肺结核、老年性气管炎有较好的疗效，能止咳平喘、滋养补肾。药理试验表明，白果汁、白果肉、白果酚、白果酸在试管中均能抑制结核杆菌生长。据报道，于中秋节前夕将半青带黄的白果（连外果皮）浸入生菜油中，百日后取出，每日饭前服1粒，连服1～3个月，对肺结核患者的发热、盗汗、咳嗽、气喘、咯血、食欲不振等，均有较好的疗效。

白果有治疗小便频数的功效。《品汇精要》记载，白果"煨熟食之止小便频数"。古时赴考举人参加科举考试时常带些熟白果，在临考前吃几粒，以免考试途中上厕所误事。食煨白果对小便频数、白带多患者有一定疗效，如能加些莲须同食则效果更佳。

白果有美容作用，可治疗鼻面黑斑、酒渣鼻及头面疮癣等。临床上将生白果仁切片涂患处，或白果与酒酵糟同嚼烂，夜晚涂患处清晨洗去，可使皮肤洁净美容。如将白果仁切片，涂头面癣疮或身体上疳疮、阴虱均有治疗作用。将白果仁捣烂成糊,涂于肛门周围,每晚 1 次,连用 5～7 日,可杀灭蛲虫。药理试验证明,白果对葡萄球菌、链球菌、白喉杆菌、炭疽杆菌、枯草杆菌、大肠杆菌、伤寒杆菌等均有不同程度的抑菌作用,果肉的抗菌力较果皮强,水浸剂对真菌亦有抑制作用。白果制品可用于小儿腹泻、肠风脏毒等。

白果可与其他食物配伍制成营养丰富的食疗制品。如白果加大米、桂花、白糖等制成白果粥,能止咳平喘,固肾补肺,适用于肺病咳嗽及气管炎咳嗽等症。白果加糯米、白糖等制成白果糯米粥,能温补脾肺,祛痰止咳,燥湿,缩小便,强健身体,对肺结核、肾结核患者均有好处。白果仁、甜杏仁各 3 克,核桃仁、花生仁各 6 克捣碎,煮沸后加鸡蛋 1 个及冰糖制成四仁鸡子粥,能扶正固本,补肾润肺,纳气平喘,适用于慢性气管炎并发肺气肿的老年患者,但大便滑泄者勿用。

白果仁研碎纳入开小孔的鸡蛋中,将小孔封住蒸熟,制成白果蒸鸡蛋,能止白带、白浊,敛肺气,适用于妇女白带多及小儿脾虚泄泻。五味子 250 克、白果叶 500 克、红枣 250 克、蜂蜜 1000 毫升、白糖等制成五味银叶红枣蜜,每日服 1～2 匙,能养五脏,助心血,舒张血管,调整血压,降低胆固醇,是动脉硬化症、冠心病患者的有效食疗方。白果、五味子、百合干各 100 克,加蜂蜜制成白果五味百合蜜,能敛肺益气,化痰宁咳,平喘润肠,适用于喘息性慢性气管炎及肺结核患者。

3. 食用注意事项

(1)白果有一定毒性,甚至可中毒致死。《本草求直》记载,白果"稍食则可,再食令人气壅,多食则令人头胀昏闷,昔有服此过多而胀闷欲死者"。又说:"小儿多食,昏霍发惊。昔有饥者,以白果代饭食饱,次日皆死。"现代医学认为,白果中有一种毒性物质,将它的溶液注入实验动物体内,动物可出现抽搐,最后因延髓麻痹而死亡。近年来,临床上也屡有白果中毒病例的报告。

白果有一定毒性。一般认为,儿童生吃7～15枚即可引起中毒。炒熟后毒性减低,但一次食入量不可过多,五岁以下的幼儿应禁止吃白果。

(2)呼吸系统疾病痰湿内盛的患者不应食用:白果敛肺定喘止咳,干咳少痰或虚性咳喘患者食用适宜,若肺炎、支气管炎等呼吸系统疾病患者食用,反会加重病情,故不宜食用。

4. 食疗方

方 1

【原　料】　白果200克,鸡肉(或鸭肉)100克,葱、姜、植物油、食盐各适量。

【制　作】　白果、鸡肉、葱、姜、食盐入油锅炒熟。

【用　法】　每日1剂,连食5～7剂。

【功　效】　适用于老年性咳嗽、哮喘、水肿或女性白带多、白浊等。

方 2

【原　料】　白果5～7枚。

【制　作】　白果加水煮熟。

【用　法】　每日1剂,连用7～10日。

【功　效】　适用于咳嗽、尿路感染等。

方 3

【原　料】　白果10克,陈艾5克,米饭、菜叶各适量。

【制　作】　白果煨熟,去壳。陈艾捣烂,与米饭混合成团,将白果肉捏在其中,外用菜叶包裹,放火灰中煨香。

【用　法】　每日2剂,只取白果肉食用。

【功　效】　适用于寒证型慢性支气管炎。

方　4

【原　料】　白果、麻黄、款冬花、甘草各10克,制半夏、杏仁、桑白皮各15克。

【制　作】　以上原料加水煎汤。

【用　法】　每日1剂,连服7～10日。

【功　效】　适用于慢性气管炎。

方　5

【原　料】　白果10克～15克,豆腐皮30克～45克,大米30克～60克。

【制　作】　白果去皮及心。豆腐皮切碎,与大米、白果同煮为稀粥。

【用　法】　每日分2次空腹食用,连食用7～10日。

【功　效】　适用于肺虚咳喘、痰多。

方　6

【原　料】　白果10克～15克,白糖、蜂蜜各适量。

【制　作】　白果炒后去壳,加水煮汤,再加入适量白糖及蜂蜜。

【用　法】　每日1剂,可常食。

【功　效】　适用于哮喘。

方 7

【原　料】　白果 10 克,核桃仁 5 克,生姜 3 片。

【制　作】　白果炒后去壳,与核桃仁、生姜同入锅内,加水适量,煮汤。

【用　法】　每日 1 剂,连服 7～10 日。

【功　效】　适用于寒性哮喘发作期。

方 8

【原　料】　鲜白果 200 克,菜油 500 毫升。

【制　作】　鲜白果放入瓶中,加入菜油,以浸没为度,密封埋于土中,5 个月后可取用,越陈越好。

【用　法】　每次取白果 1 个,撕取其肉,温水送服,每日 2 次,连服 2～3 周。

【功　效】　适用于肺结核。

方 9

【原　料】　白果 4 枚,糯米 50 克,白糖 10 克。

【制　作】　白果、糯米、白糖入锅内,加水适量,煮成稀粥。

【用　法】　可常食。

【功　效】　适用于肺结核、肾结核。

方 10

【原　料】　白果 50 克,藕节 25 克。

【制　作】　白果、藕节共研末。

【用　法】　将白果藕节末分作 3 次,1 日服完。

【功　效】　适用于便血。

方　11

【原　料】　白果 10 枚。
【制　作】　白果捣烂成糊。
【用　法】　白果糊涂肛周,每晚 1 次,连用 5～7 日。
【功　效】　适用于蛲虫病。

方　12

【原　料】　白果 20 枚,人参、莲子、茯苓、王不留行各 10 克,甘草、肉桂各 6 克。
【制　作】　以上原料加水煎汤。
【用　法】　每日 1 剂,连服 7～10 日。
【功　效】　适用于泌尿系感染。

方　13

【原　料】　白果 10 枚,莲须 10 克。
【制　作】　白果、莲须加水同煮汤。
【用　法】　每日 1 剂,连服 1～2 周。
【功　效】　适用于小便频数、白带多。

方　14

【原　料】　白果 10 枚,冬瓜子 30 克,莲子肉 15 克,胡椒粉、白糖各适量。
【制　作】　以上原料水煎,制成白果冬瓜子饮。
【用　法】　每日 1 剂,连服 1～2 周。
【功　效】　适用于尿频。

方　15

【原　料】　白果 10 枚,芡实、糯米各 30 克。

【制　作】　白果去皮与糯米、芡实同入锅内,用文火煮成粥。

【用　法】　可常食。

【功　效】　适用于蛋白尿。

方　16

【原　料】　白果叶、瓜蒌、丹参各 15 克,薤白 12 克,郁金 10 克,甘草 4.5 克。

【制　作】　以上原料加水煎汤。

【用　法】　每日 1 剂,连服 2～3 周。

【功　效】　适用于冠心病心绞痛。

方　17

【原　料】　白果叶 500 克,五味子、红枣各 250 克,蜂蜜 1000 毫升,白糖 100 克。

【制　作】　白果、五味子、红枣加水煮熟,加白糖、蜂蜜制成五味银叶红枣蜜。

【用　法】　每日服 1～2 匙,服完为止。

【功　效】　适用于冠心病。

方　18

【原　料】　白果 3 枚,龙眼肉 7 枚。

【制　作】　白果、龙眼肉加水同煮汤。

【用　法】　每早晨空腹服 1 次。

【功　效】　适用于眩晕。

方　19

【原　料】　白果 60 克。

【制　作】　带壳生白果捣裂入沙锅,加水 500 毫升,煎至 300 毫升。

【用　法】　每日分 2 次饮。

【功　效】　适用于神经性头痛。

方　20

【原　料】　白果 15 克,芡实、金樱子各 12 克。

【制　作】　白果、芡实、金樱子加水煎汤。

【用　法】　每日 1 剂,连服 7～10 日。

【功　效】　适用于遗精。

方　21

【原　料】　白果、莲肉各 15 克,胡椒 3 克。

【制　作】　以上原料加水煮汤。

【用　法】　每日 1 剂,连服 5～7 日。

【功　效】　适用于白带过多。

方　22

【原　料】　白果 10 克,益智仁 6 克,鸡蛋 1 个。

【制　作】　将白果、益智仁研细粉。把鸡蛋开一小孔,装入白果、益智仁粉,煮熟。

【用　法】　每日 1～2 次,连吃 3 日。

【功　效】　适用于遗尿。

方 23

【原　料】　白果(陈)5 枚,蜗牛 3 只。

【制　作】　将蜗牛焙干,与白果共研细末。

【用　法】　水冲服,每日 1 次。

【功　效】　适用于遗尿。

方 24

【原　料】　白果 1 枚。

【制　作】　取白果待用。

【用　法】　饭后细嚼白果。每日 3 次。

【功　效】　适用于龋齿。

方 25

【原　料】　白果 10 克。

【制　作】　白果切片,待用。

【用　法】　白果片擦患处,每日 3 次。

【功　效】　适用于鼻面黑斑、酒渣鼻、头面癣疮。

方 26

【原　料】　白果 1～2 枚。

【制　作】　白果捣烂。

【用　法】　外涂患处。

【功　效】　适用于手足皲裂、鸡眼(挑出血后)、下部疳疮、虱病。

(二十一)松　子

松子是松树果实松塔的种子。我国东北、西北、西南地区均有出产,以吉林东部长白山区产量最多。

1. 营养成分与性味

松子性温,味甘,无毒,种仁每 100 克含蛋白质 16.7 克,脂肪 63.5 克,糖类 9.8 克,粗纤维 4.6 克,灰分 2.7 克,钙 78 毫克,磷 236 毫克,铁 6.7 毫克,还含挥发油。

2. 医疗保健作用

松子有祛风泽肤、润肺止咳、润肠通便等多种作用。《名医别录》记载:"松实主风痹、塞气、虚羸、少气,补不足。"《开宝本草》记载,松子主治"骨节风,头眩,去死肌,变白,散风气,调五脏,不饥"。李时珍则说,松子可"润肺,治燥结咳嗽"。

在古人心目中,松子是益寿延年的长寿果。唐代李珣的《海药本草》记载:"海松子温肠胃,久服轻身,延年不老。"明代《本草经疏》记载,松子"味甘补血。血气充足,则五脏自润,发白不饥。仙人服食,多饵此物。故能延年,轻身不老"。因此,中老年人经常吃些松子,既有补益之效,也有散风寒、去风痹之功。

松子所含脂肪酸,大部分为油酸、亚麻油酸等不饱和脂肪酸,对预防心血管疾病有良好作用。因此,经常适量吃些松子,不但增加营养,而且可收到滋补强身、延年益寿的功效。

3. 食用注意事项

松子有润肠通便作用,故慢性腹泻者不宜多食。

4. 食疗方

方 1

【原　料】　松子仁 15 克～20 克,大米 100 克。

【制　作】　松子仁捣碎,与大米同煮成粥。

【用　法】　当正餐或点心食用。

【功　效】　适用于肺燥咳嗽、大便虚秘。

方 2

【原　料】　松子仁 50 克,核桃仁 100 克,蜂蜜 25 毫升。

【制　作】　松子仁、核桃仁共研末,与蜂蜜拌匀成膏。

【用　法】　每次服 6 克。

【功　效】　适用于肺燥咳嗽。

方 3

【原　料】　松子仁 10 克～15 克,当归、桂枝、羌活各 6 克,黄酒 50 毫升。

【制　作】　松子仁、当归、桂枝、羌活、黄酒加水适量同煮汤。

【用　法】　每日 2 次服用。

【功　效】　适用于风湿性关节痛等。

(二十二)槟　榔

槟榔又名仁频、宾门、宾门药饯、白槟榔、橄榄子、槟榔仁、槟榔玉、大腹槟榔,为棕榈科植物槟榔的种子,可供药用。

1. 营养成分与性味

槟榔性温,味辛,无毒。每 100 克槟榔含脂肪 4 克,生物碱 0.3 克～0.6 克,还含有儿茶素、胆碱等。

2. 医疗保健作用

槟榔药用有杀虫、破积、下气、行水作用,可治虫积、食滞、脘腹胀痛、泻痢后重、水肿、脚气等症。

3. 食用注意事项

槟榔不宜嚼食。槟榔中含各种不同的化学物质,有些物质具有致细胞突变的作用,市售的槟榔还含有多种细菌和真菌,嚼食槟榔可诱发疾病。据最近英国医学杂志报道,槟榔的主要成分可使人的支气管平滑肌收缩,导致支气管狭窄,嚼食槟榔将会使哮喘发作更重,并增加治疗的困难。

4. 食疗方

方 1

【原　料】　槟榔、黄芩各 9 克。

【制　作】　槟榔、黄芩加水煮汤。

【用　法】　每日 1 剂,连服 3 日。

【功　效】　适用于流行性感冒。

方 2

【原　料】　槟榔、炒莱菔子各 10 克,橘皮 1 块,白糖 5 克。

【制　作】　将槟榔打碎,与莱菔子、橘皮一同加水煮汤,去渣。

【用　法】　代茶饮,饮时放白糖。

【功　效】　适用于咳嗽。

方 3

【原　料】　槟榔、南瓜子仁各 15 克~25 克,白糖 5 克。

【制　作】　南瓜子仁研末后加白糖,混匀。槟榔加水煎汁。

【用　法】　用槟榔汤送服南瓜子仁末,每日1次,空腹服,连服3～5日。

【功　效】　适用于驱蛔虫、姜片虫,对绦虫也有效。

方　4

【原　料】　槟榔9克～18克。

【制　作】　槟榔加水煮汤。

【用　法】　饮汤,用药后以轻泻为度,若不泻可稍加用量,有腹痛、呕吐、恶心等反应属正常现象。

【功　效】　适用于青光眼眼压增高。

(二十三)花　　生

花生又名落花生、长生果、地果、唐人豆等。现在,世界上种花生最多的国家是印度、中国、巴基斯坦和美国等。我国的花生远销国外,在国际市场上享有很高声誉,被称为"中国坚果"。

1. 营养成分与性味

花生性平,味甘。每100克花生可食部分含蛋白质27.6克,脂肪41.2克,糖类23克,粗纤维2.7克,钙71毫克,磷399毫克,铁2毫克,维生素A 0.1毫克,维生素B_1 0.21毫克,维生素B_2 0.14毫克,尼克酸13.1毫克,热能2397千焦(573千卡)。此外,它还含泛酸、生物素、维生素E、油酸、亚油酸、棕榈酸、花生酸、落花生油酸等脂肪酸。蛋白质的质量很高,含有多种氨基酸、卵磷脂等。

2. 医疗保健作用

中医认为,花生有悦脾和胃,润肺化痰,滋养调气,清咽止疟等功效,适用于营养不良、脾胃失调、咳嗽痰喘、乳汁缺乏等症。花生的种子、种衣、种壳和花生油等,都可作为药物。药理研究和临床应用证实,花生仁含卵磷脂和脑磷脂,是神经系统所需要的营养物质,能延缓脑功能衰退,抑制血小板聚集,防止血栓形成,降低胆固醇。花生是一种良好的健脑食品,常食可增强记忆,延缓衰老,是名符其实的"长生果"。

花生中含丰富的不饱和脂肪酸、亚油酸,有降血压、降低胆固醇的作用。花生壳中也含有一种降胆固醇的有效成分,叫木犀草素。我国用花生壳水煎制成"落脂片"、"脉通灵",经临床证实,对防治高胆固醇症、冠心病、动脉硬化症等均有效。

近来有报道,花生仁可使凝血时间缩短。目前,已可用特殊方法从花生中提取一种油类有效成分,此成分对血液凝固有重要影响。据介绍,这种有效成分在花生果衣中的含量更高,约相当果实中的 50 倍。

3. 食用注意事项

(1)淤血患者不宜食用:实验研究表明,花生可缩短凝血时间及再钙化时间,提高血浆中肝素的耐受能力,增进血栓形成与凝血酶原活性,淤血患者食用,将加重病情。

(2)不宜多食存放过久的花生:花生存放过久,容易产生黄曲霉毒素,黄曲霉毒素能导致肝癌,多食此类花生,容易导致癌症。

(3)慢性肠炎、腹泻者不宜食用:花生含大量油脂,能滑利肠道,导致腹泻。

(4)不宜多食油炸花生:油炸花生可以破坏花生中所含的维生素等营养成分,降低食用的营养价值。

(5)服硫酸亚铁等铁制剂时不宜食用:铁制剂会和食物的

磷结合形成不溶性复合体,降低铁剂的吸收。本品每 100 克中含磷高达 4 克左右,故服铁制剂时不宜食用。

(6)高脂血症患者不宜食用:花生含大量脂肪,高脂血症患者食用后会导致血液中的脂质升高。血脂升高是导致动脉硬化症、冠心病等病症的重要因素之一,故不宜食用。

(7)胆囊切除患者不宜食用:花生含有大量脂肪,需要胆汁消化,胆囊切除后,贮存胆汁的功能丧失,此类患者如果食用花生,没有大量的胆汁帮助消化,常会引起消化不良。此外,没有胆囊贮存胆汁,还会增加肝脏分泌胆汁的负担,时间一久,将使肝脏的功能受到一定程度的损伤,故胆囊切除患者不宜食用花生。

(8)内热炽盛口鼻疾患者不宜食用:内热炽盛患口腔炎、舌炎、口腔溃疡、鼻出血者,食用花生后会加重病情,炒花生更为温燥,不宜食用。

(9)不宜食用长芽的花生:花生长芽以后,外皮遭到破坏,黄曲霉菌、寄生曲霉菌等容易侵入。致癌物黄曲霉毒素是黄曲霉菌和寄生曲霉菌的代谢产物。故长芽的花生不宜食用。

(10)食用时应细细咀嚼:花生不容易消化,且最容易感染黄曲霉菌,因此必须细嚼。因为细嚼不但有利于食物的消化,且唾液里所含的酶还能破坏黄曲霉菌所产生的黄曲霉毒素;不细细咀嚼,既容易引起消化不良,还容易使黄曲霉菌在体内蓄积,诱发癌症。

4. 食疗方

方　1

【原　料】　花生仁(不去红衣)45 克,大米 60 克,山药 30 克或百合 15 克,冰糖适量。

【制　作】　花生仁洗净后捣碎,加入大米、山药或百合同煮为粥,至米烂汤稠时加入冰糖稍煮即成。

【用　法】　可常食。

【功　效】　适用于咳嗽,食欲差。

方　2

【原　料】　花生仁(连内皮)60克。

【制　作】　花生仁入锅内,加水适量,煮沸后用文火煮熟。

【用　法】　可吃,可饮,1次用完,每日1次,连用5日。

【功　效】　适用于外感引起失声。

方　3

【原　料】　花生仁30克,芡实60克,红枣10枚,红糖适量。

【制　作】　花生仁、芡实、红枣加水同煮粥。

【用　法】　每日1剂,连用5～7日。

【功　效】　适用于脾胃虚弱,纳差,乏力。

方　4

【原　料】　生花生仁20～30粒。

【制　作】　精选生花生仁,备用。

【用　法】　饭后出现反酸、吐酸水时食用。可常食。

【功　效】　适用于胃酸增多者。

方　5

【原　料】　花生仁、红枣、红糖各50克。

【制　作】　花生仁、红枣、红糖加水煮汤。

【用　法】　每日1次,连服30日。

【功　效】　适用于慢性肝炎,肝硬化。

方　6

【原　料】　花生仁100克～150克,大蒜50克～100克。

【制　作】　花生仁、大蒜共入瓦罐内,加水煮熟。

【用　法】　每日1剂,连用1～2周。

【功　效】　适用于下肢水肿。

方　7

【原　料】　花生仁120克,蚕豆200克,红糖50克。

【制　作】　花生仁、蚕豆放锅内,加水1 500毫升,微火煮至水呈棕红色、浑浊时即可。

【用　法】　服时加红糖适量,每日2次。

【功　效】　适用于慢性胃炎。

方　8

【原　料】　花生仁500克。

【制　作】　将花生仁炒熟,取其红外衣,研为细末,备用。

【用　法】　取适量红外衣末,用沸水冲服,连服1～2周。

【功　效】　适用于淋证。

方　9

【原　料】　花生壳50克～100克。

【制　作】　花生壳洗净,水煎。

【用　法】　每日服1剂,连服2～4周。

【功　效】　适用于高脂血症、冠心病。

方　10

【原　料】　花生仁或花生壳适量。

【制　作】　花生仁浸醋中5～7日后食用。或花生壳120克，水煎。或花生壳焙干，研末。

【用　法】　早晨空腹食10粒。或饮花生壳汤。或花生壳末每次1.5克，每日服2～3次。

【功　效】　适用于高血压病。

方　11

【原　料】　花生仁100克，猪蹄1000克，大枣40枚，料酒25毫升，酱油、葱、姜、白糖、味精、花椒、八角茴香、小茴香各少许，植物油、食盐各适量。

【制　作】　猪蹄去毛，洗净，煮至半熟时捞出，用酱油拌匀，放入热油锅中，炸至金黄色捞出，放入沙锅内，注入清水，同时加入洗净浸润过的花生仁、大枣及以上调料，置武火煮沸后，用小火炖至猪蹄熟烂即成。

【用　法】　分次食用，隔日1次。

【功　效】　适用于贫血、血小板减少性紫癜、白细胞减少症。

方　12

【原　料】　花生仁500克。

【制　作】　花生仁（连衣）炒熟，备用。

【用　法】　每日3次，每次60克，1周为1个疗程。

【功　效】　适用于血小板减少。

方　13

【原　料】　花生仁 60 克,黄酒 30 毫升,红糖 30 克。

【制　作】　先将花生仁煮熟,再放入黄酒、红糖,略煮。

【用　法】　食花生仁,饮汤,每日 1 剂,连用 5～7 日。

【功　效】　适用于肝郁气滞型缺乳。

方　14

【原　料】　花生仁 7 粒。

【制　作】　花生仁放白铁罐内,罐上糊纸,纸上开 1 小孔,将罐放火炉上,待冒烟,用烟熏鼻孔。

【用　法】　每日 1 次,30 日即可愈。

【功　效】　适用于鼻旁窦炎。

方　15

【原　料】　花生仁 50 克,大枣 10 枚。

【制　作】　花生仁、大枣同煮熟。

【用　法】　吃花生仁、大枣,喝汤。每日 1 次,连用 7 日。

【功　效】　适用于手足皲裂。

五、水产品类

（一）银　　鱼

银鱼又名面条鱼、银条鱼、大银鱼、鲅残鱼，为银鱼科类。银鱼身圆如筋，洁白如银，体柔无鳞。

1. 营养成分与性味

银鱼性平，味甘。银鱼鲜品每 100 克含蛋白质 8.2 克，脂肪 0.3 克，糖类 1.5 克，钙 258 毫克，磷 102 毫克，铁 0.5 毫克，维生素 B_1 0.01 毫克，维生素 B_2 0.05 毫克，尼克酸 0.2 毫克。

2. 医疗保健作用

银鱼能益肺止咳，宽中健胃，利水补虚劳。《随息居饮食谱》记载，银鱼"养胃阴，和经脉"。

3. 食用注意事项

（1）银鱼富含蛋白质，中医学认为属于"发物"，食后可加重或导致变态反应，故疮、疥、癣、风疹等皮肤病患者，不宜多食，以免加重病情。

（2）小儿痴呆症患者不宜食用，小儿痴呆症患者应限制苯丙氨酸的摄入，银鱼含苯丙氨酸较多，故应禁止食用。

4. 食疗方

方　　1

【原　料】　活银鱼 50 克，豆腐 400 克，葱、姜、食盐、味精、香油各少许。

【制　作】　葱、姜投入热油锅翻炒后,加清水煮至微温,放入整块豆腐,同时放入活银鱼,用大火煮沸,银鱼受热钻入豆腐内。煮沸2～3分钟后加食盐、味精,最后将豆腐划成小块,淋上香油。

【用　法】　佐餐食用,每日1剂。

【功　效】　适用于寒证型慢性支气管炎。

方　2

【原　料】　银鱼150克,葱、姜各少许。

【制　作】　银鱼洗净,入锅内,加葱、姜及适量清水,煮汤。

【用　法】　可常食。

【功　效】　适用于消化不良及营养不良。

方　3

【原　料】　银鱼、谷芽各50克,山楂25克。

【制　作】　银鱼、山楂、谷芽洗净,加水煮汤。

【用　法】　每日1次。

【功　效】　适用于小儿疳积。

(二)鱼　鳔

鱼鳔又名鱼肚、鱼白、鱼胶、鱼浮、白鳔。某些鱼鳔可加工成干制品。现较名贵的鱼鳔除大黄鱼鱼鳔外,尚有黄唇鱼鱼鳔、鳗鱼鱼鳔等。

1. 营养成分与性味

鱼鳔性平,味甘。每100克干制品含水分14.6克,蛋白质84.4克,脂肪0.2克,灰分0.8克,钙50毫克,磷29毫克,铁

2.6毫克。

2. 医疗保健作用

鱼鳔药用有补肾、滋肝、止血、抗癌等功效。

3. 食用注意事项

小儿痴呆症患者,肝昏迷患者及疮、疥、癣、风疹皮肤病患者不宜食用。

4. 食疗方

方　1

【原　料】　鱼鳔250克,香油适量。

【制　作】　鱼鳔用香油炸酥、压碎。

【用　法】　每次服5克,每日3次。

【功　效】　适用于食管癌、胃癌。

方　2

【原　料】　鱼鳔、菟丝子各15克,沙菀子、五味子各9克。

【制　作】　鱼鳔、沙菀子、菟丝子、五味子共加水煎汁。

【用　法】　每日1剂。

【功　效】　适用于肾虚遗精、腰膝酸软、耳鸣、眼花。

方　3

【原　料】　鳗鲡鱼鱼鳔适量,食盐少许。

【制　作】　将鳗鲡鱼数条清水漂洗后,取出鱼鳔,洗净,投入沸水锅中,加盖煮2～3小时,加食盐少许。

【用　法】　每次服半匙,每日2次,饭后服。

【功　效】　适用于慢性肝炎、小儿疳劳及肺病。

（三）白 　 鱼

白鱼异名鲌鱼、鲚鱼、白扁鱼，为鲤科鱼类。

1. 营养成分与性味

白鱼性平，味甘、无毒，每 100 克白鱼含水分 76.7 克，蛋白质 18.6 克，脂肪 4.6 克，灰分 1 克，钙 37 毫克，磷 166 毫克，铁 1.2 毫克，维生素 B_2 0.07 毫克，尼克酸 1.3 毫克。

2. 医疗保健作用

白鱼具有开胃、健脾、消食行水等功效，适用于慢性胃炎、肾炎、肠炎等病。

3. 食用注意事项

（1）疮、疖、癣、风疹等皮肤病患者不宜多食：白鱼富含蛋白质，食用后可加重或导致变态反应。中医学认为，白鱼属于"发物"，食后可加重皮肤病。

（2）小儿痴呆病患者不宜食用：小儿痴呆病是因先天性肝内缺乏苯丙氨酸羟化酶，苯丙氨酸代谢异常所致，治疗宜限制苯丙氨酸摄入。鱼类含蛋白质丰富，含苯丙氨酸多，故小儿痴呆病患者不应食白鱼及其他鱼类食品。

（3）肝昏迷患者不宜食用：肝昏迷患者血氨增高，蛋白质的代谢产物将使血氨更为增高，加重病情，故不宜食用蛋白质含量高的白鱼。

4. 食疗方

方 　 1

【原　料】 腌白鱼（或糟白鱼）20 克。

【制　作】 取腌白鱼或糟白鱼，待用。

【用　法】 佐大米粥食用。

【功　效】　适用于慢性腹泻。

方　2

【原　料】　白鱼60克,谷芽50克,山楂30克。
【制　作】　白鱼、谷芽、山楂洗净,加水煮汤。
【用　法】　每日1剂,适用3～5剂。
【功　效】　适用于小儿疳积。

(四)白　　鳝

白鳝又叫鳗鲡鱼、鳗鱼、风鳗、青鳝、白鳗。白鳝能补能消。

1. 营养成分与性味

白鳝性平,味甘,微毒,每100克可食用部分含水分74.4克,蛋白质19克,脂肪7.8克,灰分3克,钙46毫克,磷70毫克,铁0.7毫克,维生素 B_1 0.06毫克,维生素 B_2 0.12毫克,尼克酸2.4毫克,维生素C 15毫克。

2. 医疗保健作用

白鳝具有补虚羸、祛风湿、杀虫的作用,适用于风湿痹痛、夜盲症、阴道炎、功能性子宫出血、风疹、痔疮、脚气、小儿疳积、疮疡病患者食用。

3. 食用注意事项

(1)有毒的白鳝不应食用:《日用本草》记载,白鳝"腹下有黑斑者毒甚,不可食用"。食用有毒的白鳝,轻者腹痛、吐泻,重者可致命。

(2)服用中药白果(银杏)时不宜食用:服中药白果时食用白鳝可影响药物疗效或引起中毒。《日用本草》记载,白鳝"与银杏同食患软风"。

(3)孕妇及感冒病人不宜食用:白鳝味厚补益,味甘能滞气,多食能积热。"产前一盆火",忌热食、热性药物,感冒补可助邪,故《随息居饮食谱》记载:"多食助热发病,孕妇及时病忌之。"

(4)形体肥胖者不宜多食:白鳝味甘腻,食后容易助湿生痰,致虚肥。《本草求真》记载:"多痰人勿食。"肥胖人多痰,食后将会更加肥胖,故不宜食用。

(5)不宜食用未烧煮熟透之品:鱼体中常带有寄生虫,食用未煮熟透的白鳝鱼,容易感染寄生虫病。

(6)冠心病等心血管疾病患者不宜食用:冠状动脉粥样硬化心脏病及心血管系统疾病忌食高胆固醇食物。白鳝含较多的胆固醇,食用后将会加重病情,故不宜食用。

(7)哮喘患者不宜多食:哮喘属于变态反应性疾病。白鳝含蛋白质丰富,容易致变态反应,哮喘患者食用过多,容易加重病情。

4. 食疗方

方 1

【原　料】　白鳝250克,黑豆20克~30克,葱白、生姜、料酒、食盐、味精各少许。

【制　作】　白鳝去骨,洗净,切段;黑豆洗净。锅内加水,入黑豆、少量食盐,煮至黑豆八成熟时,放入白鳝段,再加生姜片、葱白、料酒,炖至黑豆熟烂,调入味精。

【用　法】　饮汤,食白鳝肉和黑豆,每日1剂,连食2~4周。

【功　效】　适用于肺肾阴虚之干咳、盗汗、潮热,肝虚之目花、目干、夜盲症及皮肤干燥症。

方 2

【原　料】　白鳝 200 克,冬虫夏草 3 克,料酒、生姜、食盐各少许。

【制　作】　白鳝去骨,洗净,切段;冬虫夏草洗净。白鳝、冬虫夏草入盘,加料酒、姜丝、少量食盐,上笼蒸,以白鳝肉熟透为度。

【用　法】　食白鳝肉和冬虫夏草,每日 1 剂,连食 2~4 周。

【功　效】　适用于肺肾虚之干咳少痰、气短乏力及肝虚之易疲劳、夜盲症。

方 3

【原　料】　白鳝 450 克,川贝、百部各 6 克,百合 15 克,茅根 10 克,食盐、味精各少许。

【制　作】　白鳝去骨,洗净,切段,与以上诸药一起入沙锅中,加水适量炖熟,去药渣,加食盐、味精调味。

【用　法】　吃白鳝,饮汤,每日 1 剂,分 2 次食用。

【功　效】　适用于肺脾虚型肺结核。

方 4

【原　料】　白鳝 500 克,黄酒、醋各适量。

【制　作】　白鳝去骨,洗净,切段,加水适量,入黄酒、醋,煮至白鳝肉熟烂即成。

【用　法】　吃白鳝,喝汤,每日 1 次,连食 2 周。

【功　效】　适用于肺结核低热、潮热。

方 5

【原　料】　白鳝1条。

【制　作】　白鳝洗净,烧存性,研末。

【用　法】　每次3克～6克,冲服,每日2次。

【功　效】　适用于淋巴结结核、神经衰弱。

方 6

【原　料】　白鳝200克,胡萝卜50克～100克,生姜、料酒、食盐各适量。

【制　作】　白鳝去骨,洗净,切段;胡萝卜洗净,切丝。白鳝段入盘,胡萝卜丝摆在白鳝段的上面和四周,加生姜丝、料酒、食盐,上笼蒸,以白鳝肉熟透为度。

【用　法】　可常食。

【功　效】　适用于夜盲症、干咳等症。

(五)鲢　鱼

鲢鱼异名鲢鱼、白鲢、白脚鲢、鲢子、扁鱼、洋胖子。

1. 营养成分与性味

鲢鱼性温,味甘,无毒。每100克鲢鱼含蛋白质18.6克,脂肪4.8克,灰分1.2克,钙28毫克,磷167毫克,铁1.2毫克,维生素 B_1 0.04毫克,维生素 B_2 0.21毫克,尼克酸2.1毫克。

2. 医疗保健作用

鲢鱼的药用功能为暖胃,补气,泽肤。适用于胃炎、消化道溃疡、消化不良等患者食用。

3. 食用注意事项

（1）疮疥等皮肤病患者不宜多食：疮疥等皮肤病多为内热所致，患者不宜食用温热性食物。鲢鱼性温热，《本草纲目》记载："多食令人热中发渴，发疮疥。"疮疥等皮肤病患者多食，将会加重病情。

（2）肥胖者不宜多食：鲢鱼味甘补益，开胃，多食使人肥胖，还可聚湿生痰，故肥胖者不宜多食。

（3）小儿不宜多食：小儿稚阴稚阳之体，生机旺盛，脏气薄弱，多食性温热且气味较厚重的鲢鱼，可导致小儿热性疾病或加重小儿热性疾病的病情。

4. 食疗方

方　1

【原　料】　鲢鱼1条，姜、醋各5克，食盐少许。

【制　作】　鲢鱼去鳞、鳃、内脏，洗净，切块，入锅内，加水适量，入姜、醋、食盐，煮至鱼肉熟烂。

【用　法】　吃鱼肉，饮汤，可常食。

【功　效】　适用于咳嗽。

方　2

【原　料】　鲢鱼1条，赤小豆30克。

【制　作】　鲢鱼去鳞、鳃、内脏，洗净入锅，入赤小豆，加水适量，煮至豆烂鱼熟。

【用　法】　吃鱼、豆，饮汤。

【功　效】　适用于水肿。

（六）白　带　鱼

白带鱼异名刀鱼、鞭鱼、裙带鱼、鳞刀鱼。其肉肥嫩细腻而鲜美。

1. 营养成分与性味

白带鱼性平,味甘。白带鱼可食部每 100 克含蛋白质 18.1 克,脂肪 7.4 克,钙 24 毫克,磷 160 毫克,铁 1.1 毫克。它还含一定量的糖类、维生素 B_1、维生素 B_2、尼克酸、烟酸及维生素 A。每 1 000 克带鱼含碘 80 微克。

2. 医疗保健作用

白带鱼具有益气补虚、泽肤、和中开胃的作用,适用于虚劳赢瘦、食少便溏、腰膝酸软、带下等患者食用。

3. 食用注意事项

(1)对带鱼过敏者不应食用:带鱼含有丰富的蛋白质,异体蛋白食后,容易引发或加重变态反应,故对带鱼过敏者不宜食用。

(2)急性肾炎患者不宜食用:急性肾炎应限制蛋白质摄入。因为蛋白质在体内代谢后会产生一些称为非蛋白氮的含氮废物,这些废物大部分通过肾脏排出,当尿量减少时,这些废物的排泄就受到影响。非蛋白氮在体内潴留过多,可发生尿毒症。带鱼含蛋白质高达 18% 左右,故急性肾炎患者不宜食用。

(3)服异烟肼时不宜食用:鱼类含有大量的组氨酸,在肝脏组氨酸脱羧酶的作用下变成组胺,组胺又在二胺氧化酶作用下生成醛。异烟肼有抑制二胺氧化酶的作用,使组胺不能生成醛而在体内蓄积,可发生中毒,出现头痛、头晕、结膜充血、面部潮红、心悸等症状。

(4)服优降宁和苯乙肼药物时不宜食用:服用优降宁和苯乙肼时忌食鱼类食物,如不忌口,将会引起血压升高,甚至引起高血压危象和脑出血。

4. 食疗方

方 1

【原　料】 鲜带鱼250克。

【制　作】 鲜带鱼去鳃、内脏,洗净,切段,入碗内,入锅蒸熟。

【用　法】 取上层油食用,不限量,可常食。

【功　效】 适用于肝炎。

方 2

【原　料】 鲜带鱼适量。

【制　作】 带鱼洗净,刮取鳞,捣烂。

【用　法】 外敷患处。

【功　效】 适用于外伤出血。

(七)蚬　肉

蚬肉为蚬科动物河蚬的肉。蚬肉味甘美,可供药用。

1. 营养成分与性味

蚬肉性寒,味甘、咸。蚬肉主要含有蛋白质、脂肪、维生素A及维生素D。

2. 医疗保健作用

蚬肉具有清热、利湿、解毒作用,能促进淋巴液回流,适用于糖尿病、黄疸、湿毒脚气、疔、疮、痈、肿等病症。

3. 食用注意事项

(1)遗精患者不宜食用:遗精乃封藏失职,精关不固,宜补肾固摄,不宜渗利。蚬肉渗利下趋,可加重遗精患者的病情,故《本草求原》记载:"遗浊勿食。"

（2）肺炎、支气管炎寒痰较甚者不宜多食：肺炎、支气管炎寒痰较甚者宜食温化燥湿之品，忌食助湿生痰之物，蚬肉甘、咸、寒，助湿。《本草拾遗》记载："多食发嗽及冷气。"故呼吸系统疾病属寒痰较多者不宜多食。

（3）肾结石及痛风患者不宜多食：蚬肉富含蛋白质和嘌呤，蛋白质的代谢产物酸性成分较多，可和体内钙质结合，加重肾结石患者的病情；嘌呤及蛋白质的代谢产物尿酸均可加重痛风患者的病情。故肾结石及痛风患者不宜多食。

4. 食疗方

方 1

【原　料】 蚬肉 20 克，葱花 3 克。
【制　作】 蚬肉加葱花煮汤。
【用　法】 每日 1 剂，连食 5 日。
【功　效】 适用于痰喘。

方 2

【原　料】 蚬肉 20 克～30 克。
【制　作】 蚬肉加水煮汤。
【用　法】 每日 1 剂，连服 7 日。
【功　效】 适用于小便赤涩。

方 3

【原　料】 蚬肉 50 克。
【制　作】 蚬肉杵烂。
【用　法】 外涂患处。
【功　效】 适用于疔疮恶毒。

（八）蚶

蚶异名魁陆、魁蛤、复累、瓦屋子、瓦楞子、蚶子、伏老、血蚶、毛哈，为蚶科动物，主要品种有魁蚶、泥蚶或毛蚶。蚶肉、蚶壳均可药用。

1. 营养成分与性味

蚶性温，味甘，每 100 克魁蚶肉含蛋白质 12.8 克，脂肪0.8 克，糖类 4.8 克，灰分 0.8 克，钙 37 毫克，磷 82 毫克，铁14.2 毫克，肉干粉中含多种氨基酸、维生素 A、维生素 B_1、维生素 B_2、烟酸及维生素 C 等。

2. 医疗保健作用

蚶药用有补血、温中、健胃等功效，适用于血虚萎痹、胃痛、消化不良、下痢脓血等患者。

3. 食用注意事项

蚶食用时不宜加热过久。蚶肉细嫩，加热过久容易缩水变老，不利于咀嚼和消化。过分加热还可破坏蛋白质中的赖氨酸、色氨酸、精氨酸、组氨酸等几种重要的氨基酸。同时，不宜食不洁毛蚶。毛蚶含镉量极高，超过国家卫生标准中肉、鱼最高镉允许量的 5～120 倍，故毛蚶不宜多食。

4. 食疗方

方 1

【原　料】　煅蚶子、炒茅术各 50 克。

【制　作】　煅蚶子、炒茅术共研细末。

【用　法】　每次 10 克，每日 3 次，饭前温开水送服。

【功　效】　适用于胃痛吐酸、嗳气。

方　2

【原　料】　煅蚶子 15 克,良姜 5 克,香附、甘草各 10 克。
【制　作】　煅蚶子、良姜、香附、甘草共研末。
【用　法】　每次服 10 克,每日 2 次。
【功　效】　适用于胃炎。

(九)海　蜇

海蜇异名石镜、水母、海蛇、水母鲜、蜡、白皮子。海蜇口腕部俗称海蜇头,伞部称海蜇皮。

1. 营养成分与性味

海蜇性温,味咸。每 100 克海蜇含蛋白质 12.3 克,脂肪 0.1 克,糖类 3.9 克,灰分 18.7 克,钙 182 毫克,铁 9.5 毫克,维生素 B_1 0.01 毫克,维生素 B_2 0.04 毫克,尼克酸 0.2 毫克。每 1 000 克干海蜇含碘 1 320 微克。

2. 医疗保健作用

海蜇药用功能为清热,化痰,消积,润肠,治咳嗽、哮喘、痞积胀满、大便燥结、脚肿、阳痿、遗尿、遗精等病症。

3. 食用注意事项

(1)不宜食用未经处理的海蜇:海蜇为腔肠动物的水母生物,含有五羟色胺、组胺等各种毒胺及毒肽蛋白。因此,鲜海蜇必须经食盐、白矾反复浸渍处理后方可食用。若食用未经过处理的海蜇,将会引起呕吐、腹痛等中毒症状。

(2)不宜和含果酸较多的食品同食:海蜇含有较丰富的蛋白质,若与含果酸较多的食品同食,不利于蛋白质的消化吸收,还会引起腹胀等胃肠道不适症状。

4. 食疗方

· 291 ·

方 1

【原　料】　海蜇皮、鲜猪血各 200 克。

【制　作】　海蜇皮洗净,入锅,加水适量,放鲜猪血,炖至海蜇皮熟烂即可。

【用　法】　吃海蜇皮、猪血,饮汤。

【功　效】　适用于哮喘。

方 2

【原　料】　海蜇 200 克,荸荠 600 克。

【制　作】　海蜇、荸荠(连皮)均洗净,加水 1 000 毫升,煮至 250 毫升左右。

【用　法】　空腹顿服或分 2 次服。

【功　效】　适用于高血压。

方 3

【原　料】　海蜇、大枣各 500 克,红糖 250 克。

【制　作】　海蜇、大枣均洗净入锅内,加红糖及清水适量,用小火熬成膏。

【用　法】　每次 1 匙,每日 2 次。

【功　效】　适用于溃疡病。

方 4

【原　料】　鲜海蜇 500 克。

【制　作】　鲜海蜇用清水泡除矾盐,洗净,切碎,入锅,加水适量,煮熟。

【用　法】　每日食 1 次。

【功　效】　适用于产后乳少。

（十）蛤　蜊

蛤蜊异名沙哈、沙蜊、吹潮，为蛤蜊科四角蛤蜊或其他种蛤蜊的肉。

1. 营养成分与性味

蛤蜊性寒，味甘。蛤蜊可食部每 100 克含蛋白质 10.8 克，脂肪 1.6 克，糖类 4.6 克，灰分 3 克，钙 37 毫克，磷 82 毫克，铁 14.2 毫克，维生素 B_1 0.03 毫克，维生素 B_2 0.15 毫克，尼克酸 1.7 毫克。此外，还含较多的维生素 A，每 1 000 克蛤蜊肉内尚含碘 2 400 微克。

2. 医疗保健作用

蛤蜊的药用功能为清热，滋阴，明目，解毒，可治烦热、血崩、带下、痔瘘、目赤、湿疹等病症。壳能清热利湿，化痰定喘，止呕，散结消肿，适用于糖尿病、水肿、痔疮、淋巴结结核等患者。

3. 食用注意事项

(1)不宜和鞣酸多的水果同时食用：蛤蜊含有丰富的蛋白质和钙等营养物质，若与含鞣酸较多的水果同食，蛋白质和钙将与鞣酸结合产生新的不易消化的物质，可刺激胃肠，引起腹部不适或腹痛、恶心、呕吐等症状，故不宜和含鞣酸多的水果同时食用。

(2)遗尿患者禁忌食用：蛤蜊滋阴利水，适于阴虚经脉通行不畅的水肿患者，遗尿患者食用，则会加重病情，故禁忌食用。

(3)服用左旋多巴时不宜食用：高蛋白食物在肠内可产生大量阻碍左旋多巴吸收的氨基酸，降低左旋多巴药效。蛤蜊为高蛋白食物,故服左旋多巴时不宜食用。

4. 食疗方

方　1

【原　料】　蛤蜊肉 50 克,韭菜 100 克。

【制　作】　蛤蜊肉、韭菜洗净,加水煮汤。

【用　法】　每日 1 次。

【功　效】　适用于肺结核。

方　2

【原　料】　蛤蜊粉 50 克,大蒜 10 头。

【制　作】　大蒜捣烂如泥,入蛤蜊粉,混匀,制成丸,如梧桐子大。

【用　法】　每饭前温开水送服 10 丸。

【功　效】　适用于水肿。

方　3

【原　料】　蛤蜊肉 50 克,玉米须 100 克,食盐、葱、姜、黄酒、味精各适量。

【制　作】　将玉米须洗净,装入纱布袋内,扎紧袋口。蛤蜊肉洗净,切成片,与玉米须袋一起放入沙锅内,加食盐、姜、葱、黄酒、清水,用武火烧沸后,转用文火炖至蛤蜊肉熟透,再加味精搅匀即成。

【用　法】　吃肉,喝汤,隔日 1 次。

【功　效】　适用于黄疸型肝炎。

方 4

【原　料】　蛤蜊 100 克,苦瓜 250 克,香油、食盐各适量。

【制　作】　将活蛤蜊用清水养 2 日,清除泥味后,取出其肉,同苦瓜煮汤,加香油、食盐调味。

【用　法】　喝汤,吃苦瓜和蛤蜊肉,每日 2 次,食用数日。

【功　效】　适用于糖尿病。

方 5

【原　料】　蛤蜊肉 30 克,金针菜 15 克,丝瓜络 10 克,食盐 3 克。

【制　作】　蛤蜊肉洗净,与金针菜、丝瓜络共同煮汤,加食盐调味。

【用　法】　服食,每日 1 剂,连用 10～12 日。

【功　效】　适用于糖尿病并发皮肤瘙痒症属血热者。

方 6

【原　料】　鲜蛤蜊肉 250 克,生姜 10 克,花生油少许。

【制　作】　蛤蜊肉用花生油炒熟,加入切碎的生姜及适量水,煮至肉烂,用食盐调味。

【用　法】　空腹 1 次食完,隔日 1 次,7 日为 1 个疗程。

【功　效】　适用于痔疮便血。

方 7

【原　料】　蛤蜊肉 150 克,米酒 2～3 汤匙,花生油 10 毫升,生姜 3 克,食盐少许。

【制　作】　蛤蜊肉洗净。花生油入锅,烧至六成热时,放入蛤蜊肉,然后加米酒、生姜、清水适量同煮,煮至蛤蜊肉熟,用食盐调味。

【用　法】　食蛤蜊肉,饮汤,每日2次。

【功　效】　适用于月经过多及妇女身体虚弱。

方　8

【原　料】　鲜蛤蜊1个,香油少许。

【制　作】　鲜蛤蜊烧存性,研末,与香油调匀。

【用　法】　外涂患处。

【功　效】　适用于小儿胎毒、湿疹。

(十一)牡　蛎

牡蛎俗称蚝、海蛎子、蛎黄,属于软体动物。其肉质细嫩,味道鲜美,营养丰富且易于消化,是食用滋补佳品之一。

1. 营养成分与性味

牡蛎性平,味甘、咸。每100克牡蛎中含蛋白质50克,脂肪11克,糖类34克,还含有大量的维生素A、维生素B_1及维生素B_2等,含碘量比牛奶和蛋黄高200倍,因而有"海底牛奶"之美称,被列为海味中的佳品。

2. 医疗保健作用

据《本草纲目》记载,多食牡蛎"能细洁皮肤,并能治虚,解丹毒,止渴。其壳品质咸平无毒,主治伤寒,寒热,赤白带下,烦满口痛,疗泄精等"。据载,牡蛎还可潜阳育阴,作镇静之药,治神经官能症、高血压病、胃酸过多、丹毒、盗汗等病症,还可作为体质虚弱孕妇、产妇,以及肺结核等患者的滋补营养之品。

3. 食用注意事项

(1)牡蛎肉不宜生食:牡蛎肉鲜美可口,是男女老少皆宜的食品。但要注意,牡蛎一定要煮熟后才能食用,因为生牡蛎常带有某些致病微生物。有些人贪图其生肉细嫩甜美,将生牡蛎肉或煮至半熟的牡蛎肉蘸酱油等配料食用,这是一种不良嗜好,应革除。

(2)慢性胃炎、慢性肠炎及消化不良者不宜多食:牡蛎肉性偏凉,不易消化,多食、久食容易导致脾胃虚弱,加重消化系统慢性疾病的病情。

(3)急性肾炎患者不宜多食:蛋白质代谢所产生的含氮废物可加重肾脏的负担,急性肾炎时肾功能下降,多食含蛋白质丰富的牡蛎肉,容易发生尿毒症。

(4)服用左旋多巴时不宜食用:高蛋白食物在肠内会产生大量阻碍左旋多巴吸收的氨基酸,使左旋多巴药效下降。本品为高蛋白食物,故在服用左旋多巴药物时不宜食用。

4. 食疗方

方   1

【原　料】　牡蛎 500 克。

【制　作】　将牡蛎煅,研极细末。

【用　法】　饭前米汤送服,每次 2 克,每日 2 次。

【功　效】　适用于急、慢性胃炎。

方   2

【原　料】　牡蛎肉 20 克,黄连 3 克,阿胶、白芍、炒枣仁、陈皮各 9 克,鸡蛋 1 个。

【制　作】　先将前 6 种原料加水煮汤,煮成后将鸡蛋黄冲入。

【用　法】　每日 1 剂,连用 7～10 日。

【功　效】　适用于失眠。

方 3

【原　料】　牡蛎肉、龙骨各 18 克,枸杞子、何首乌各 12 克。

【制　作】　牡蛎肉、龙骨、枸杞子、何首乌加水煮汤。

【用　法】　每日 1 剂,连用 7～10 日。

【功　效】　适用于眩晕。

方 4

【原　料】　牡蛎 250 克,芡实 120 克,大米 50 克。

【制　作】　牡蛎取肉,与芡实、大米加水煮成稠粥,另牡蛎壳加水 500 毫升放陶罐内,隔水炖 3～4 小时。

【用　法】　吃粥,喝汤。每日 1 次,连用 5～7 日。

【功　效】　适用于阴道出血。

(十二)缢　蛏

缢蛏又称蛏子、青子,为海产软体动物。

1. 营养成分与性味

缢蛏性寒,味甘、咸。蛏肉鲜品每 100 克含蛋白质 7.1 克,脂肪 1.1 克,糖类 2.5 克,灰分 1.3 克,钙 33 毫克,磷 114 毫克,铁 22.7 毫克,碘 0.19 微克。

2. 医疗保健作用

缢蛏具有清热养阴、滋补除烦的作用,适用于暑热烦渴、水肿、痢疾、产后虚损等患者食用。

3. 食用注意事项

(1)慢性胃炎、肠炎患者不宜食用:《医林纂要》记载,蛏肉

"生食,大寒,令大泻"。可加重慢性胃炎、肠炎患者的病情,故不宜食用。

(2)肺炎、支气管炎等呼吸系统疾病患者属痰饮内盛者禁忌食用:蛏肉甘、咸、寒,聚湿伤阳助寒,可加重痰湿内盛者所致的呼吸系统疾病的病情,故不宜食用。

(3)不宜和含鞣酸多的水果同食:含鞣酸多的水果,如石榴、柿子等可和食物中的蛋白质结合,生成不宜消化的物质,影响食物的消化吸收,降低食物的营养价值。蛏肉为含蛋白丰富的食物,故不宜和含鞣酸多的水果同食。

4. 食疗方

方 1

【原　料】　缢蛏 20 克,冰片 5 克。

【制　作】　缢蛏去肉,取壳,用水漂洗净后晒干,捣碎,研末,同冰片混匀。

【用　法】　吹喉。

【功　效】　适用于咽喉肿痛。

方 2

【原　料】　缢蛏肉 50 克,刺瓜 100 克。

【制　作】　缢蛏肉和刺瓜加水同煮汤。

【用　法】　吃蛏肉、刺瓜,喝汤。

【功　效】　适用于中暑、血痢。

方 3

【原　料】　缢蛏肉 250 克,黄酒 10 毫升。

【制　作】　缢蛏肉加黄酒蒸后煮汤。

【用　法】　吃蛏肉,喝汤。

【功　效】　适用于产后虚损少乳。

(十三)淡　　菜

淡菜异名壳菜、海蛸、红蛤、珠菜、海红,为贻贝的干制品,因其味美而淡,故名"淡菜"。

1. 营养成分与性味

淡菜性温,味咸,每 100 克干制品含蛋白质 59.1 克,脂肪 7.6 克,糖类 13.4 克,灰分 6.9 克,钙 277 毫克,磷 864 毫克,铁 24.5 毫克,维生素 B_2 0.46 毫克,尼克酸 3.1 毫克。每 1 000 克淡菜尚含碘 1 200 微克。

2. 医疗保健作用

淡菜药用有滋阴调经、补肝肾、益精血、强阳事、消瘿瘤、止崩带等功效,适用于虚劳羸瘦、眩晕、盗汗、阳痿、腰痛、吐血、崩漏、带下等病症。

淡菜的营养价值极高,含多种人体必需氨基酸,其所含脂肪主要是不饱和脂肪酸(可达总量的 30%～45%),磷脂达 9%～13%。同时,亚麻酸、亚油酸的含量也高。淡菜不论在我国或西欧诸国,都被视为天然滋补营养保健食品。

淡菜性温,味咸,李时珍在《本草纲目》中指出,它具有治疗虚劳伤脾、精血衰少、吐血久痢、肠鸣腰痛等功效。淡菜可治疗男子阳痿、妇女崩漏、高血压病、动脉硬化症、眩晕、盗汗、头晕、腰痛、小便余沥、小腹冷痛等。淡菜中的微量元素锰、钴、碘,对于调节正常新陈代谢,预防疾病也有十分重要的作用。

3. 食用注意事项

(1)不宜与青果、柿子等含鞣酸多的水果同时食用:淡菜含有丰富的钙和蛋白质,若和含鞣酸多的青果、葡萄、柿子等水果一起食用,鞣酸可和钙及蛋白质结合成不易消化物质,影响营养成分的吸收。

(2)服四环素族类药物及红霉素、灭滴灵、甲氰咪胍时不宜食用:淡菜里的钙可和四环素族药物及红霉素等结合成难溶物,影响药物吸收,降低药物疗效。

(3)服氨茶碱等茶碱类药物时不宜食用:服氨茶碱等茶碱类药物时,忌食含蛋白质高的食物,淡菜为高蛋白食物,食用后可降低氨茶碱类药物的疗效。

(4)急性肝炎肝功能极度低下时不宜食用:急性肝炎肝功能极度低下时,食用高蛋白食品,则会导致血氨增高,容易发生肝昏迷,淡菜为高蛋白食物,故急性肝炎肝功能极度低下时不宜食用。

(5)小儿痴呆症患者禁忌食用:小儿痴呆症是因为组成人体蛋白质的八种必需氨基酸苯丙氨酸大量蓄积所致。限制蛋白质的摄入,进行饮食控制,是治疗本病行之有效的基本方法,故小儿痴呆症患者应禁食富含蛋白质的淡菜。

4. 食疗方

方 1

【原　料】 淡菜 150 克,陈皮 100 克,蜂蜜 50 毫升。

【制　作】 淡菜焙干,研细粉;陈皮研细粉。两料混合均匀,用蜂蜜和为丸,每丸重 5 克

【用　法】 每次 10 克,每日 3 次。

【功　效】 适用于头晕及盗汗。

方 2

【原　料】 淡菜 10 克,荠菜(或芹菜)30 克。

【制　作】　淡菜、荠菜(或芹菜)洗净,加水煮汤。

【用　法】　可常饮。

【功　效】　适用于高血压病、动脉硬化症。

方　3

【原　料】　淡菜 50 克,松花蛋 1 个。

【制　作】　淡菜、松花蛋加水共煮汤。

【用　法】　每日 1 剂。

【功　效】　适用于高血压病。

方　4

【原　料】　淡菜 50 克、松花蛋 1 个,大米 75 克,食盐适量。

【制　作】　将松花蛋去皮。淡菜浸泡,洗净,同大米、松花蛋共煮成粥,加食盐少许调味。

【用　法】　供早餐食用,食蛋,喝粥。

【功　效】　适用于糖尿病合并高血压。

方　5

【原　料】　淡菜 100 克,猪胰 1 具,食盐 5 克。

【制　作】　先将淡菜用清水浸泡 20 分钟,洗净,放入锅中,加水煮约 10 分钟后,再将洗净、切好的猪胰放入,用文火煮熟后加食盐即成。

【用　法】　单独食用或佐餐食用均宜。

【功　效】　适用于各型糖尿病。

方 6

【原　料】　干淡菜 100 克,陈皮末 50 克。

【制　作】　干淡菜焙干,研细末,加陈皮末混合均匀。

【用　法】　每次服 3 克,每日 3 次。

【功　效】　适用于颈椎病。

方 7

【原　料】　淡菜 10 克,猪肉 50 克。

【制　作】　淡菜、猪肉洗净,加水共煮汤。

【用　法】　吃肉,喝汤,每日 1 剂,可常食用。经血过多者,可行经前食用。

【功　效】　适用于阳痿、经血过多。

六、蛋 奶 类

（一）鸡 蛋 清

鸡蛋清古称鸡卵白、鸡子白、鸡子清。

1. 营养成分与性味

鸡蛋清性凉，味甘，每 100 克含蛋白质 11.6 克，脂肪 0.1 克，糖类 3.1 克，维生素 B_1 0.04 毫克，维生素 B_2 0.31 毫克，尼克酸 0.2 毫克，维生素 E 0.01 毫克，钙 9 毫克，铁 1.6 毫克，锌 0.02 毫克，磷 18 毫克，硒 6.97 毫克。

2. 医疗保健作用

鸡蛋清有清热、解毒、消炎和保护粘膜的作用，常用于治疗食物中毒、药物中毒、咽喉肿痛、声嘶失声、慢性中耳炎和化脓性创伤等病症。

3. 食用注意事项

鸡蛋清为良好的蛋白质，但一定要煮熟或做成荷包蛋食用，千万不能生吃或半生半熟吃。生鸡蛋清可在肠腔内形成一种膜样物，非但本身不能被机体吸收，还可妨碍其他营养物质的吸收。

4. 食疗方

方　1

【原　料】　鸡蛋 1 个，白酒 10 毫升，葱白 70 克，面粉 100 克。

【制　作】　将葱白捣烂，加入白酒、鸡蛋清、面粉揉匀，制成药饼,以不甚粘为宜。

【用　法】　将药饼放在患儿脐部(冬季略加温),用纱布包扎固定。

【功　效】　适用于风寒咳嗽。

方　2

【原　料】　鸡蛋1个,赤小豆20克。

【制　作】　赤小豆入水浸软,捣烂,用鸡蛋清调匀。

【用　法】　外敷患处,每日1次,连用3～4日。

【功　效】　适用于腮腺炎。

方　3

【原　料】　鸡蛋2个,生姜120克,面粉30克。

【制　作】　生姜捣烂如泥;鸡蛋磕破,取蛋清。生姜泥、鸡蛋清、面粉混合成糊状。

【用　法】　外敷胃部。

【功　效】　适用于脾胃虚寒性胃痛。

方　4

【原　料】　鸡蛋3个,石灰30克,生姜汁50毫升。

【制　作】　石灰研成细末,与鸡蛋清调成块状,用火煅,待冷研为细末,用姜汁调成糊状。

【用　法】　外敷于患处。

【功　效】　适用于恶疮。

方　5

【原　料】　鸡蛋2个,地丁、大青叶、蛇皮、蜂房各30克,蒲公英 15 克。

【制　作】　鸡蛋磕破,取蛋清,与蛇皮、蜂房搅成糊状。蒲公英、地丁、大青叶加水煮汤。

【用　法】　蛋清蛇皮蜂房糊外敷局部,同时喝蒲公英等药汤,每日 1 次,连用 5～7 日。

【功　效】　适用于软骨炎。

方　6

【原　料】　鸡蛋、紫花地丁各适量。

【制　作】　紫花地丁捣碎,与鸡蛋清混合均匀。

【用　法】　敷于患处,外加纱布包扎,每日换 1 次。

【功　效】　适用于淋巴结炎。

方　7

【原　料】　鸡蛋 2 个,鲜黄柏叶 250 克,明矾 3 克。

【制　作】　将黄柏叶捣碎。明矾研细末,和黄柏碎叶、鸡蛋清调在一起。

【用　法】　涂抹患处,每日 3～5 次。

【功　效】　适用于黄水疮。

方　8

【原　料】　鸡蛋 1 个,赤小豆 9 克。

【制　作】　赤小豆焙干研末,用鸡蛋清调成糊状。

【用　法】　外敷患处。

【功　效】　适用于小儿湿疹。

方 9

【原　料】　鸡蛋2个,生石灰20克。

【制　作】　鸡蛋取蛋清,加生石灰调成糊状。

【用　法】　将患处露出新茬,抹上药糊,外用纱布包扎固定,每日1次。

【功　效】　适用于脚鸡眼。

(二)人　乳

人乳又称人奶汁、母乳。

1. 营养成分与性味

人乳性平,味甘、咸。每100毫升人乳含蛋白质1.5克,脂肪3.7克,糖类6.4克,灰分0.3克,钙34毫克,磷15毫克,铁0.1毫克,维生素 B_1 0.01毫克,维生素 B_2 0.04毫克,尼克酸0.1毫克,维生素C 6毫克。人乳是婴儿最适宜、最理想的营养食品。

2. 医疗保健作用

人乳含人体必需氨基酸,易被消化吸收,含乙型乳糖,能促进肠内双歧杆菌生长,抑制大肠杆菌繁殖;含免疫球蛋白和溶菌酶,能保护肠粘膜,可杀菌,从而增强抗病能力。它有补血、润燥、补脑、补心益智等作用。

3. 食用注意事项

(1)食人乳后不宜立即饮橘子汁,因橘子汁中的果酸,遇人乳中的蛋白质会凝固,影响蛋白质吸收。

(2)消化不良及慢性肠炎不宜大量饮用人乳,用量过大,可加重肠炎泄泻。

(3)食人乳不应过量加糖,糖过多,可导致胃排空时间延长,造成高渗性腹泻。

4. 食疗方

方 1

【原　料】　人乳300毫升,蜂蜜、姜汁、白萝卜汁各120毫升,梨汁250毫升。

【制　作】　人乳、蜂蜜、姜汁、梨汁、白萝卜汁入锅,用文火共熬成膏。

【用　法】　早、晚各取适量乳膏,放入少量白开水,煮沸。每日1剂,连服5～10剂。

【功　效】　适用于虚劳咳嗽久不愈。

方 2

【原　料】　人乳、藕汁、生地黄汁各等量,黄连末、天花粉末各5克,姜汁、蜂蜜各适量。

【制　作】　将藕汁、生地黄汁煎为膏,再与人乳、黄连末、天花粉混合,佐以姜汁和蜂蜜为膏。

【用　法】　先用舌舔药膏,后用白开水少许送下。

【功　效】　适用于消渴。

方 3

【原　料】　人乳40毫升,梨汁60毫升。

【制　作】　人乳、梨汁同煮沸。

【用　法】　每日五更后1次服。

【功　效】　适用于气血衰弱、痰火上升、虚损之症、中风不语。

(三)牛　奶

牛奶为牛的乳汁,是各国公认的营养保健食品,在我国有着悠久的食用历史。

1.营养成分与性味

牛奶性微寒,味甘,每 100 毫升牛奶含蛋白质 3.3 克,脂肪 4 克,糖类 5 克,钙 120 毫克,磷 95 毫克,铁 0.2 毫克,维生素 B_1 0.04 毫克,维生素 B_2 0.13 毫克,尼克酸 0.2 毫克。热能 289～414 千焦(69～99 千卡)。

2.医疗保健作用

牛奶有着优良的医疗保健功能。近年来营养学家研究发现,牛奶脂肪多为低碳链和不饱和脂肪酸。牛奶中的胆固醇含量也较低,每 100 毫升仅含 13 毫克,比肉、蛋类食品的胆固醇含量都低。牛奶中还含有一种能抑制肝脏合成胆固醇的物质。因此,食用牛奶不但不会引起胆固醇增高,反而具有降低胆固醇的作用,改变了过去认为"高脂血症及冠心病患者应禁食牛奶"的旧观念。饮用牛奶,对消化道溃疡有良好的治疗效果。饮用牛奶不但可使血管收缩,起到止血作用,而且可以补充患者对水和营养的需求,还能中和胃酸,防止胃酸对溃疡面的刺激。日本过去胃癌发生率很高,在所有癌症中胃癌死亡率占第一位。数十年来,由于人们的食物构成发生变化,饮用牛奶和食用乳制品的比例大大增加,胃癌发病率有了明显下降。实践证明,牛奶对预防胃癌有一定作用。

牛奶具有补虚损、益肺胃、生津润肤的作用。饮用牛奶或用牛奶加韭菜汁、姜汁、大枣、蜂蜜等,还可治疗产后虚弱、下虚消渴、反胃噎嗝、大便燥结、体虚、气血不足、阴虚便秘等症。

3.食用注意事项

(1)吃橘子时不宜喝牛奶：牛奶所含的蛋白质遇到橘子中的果酸便会凝固，影响蛋白质的消化吸收。《本草拾遗》记载："牛奶与酸物相反，令人腹中症积。"故吃橘子时不宜喝牛奶，食用其他酸性食物时亦不应立即饮用牛奶。

(2)胃切除术后禁忌食用：胃切除术后，胃体积减少，饮食在胃内存留的时间缩短，排空速度加快，将会使牛奶过早地进入小肠，使原来因胃病已显不足或缺乏的乳糖酶更显不足和缺乏，容易出现一些不耐受牛奶的症状，如腹胀、腹痛、矢气、腹泻等。

(3)反流性胃炎、食管炎患者禁忌食用牛奶：反流性食管炎是由于食管括约肌功能降低，胃和十二指肠液反流入食管所致。牛奶有降低下食管括约肌的作用，可促使胃液和肠液的反流，加重食管炎。

(4)胆囊炎和胰腺炎患者不应饮用：牛奶脂肪含量高，脂肪分子较大，需要胆汁和胰脂酶分解消化，饮用牛奶可以增加胆囊和胰腺的负担，加重胰腺炎和胆囊炎。

(5)易困倦者不宜饮用牛奶：牛奶有滋养安神的作用，能使人困倦欲眠。

(6)忌饮用过量：牛奶中所含的乳糖需要体内的乳糖酶分解消化，牛奶食用过多，乳糖酶就会显得相对不足，部分乳糖不能被分解消化，便在大肠内发酵分解，引起腹胀、腹泻、腹痛等症状。故牛奶不应饮用过量，一般每日 250 毫升即可。

(7)空腹时不宜饮用：空腹时饮用牛奶，胃的蠕动很快，牛奶的营养物质尚未消化、吸收便排到了大肠，既造成了浪费，还会在大肠内腐败，危害健康。

(8)宜晚上饮用：牛奶中含有使人体产生疲倦和镇定的乙-色氨酸，晚上饮用，使人容易入睡。

(9)不宜久煮饮用:牛奶久煮,营养成分会受损失,故牛奶煮时以刚沸为宜。

(10)不宜用文火煮食:用文火煮牛奶,煮奶的时间较长,奶中的维生素等营养物质容易被破坏,降低营养价值。

(11)不宜不加糖饮用:饮用不加糖的牛奶,牛奶中的蛋白质将转化成热能而被消耗,起不到蛋白质应有的营养作用。

(12)牛奶中加糖不应过量:牛奶中加糖过多,造成高渗奶液,容易引起不良反应。若用高渗奶液喂婴儿,可导致胃排空时间延长,造成食管反流和高渗性腹泻。长期用高渗奶液喂婴幼儿,还会导致生长缓慢,抵抗力下降,容易发生呼吸道感染和出血性肠炎。故饮用时不应加糖过量。

(13)牛奶不应和糖同煮:牛奶中的赖氨酸和果糖在高温下,会生成有毒物质。果糖不但不能被人体吸收,反会造成危害,对儿童危害更大。故牛奶不应和糖同煮,应在煮过后放糖。

(14)牛奶不应加红糖饮用:牛奶为含蛋白质丰富的食品,蛋白质遇到酸、碱性物质后会发生凝胶沉淀。红糖含有一定量的草酸及苹果酸,容易使牛奶变性沉淀,降低牛奶的营养价值。

(15)铅作业者不应饮用牛奶:牛奶中所含的乳糖能促使铅在体内吸收和蓄积。

(16)对牛奶过敏者不宜饮用:牛奶含有丰富的蛋白质,过敏体质者饮用容易导致过敏。婴幼儿较多发生,发生者常在饮用牛奶后出现腹痛、腹泻等胃肠症状或鼻炎、哮喘等呼吸道症状,有的出现荨麻疹。

(17)不耐受牛奶的人不宜饮用:不耐受牛奶者因食用牛奶及奶制品较少,体内乳糖酶不足,喝牛奶后,由于奶中的乳糖不能被消化吸收,常会在结肠被细菌酵解,产生气体,导致腹胀、腹痛或腹泻。

(18)食管裂孔疝患者不应饮用:食管裂孔疝是由于部分胃囊经横膈上的食管裂孔凸入腹腔所致。裂孔疝可以破坏贲门的正常保护机制,引起胃和十二指肠液反流入食管造成炎症。牛奶有降低下食管括约肌的作用,促使胃液或肠液反流。

(19)夏季不应饮用冷牛奶:牛奶所含的蛋白质以酪蛋白为主,尚有白蛋白和球蛋白。由于夏季气温高,蛋白容易变性,其他病原微生物也容易侵入繁殖,食后会引起肠道疾病。

(20)肠道易激综合征患者不宜饮用:肠道易激综合征患者肠道肌肉运动功能和肠道粘膜分泌功能生理反应失常,饮用牛奶后常发生过敏,出现腹痛、便秘或腹泻及粘液便。

(21)回潮变硬的奶粉不宜食用:奶粉拆封后容易吸收空气中的水分,夏季温度高,湿度大时更容易吸收水分。奶粉中的乳糖吸水后,则会使奶粉形成块状。结块变硬的奶粉,香味减少,溶解度下降,蛋白质的生理价值和消化性降低,还常伴有病原微生物污染。

(22)不宜长时间用保温瓶装牛奶:牛奶是含蛋白质丰富的食品,是病原微生物的良好培养基,温度在 20℃～40℃时,病原微生物最容易繁殖。用保温瓶长时间装牛奶,瓶内温度逐渐下降,温度降至 20℃～40℃,细菌大量繁殖,一般 20 分钟左右细菌就能繁殖一代,3～4 小时后牛奶就会酸败变质。人若饮用这种牛奶,将会出现恶心、呕吐、腹泻、腹痛等中毒症状。

(23)不宜食用牛奶巧克力糖:牛奶中含有丰富的蛋白质和钙,巧克力中含有草酸,同时食用,牛奶中的钙与巧克力中的草酸结合,可形成不溶性的草酸钙,人体不但无法吸收,还会出现头发干枯、腹泻、缺钙和生长发育缓慢的现象,成人偏嗜牛奶巧克力粉,容易出现泌尿系结石。

(24)牛奶有沉淀物时禁忌食用:牛奶放置一定时间后,乳酸菌很快繁殖,并将牛奶中的乳糖分解成乳酸。乳酸与牛奶中的干酪钙结合,生成干酸钙并游离出白色凝块状的干酪素沉淀。这种沉淀的牛奶既发生了质的变化,还常带有致病微生物。

(25)不宜冰冻保存后食用:牛奶中含有 3 种不同状态的水分。其一为游离状态的水分,含量最多,只起溶剂作用,不和其他物质结合;其二为与蛋白质、乳糖、盐类结合在一起的水分,不溶解其他物质,不发生冻结;其三是在乳糖结晶时和乳糖结晶体一起存在的水分。牛奶冻结时,游离水冻结,其他水分及干物质不结冰,解冻后,奶中的蛋白质易沉淀、凝固、变质。所以,牛奶不宜冰冻保存后食用。

(26)饮用牛奶不应加钙粉:牛奶中的蛋白质主要是酪蛋白,酪蛋白的含量约占蛋白质总量的83%,牛奶加入钙粉,牛奶中酪蛋白就会与钙离子结合,出现凝固现象,在加热时,牛奶中的其他蛋白也会和钙结合发生沉淀。而牛奶本身含有丰富的钙,且与牛奶中的其他成分保持着合理的天然结构,没有久放及其他条件的作用,不会发生沉淀。

(27)不宜与豆浆同煮:豆浆中含有的胰蛋白酶抑制因子,能刺激胃肠和抑制胰蛋白酶的活性,影响营养物质的吸收,这种抑制因子只有高温久煮才能破坏。而牛奶若经高温久煮,其所含的蛋白质和维生素遭受破坏,牛奶的营养价值降低。故牛奶和豆浆不应同煮。

(28)不宜用塑料或玻璃容器装牛奶:实验研究表明,用塑料、透光玻璃容器装的牛奶,在光照作用下,维生素 A、B、C 均会遭到不同程度的破坏,营养价值降低。

(29)腹部一般手术后不宜饮用：消化道器官切除等较大手术后禁饮牛奶，腹部一般手术后也不宜饮用。因手术中胃肠暴露和手术创伤，胃肠蠕动减弱，加之牛奶中所含的脂肪和酪蛋白在胃肠内难以消化，乳酸杆菌发酵后产生的气体都可使肠胀气加重。

(30)缺铁性贫血患者不宜饮用：牛奶虽然含有丰富的营养素，但铁的含量很低，钙、磷含量较高，其他食物或体内的铁能与牛奶中的钙、磷酸盐结合成不溶性的含铁化合物，使体内的铁更显不足。

(31)服用红霉素、灭滴灵、甲氰咪胍及四环素类药物时不宜饮用：牛奶为含钙丰富的食品，钙离子能和红霉素、灭滴灵、甲氰咪胍及四环素类药结合，既破坏食物营养，又降低药物的疗效。

(32)服用丹参片时不宜饮用牛奶：丹参分子结构上的羟基氧、酮基氧可与牛奶中的钙、镁离子形成络合物，降低牛奶的营养价值及药物效用。

(33)泌尿系结石患者不应在晚上饮用牛奶：限制钙摄入是防止泌尿系结石加重的必要措施，牛奶含钙量多，属泌尿系统结石患者应限制的食品。人在晚间活动较少，特别是睡眠之后，尿量减少，尿中的各种有形物质增加，尿液变浓，一般饮用牛奶后 2～3 小时正是钙通过肾脏排除的高峰时间，此时若已开始入睡，浓缩的含钙尿液极易再形成结石，加重泌尿系统结石的病情。

(34)慢性肠炎患者不宜饮用：牛奶性寒凉，可使肠炎泄泻加重。

(35)喂养婴幼儿不宜单用牛奶：婴幼儿的营养应合理全面，不应偏于一种。牛奶虽营养丰富，但含铁量不足，单纯用牛奶喂养,容易导致缺铁性贫血;牛奶中还含有不耐热的蛋白质,被吸收后可导致过敏。

(36)小儿痴呆症患者不应饮用:小儿痴呆症又叫苯丙氨酸性智力发育不全症,是因先天性缺乏苯丙氨酸羟化酶,使苯丙氨酸代谢异常,体内苯丙氨酸大量蓄积所致。限制蛋白质摄入,控制饮食是治疗本病的基本疗法。

(37)急性肾炎患者不应多饮:急性肾炎患者应食用含蛋白质量少的食物,以减少含氮废物在体内的滞留,减轻肾脏负担。牛奶为含蛋白质丰富的食品,故急性肾炎患者不应多饮;慢性肾炎肾功能不全、尿量减少、血中非蛋白氮增高时亦不应多饮。

(38)糖尿病酮症酸中毒及肝昏迷患者不宜饮用:蛋白质代谢后可在体内生成酮体,加重酸中毒,蛋白分解产生的氨在肝功能低下时不能在肝脏内转变成尿素,可导致氨中毒,故酮症酸中毒及肝昏迷患者均不宜食用含蛋白质丰富的牛奶。

4. 食疗方

方 1

【原 料】 牛奶 200 毫升,生姜汁 1 汤匙,白糖少许。

【制 作】 牛奶、生姜汁、白糖混合,放瓦盅内隔水炖沸。

【用 法】 乘热饮用。

【功 效】 适用于虚寒性胃痛、噎嗝反胃、呕吐。

方 2

【原 料】 牛奶 250 毫升,鲜韭菜汁 2 汤匙,生姜汁 1 汤匙。

【制 作】 韭菜汁、姜汁、牛奶一起放碗内,入锅,隔水炖沸。

【用　法】　饭前饮用。

【功　效】　适用于脾胃虚寒的反胃呕吐,或进食即吐,身
体瘦弱等。

方　3

【原　料】　牛奶 250 毫升,丁香 2 粒,姜汁 1 茶匙,白糖
15 克。

【制　作】　牛奶、丁香、姜汁入锅内煮沸,去丁香,加白糖
即可。

【用　法】　每日 1 次,连饮 10 日。

【功　效】　适用于疳积瘦弱、食入即吐。

方　4

【原　料】　牛奶 100 毫升～150 毫升,蜂蜜适量。

【制　作】　牛奶煮沸后加蜂蜜搅匀。

【用　法】　每日 1 次,连续饮用 20 日。

【功　效】　适用于贫血。

方　5

【原　料】　牛奶 250 毫升,葱汁 10 毫升,蜂蜜 60 毫升。

【制　作】　牛奶、蜂蜜、葱汁放入碗中,入锅,隔水炖沸。

【用　法】　每日早晨空腹食用。

【功　效】　适用于气血虚弱、大便秘结、神疲肢倦。

方　6

【原　料】　牛奶 250 毫升,太子参 15 克,白糖适量。

【制　作】　太子参洗净,放入小锅内,加水适量,用中火烧沸,再用文火煮25分钟,除去太子参,留药液。牛奶用奶锅烧沸,加太子参液,混合均匀,入白糖拌匀即成。

【用　法】　早、晚各饮1次,每次50毫升。

【功　效】　适用于心绞痛明显的冠心病。

方　7

【原　料】　牛奶250毫升,鸡蛋1个。

【制　作】　鸡蛋磕入杯内,搅拌均匀,再倒入煮沸的牛奶。

【用　法】　每日喝1次,每次1杯,1周为1个疗程。

【功　效】　适用于偏头痛。

方　8

【原　料】　牛奶50毫升,大葱适量。

【制　作】　大葱捣碎,加入牛奶,搅匀。

【用　法】　外敷患处。2周为1个疗程。

【功　效】　适用于痔疮。

方　9

【原　料】　牛奶适量。

【制　作】　消毒纱布浸牛奶中,待用。

【用　法】　用牛奶纱布外敷伤口。

【功　效】　适用于烫伤,可减轻疼痛,促进愈合。

方　10

【原　料】　牛奶100毫升,生姜5片。

【制　作】　生姜加水煎汁,加入煮沸的牛奶中。

【用　法】　少量多次服,或在煮沸的牛奶中加生姜汁3～5滴服。

【功　效】　适用于吐奶。

方　11

【原　料】　牛奶250毫升,独头蒜25克。

【制　作】　牛奶、独头蒜共煮。

【用　法】　温服,每日1次,连用3～5日。

【功　效】　适用于蛲虫病。

方　12

【原　料】　牛奶250毫升。

【制　作】　牛奶用大火煮沸后改用小火煮3～5分钟,然后将牛奶倒入另一个容器内,这时锅壁上将挂有一层白膜,刮下白膜待用。

【用　法】　将牛奶蛋白膜外涂患处。

【功　效】　适用于牛皮癣。

(四)酸　牛　奶

酸牛奶是选用新鲜牛奶严格消毒后,经过乳酸菌发酵、凝固、冷却等工序制成。鲜牛奶中的酪蛋白遇酸凝固,使酸奶成为乳白色、鲜嫩的乳酪,味道酸甜可口,其营养和医疗价值越来越受到大家重视。

1. 营养成分与性味

酸牛奶性微寒,味酸,每100克含蛋白质3.2克,脂肪2.2克,糖类7.3克,维生素B_1 0.07毫克,维生素B_2 0.08毫克,尼克酸 0.1 克,钙 161 毫克,锌 0.54 毫克,磷 52 毫克,硒 1.7 微克。

2. 医疗保健作用

酸牛奶不但营养丰富,酸甜适口,清香诱人,而且具有很好的医疗作用。它可刺激胃酸分泌,增强胃肠消化功能,促进新陈代谢,肝脏病、胃肠病患者和身体衰弱者、婴幼儿饮用最为适宜。酸奶含有乳酸菌,能在肠道里抑制大肠杆菌、痢疾杆菌等的繁殖,减少发生肠道传染病的机会。酸奶还能在肠道内正常菌群的帮助下,产生维生素 B_1、维生素 B_2 等,在乳酸的作用下,还能生成乳酸钙。长期饮用专门制作的酸牛奶,可防止神经细胞过早衰老,延年益寿。据医学资料介绍,20 世纪初俄罗斯微生物学家米契尼柯夫发现保加利亚一些地区长寿人很多,经调查,与该地区普遍饮用酸牛奶习惯有关。

酸奶还有降低胆固醇的作用。酸奶中的胆碱含量特别高,可以调节胆固醇浓度,并能减少胆固醇在血管壁上附着,从而使总胆固醇含量降低。乳酸还能抑制肝脏制造胆固醇,因此患心血管疾病者常喝酸牛奶大有好处。

酸奶适于"牛奶不适应症"者食用。这是由于乳酸菌能将酸奶中的乳糖分解,形成乳酸,对于那些缺乏乳糖酶,喝了鲜牛奶就胀气、腹泻者,可饮用酸奶以代替鲜牛奶。

酸奶除含有鲜奶的全部营养要素外,突出的特点是含有丰富的乳酸,使牛奶变得醇厚、清香,易于消化吸收。酸奶能刺激胃蠕动,促进胃液分泌,增强消化功能,提高钙、磷、铁的吸收率。

乳酸菌能够抑制肠道内真菌的生长和增殖,对机体有保护作用。许多抗生素类药物能够杀死肠道内正常存在的乳酸菌,如果不适当地应用抗生素,就会杀灭肠道内正常存在的乳酸菌,真菌就会大量生长繁殖。某些磺胺类药物也有类似抗生素的作用,从而破坏体内正常的防御功能。为了预防使用抗生素类药物所导致的二重感染,可同时饮用含乳酸菌的酸奶及酸奶制品。

乳酸对肠道内细菌还有抑制作用,可防止腐败菌分解蛋白质产生毒物堆积,有利于预防癌症。

酸奶中的维生素 C、叶酸和胆碱含量均比鲜牛奶高,其中叶酸含量约高一倍以上,可防止体内脂肪氧化。酸奶还可抑制胆固醇的合成,有降低胆固醇的作用。

3. 食用注意事项

(1)忌加热后饮用:酸奶一般无需加热即可饮用,若经过加热,它的物理性状将会发生变化,使其特有的风味消失,营养价值下降,起特殊保健作用的乳酸菌也被全部杀死。故酸奶禁忌加热后饮用。

(2)服磺胺类药及碳酸氢钠时禁忌饮用:服磺胺类药物及碳酸氢钠时忌酸性饮食,本品酸性,可使磺胺类药物在泌尿系统结晶,碳酸氢钠的药效降低。故服磺胺类药物及碳酸氢钠时禁忌饮用酸奶。

4. 食疗方

方　1

【原　料】　酸牛奶 250 毫升,10％糖水 50 毫升。

【制　作】　将酸牛奶加入糖水,装入奶瓶或其他容器,隔水温热即可。

【用　法】　每日 1～2 剂,连饮 5～7 日。

【功　效】　适用于胃酸缺乏。

方 2

【原　料】 酸牛奶 200 毫升。

【制　作】 取酸牛奶 200 毫升待用。

【用　法】 每日 1 次口服,连饮数日。

【功　效】 适用于近视眼。

(五)羊　奶

羊奶主要指母山羊所产的奶。分析证明,它也是一种优良的蛋白质食品,与牛奶相比较,有着更高的营养和医疗价值。

1. 营养成分与性味

羊奶性温,味甘,每 100 毫升羊奶含蛋白质 3.8 克,脂肪 4.1 克,糖类 5 克,灰分 0.9 克,钙 140 毫克,磷 106 毫克,铁 0.1 毫克,维生素 B_1 0.05 毫克,维生素 B_2 0.13 毫克,尼克酸 0.3 毫克,维生素 C 1 毫克。

2. 医疗保健作用

羊奶具有养血补虚、益气润燥、润心肺、治消渴、疗虚劳、益精气、利大肠等医疗功能,适合糖尿病、久病体虚、中风、心绞痛、慢性胃炎、反胃等患者饮用。含漱,还可治疗口疮。

3. 食用注意事项

(1)急性肾炎、肾功能衰竭者,为了防止加重肾脏负担需限制蛋白质摄入,故不宜饮用羊奶。

(2)慢性结肠炎患者因不宜大量摄入脂肪,不宜饮用羊奶。

(3)腹部手术后 1～2 日内患者应禁饮羊奶,以免饮羊奶后胃肠胀气,影响伤口愈合。

(4)对羊膻味有变态反应者,也不宜饮用。

(5)妊娠胎动不安者不应多食。妊娠时体内多热,多食温热性的羊奶,容易加重胎动不安,重则损伤胎元之气。

(6)羊奶易于微生物繁殖,食用前必须经过煮沸,高温消毒。

(7)羊奶应避免日光照射,以防 B 族维生素和维生素 A 遭到破坏。

4.食疗方

方　1

【原　料】　新鲜羊奶 500 毫升,山药 50 克,白糖 10 克或蜂蜜 10 毫升。

【制　作】　山药炒至微黄,碾为细末。将羊奶煮沸,加入山药末和白糖搅匀即成。

【用　法】　每日 1 次。

【功　效】　适用于慢性胃炎、呃逆反胃等。

方　2

【原　料】　羊奶 250 毫升。

【制　作】　羊奶煮沸。

【用　法】　每日 2 次。

【功　效】　适用于干呕反胃、慢性肾炎、中风、心绞痛等。

方　3

【原　料】　羊奶 200 毫升。

【制　作】　取羊奶适量,不煮,待用。

【用　法】　生羊奶外涂或含漱。

【功　效】　适用于漆疮或口疮。

方 4

【原　料】　羊奶 250 毫升,姜汁 30 毫升,植物油 10 毫升。

【制　作】　姜汁调植物油,待用。羊奶煮沸。

【用　法】　姜汁油涂擦伤口,同时饮羊奶。

【功　效】　适用于毒蜘蛛咬伤或蝎子蜇伤。

七、饮品及调味品

（一）酒

我国出产的酒品种多，质量好，早已名扬四海，风靡全球。我国盛产的白酒中最负盛名的有"八大名酒"：山西汾酒，贵州茅台、董酒，四川泸州大曲、五粮液、全兴大曲，陕西西凤和安徽古井贡酒。果酒和啤酒中被评为全国名酒的有山东烟台产的金奖白兰地、红玫瑰葡萄酒、白葡萄酒、味美思酒，北京特制白兰地、夜光杯，中国红葡萄酒，河南民权红、白葡萄酒和山东青岛啤酒，北京五星啤酒等。全国各省、区又有当地的特产，真是琳琅满目，美不胜收。

白酒又叫烧酒、火酒。它的主要成分是酒精，学名乙醇。

1. 营养成分与性味

酒性温，味辛、甘、苦。它主要含醇、酯、醛、糊精、甘油等成分。

2. 医疗保健作用

适量饮酒能舒张血管，刺激胃壁，增加消化液分泌，故饭前饮少量酒，可健胃驱风，增进食欲。酒对味觉、嗅觉的刺激，可反射性地增加呼吸量和增进食欲，酒还可以使体内过高的温度得到放散。

据美国哈佛医学院新的研究证明，每天饮白酒量不超过50毫升，有助于减少冠心病引起死亡的危险性。哈佛医学院研究了1 300多人的饮酒习惯后发现，每日饮少量酒，可使70％的冠心病患者减少死亡的危险。研究者认为，少量饮酒之所以具有减少冠心病患者死亡的作用,是因为酒精能增加血液中的高密度脂蛋白,减少低密度脂蛋白,这就可减少由于脂肪沉积而引起血管阻塞的机会。

美国《科学文摘》报道:"果子酒能保护心脏。"文章认为,喝果子酒是预防心脏病发作的最好的食疗方法之一。研究者分析了西方 18 个国家居民死亡原因中饮食因素后发现,果子酒的消耗量和心脏病死亡率之间有着"非常显著的关系"。在所考察的国家中,喜爱喝果子酒的意大利人和法国人的心脏病死亡率最低。美国人和芬兰人喝果子酒较少,患心脏病的人较多。凡不喝果子酒而喝烈性酒的地方,那里的心脏病死亡率较高。烈性酒不具有果子酒那样对心脏的保护作用。

酒在医药上的用途比较广泛。祖国医学认为,酒为水谷之气,性热,入心、肝二经,畅通血脉、散淤活血、祛风散寒、消冷积、医胃寒、健脾胃和引药上行、助药力。酒还广泛用于炮制中药,以增强药效,并作为药引使用。特别是各种药酒,是我国特有的常用"中成药"。药酒是含有某种中药有效成分的酒。使用酒的目的,是借酒的辛温行散之性,以活络通经。所以,大部分药酒,如熟知的虎骨酒、豹骨酒、国公酒、五加皮酒、木瓜酒及一些滋补酒,如人参酒、龟龄集酒和参杞酒等,可用来医治风湿痛、关节痛、四肢麻木等症。大家现代用的内服酊剂也都含有酒的成分。晕倒、虚脱时,在缺少其他药物的情况下,灌 1 杯烈性酒,可兴奋呼吸中枢,使患者苏醒。所以,酒也用于急救。

酒除内服外,酒精在外科消毒、杀菌方面也有很好的作用,如皮肤消毒、器械消毒和外用药水都少不了酒精。此外,用50%的酒精给高热病人擦身,可以帮助退热。用酒揉擦久卧患者的皮肤,可去汗渍,促进局部血液循环,防止褥疮。

3. 食用注意事项

(1)乳母不宜饮用:乳母饮酒后酒中的乙醇等成分可进入乳汁中,影响哺乳的婴儿,使婴儿沉睡、触觉迟钝、多汗,甚至导致婴儿神经系统发育障碍。

(2)呼吸系统疾病患者忌睡前饮酒:气管炎等呼吸系统疾病患者由于迷走神经兴奋,夜间症状加重,影响睡眠,睡前饮酒对某些人有一定的催眠作用,但对气管炎等患者却不适宜。因为气管炎、肺气肿等患者肺的通气功能不好,睡前饮酒会扰乱睡眠中的呼吸,出现呼吸不规则甚至呼吸暂停,可危及生命。

(3)孕妇不应饮用:孕妇饮酒,即使摄入微量酒精,也能通过胎盘进入胎体,使胎儿细胞分裂受到阻碍而发育不全,影响中枢神经系统的发育,导致弱智。酒精也是一种致畸物质,可造成某些器官的畸形。

(4)肝病患者禁忌饮用:酒的主要成分是乙醇,乙醇的解毒主要在肝脏,约95%以上的乙醇在肝内被氧化分解,肝病后肝功能不健全,解毒能力降低。饮酒可促进肝内脂肪的生成和蓄积,发生脂肪肝,还可使已受损伤的肝细胞再度受到损伤,逐渐失去解毒能力,有的甚至引起肝硬化。肝脏病患者大量饮酒还有急死的危险。

(5)无症状澳抗阳性者不应饮用:最近的研究表明,90%的澳抗阳性者肝细胞呈现慢性炎症,甚至可有早期肝硬化的改变,肝脏对乙醇、乙醛的解毒功能下降,即使少量饮用,也会使本已有实质性损伤的肝脏受到进一步的损伤。

(6)未成年人不应饮酒:由于未成年人各组织器官尚未发育成熟,饮酒会给幼嫩的组织器官造成损害,如损伤肝脏,使性成熟的年龄推迟等。

（7）患消化道疾病的患者不应饮酒：酒可刺激食管和胃粘膜，引起消化道充血，导致食管炎、胃炎和胃溃疡，嗜酒也是食管癌、胃癌的主要危险因素。

（8）空腹时不应饮酒：人在空腹饥饿时饮酒，胃粘膜将骤然受到强烈的刺激，产生血管痉挛，容易呕吐，同时也容易导致胃部炎症，而且酒精吸收加快，容易发生"醉酒"，对肝脏损害更大。

（9）心脏功能不良者不宜长期饮酒：长期饮酒可使心脏发生脂肪变性，降低心脏的弹性和收缩力，影响心脏的正常功能，心肌的损伤还会引起乙醇性心脏病。

（10）高血压病、冠心病患者忌饮烈性酒和饮酒过量：高血压病、冠心病患者饮烈性酒和暴饮，会很快使全身血管扩张，心跳加快，血压骤升而诱发心绞痛，严重的会导致脑血管破裂或冠状动脉痉挛，心肌缺血、缺氧发生意外。

（11）育龄青年不应饮酒：酒精是一种性腺毒素，过量或长期饮酒，可使性腺中毒，表现为男子血液中睾丸酮水平降低，性欲减退，精液生成减少，精子畸形，出现阳痿早泄。女性可导致月经不调、闭经、卵子生成变异、无性欲或停止排卵。

（12）洗澡前不应饮酒：饮酒后洗澡，体内储存的葡萄糖会被体力活动大量消耗掉，使血糖含量大幅度下降，体温也急剧下降，可发生虚脱。

（13）胰腺炎患者禁忌饮酒：胰腺炎患者饮酒后，酒精混合液可沿胰管、血管、淋巴管等途径刺激胰腺，引起胰管阻塞，胰腺分泌亢进，使管内的压力升高，致使胰管上皮细胞破裂，造成十二指肠液、胆汁在胰胆管内逆流，使胰腺的炎症充血水肿加重，导致出血坏死，甚至危及生命。

（14）维生素 B_1 及维生素 B_2 缺乏者不宜饮酒：酒精具有

减少小肠吸收 B 族维生素及叶酸的作用,可造成维生素 B_1 或 B_2 更加缺乏。

(15)牛皮癣患者不应饮酒:牛皮癣为阴虚血燥、热壅血络所致的疾病,忌食辛热性的饮食。酒性温热,其味辛辣,走窜肌肤,助热耗阴血,牛皮癣患者饮酒,可加重皮肤损害。

(16)不宜饮酒取暖:饮酒并不能御寒,饮酒以后,由于酒精的刺激作用,皮肤血管扩张,血流加快,皮肤温度升高,使人体产生温暖的感觉,但这种温暖感却不能持久,因为皮肤的血管舒张、松弛、必然导致机体热能散发过快,使体温急骤下降,从而产生强烈的寒冷感觉。因此,喝酒比不喝酒更易产生寒颤,引起受凉和感冒。

(17)冬泳前后不宜饮酒:饮酒既不能防寒,还对中枢神经系统产生麻痹作用,降低心肌的收缩力,影响心脏的正常功能。下水前饮酒容易出现呕吐、头晕,严重者会发冷或产生痉挛、休克,出水后饮酒,可加剧恶寒感。

(18)施农药前后禁忌饮酒:饮酒后皮肤、粘膜血管扩张,如皮肤沾上农药或弥散在空气中的农药被吸入呼吸道粘膜上,就会通过皮肤和粘膜进入体内,出现中毒或加重中毒。酒与农药对人体均具有强烈的毒性,能直接损害心血管系统,引起心律失常,甚至心力衰竭或死亡。

(19)饮酒时不应吸烟:饮酒时吸烟,可产生更强的毒性。因为烟雾中的尼古丁、一氧化碳、苯并芘等致癌物质被吸入口腔、鼻、咽喉、气管和肺内,以烟焦油的形式沉积在器官内壁,酒精是烟焦油的良好有机溶剂,可使烟焦油充分溶解,使其利于穿过粘膜,扩散到体内。烟草毒还使肝脏不能及时对酒精进行分解代谢而加重酒精中毒。在对中枢神经的刺激方面,二者还有协同作用。

（20）临睡前不应饮酒：酒虽然有麻醉作用，可使人入睡，但这种睡眠不深，为似睡非睡的朦胧状态，还容易对酒产生依赖性，造成不饮酒则不眠，久而久之，反会破坏睡眠习惯，失眠。另外，夜间人体代谢趋慢，肝脏分解毒素的作用减弱，会导致酒精蓄积。

（21）不宜饮用混合酒：白酒、葡萄酒等所含的酒精度数不同，胃肠道对其反应也不同，饮用几种掺合在一起的混合酒，不仅容易使人"快醉"，还可使胃肠难以适应而导致胃痛。

（22）不宜与咖啡同时饮用：酒与咖啡同时饮用，可加重酒精对人体的损害。同时，酒精和咖啡因均有兴奋大脑皮质的作用，酒与咖啡同饮，更加重对大脑的刺激，可出现神经及血管系统的病变。

（23）酒后不宜大量饮浓茶水：酒后饮茶水可以加速酒精排泄，有解酒作用，但大量饮浓茶却不适宜。因酒精在消化道吸收后90%在肝脏进行降解，降解的时间约需2～4小时。酒后饮浓茶，由于茶碱的利尿作用，酒精转化的乙醛还未分解即排出，使肾脏受到大量乙醛的刺激，影响肾脏的功能。大量饮浓茶还会增加心脏的负担。

（24）刚酿制的白酒不应饮用：刚酿制的白酒，酒精度数一般均在60度以上，酒体中常含较多的甲醇、杂醇油、醛类等物质，只有经过一段时间后，酒体内部成分发生氧化，有害物质减少后才可饮用。饮用新酿的白酒，既易引起酒精中毒，还因甲醇的含量高，可对中枢神经造成危害。甲醇的代谢产物及杂醇糖和醛类也有较多的毒副作用。

（25）塑料桶不宜贮存酒：塑料的原料是合成树脂，含有多种添加剂成分，这些添加剂有些有毒，如用塑料桶贮存酒，这些有毒物质就会逐渐溶解到酒里，改变酒的成分。

(26)不宜用锡壶盛酒:锡壶由锡铅合金制成,铅与酒中的乳酸、醋酸容易结合成乳酸铅和醋酸铅,溶解在酒中。如果长期饮用锡壶盛的酒,就会发生蓄积性铅中毒,出现头晕、头痛、四肢无力、恶心、胸闷等症状。一次饮用过多还会导致急性铅中毒。

(27)不宜用热水瓶或旅行水壶装酒饮用:热水瓶或旅行用的铅合金水壶用后常积存水垢。用积存水垢的热水瓶或旅行水壶装酒后,酒精便使水垢溶解,有毒成分溶入酒中,长期饮用这种酒有碍身体健康。

(28)青光眼患者不宜饮酒:酒性辛、温,气味浓烈,能扩张血管,增加血流量,使眼房水生成增多,可加重青光眼。

(29)凝血障碍及痔疮、胆囊炎、胆石症、泌尿系感染或结石患者不宜饮用:酒味辛,性温,行散作用较强,可以加速血液的运行,还易蕴生湿热,饮用后会加重凝血障碍及湿热所致的痔疮、胆囊炎等疾病。

(30)忌长期饮用:长期不间断地饮酒,加重了肝脏对酒精氧化分解的负担,使肝细胞受损变性,最终导致肝硬化或癌变。酒精长期刺激口腔、咽喉、食管、胃等消化器官粘膜,将会诱发这些部位的炎症和溃疡,或发生癌变。酒精慢性中毒还可使脑细胞受损,引起神经和精神改变,出现头脑不清、智力迟钝、记忆衰退的现象。

(31)精神受刺激时不应多饮酒:精神受刺激时,大量饮酒,容易导致酒精中毒,失去自我控制能力,神经系统受抑制,昏醉如泥,严重者可发生呼吸、循环衰竭而猝死,也可因大量高浓度酒精对胃粘膜的刺激,导致胃粘膜血管损伤和频繁的呕吐而引起胃大出血或穿孔而危及生命。

(32)服用抗心绞痛药物时不应饮酒:抗心绞痛药,如消心痛、硝酸甘油等可骤然地扩张血管,如果与酒合用,将会加剧头痛等症状。饮酒过量还可引起血压下降、胃肠不适甚至突然晕倒等剧烈不良反应。

(33)服用降压药时不应饮酒:降压药,如心痛定、长压定、地巴唑等,若与酒同服或在服药期间饮酒,容易出现低血压。服用胍乙啶等较强的降压药时饮酒常发生体位性低血压,患者会突然摔倒,引起骨折或脑出血。如饮酒过多又服用较大量的降压药,常会出现休克,重者危及生命。降压药中的优降宁与酒同用则可升高血压。

(34)服用痢特灵、甲基苄肼、苯乙肼时禁忌饮酒:服用以上药物饮酒会使血压升高而感到头晕、头痛。

(35)服用镇静安定药物时禁忌饮酒:饮酒初期可出现中枢神经兴奋症状,如语言增多、不眠等,后期则出现抑制症状。镇静、安定类药物,如奋乃静、利眠宁、异丙嗪、地西泮(安定)等药对大脑也有抑制作用。若服用以上药物时饮酒,可使大脑受到双重抑制作用,使人反应迟钝,昏昏欲睡,身体不协调,重者呼吸困难、血压下降,饮酒量过大,还会使呼吸中枢麻痹而死亡。服用抗过敏药,如苯海拉明、扑尔敏等以后饮酒,也会产生与镇静安定药相似的情况。

(36)服用降血糖药时禁忌饮酒:酒精可刺激胰腺 β 细胞,增加胰岛素分泌,有加强胰岛素和格列本脲(优降糖)的作用,引起低血糖性休克,加重药物的不良反应,并可诱发乳酸血症。糖尿病患者长期饮酒,甚至可引起重度神经精神损伤。

(37)服用止血药时不应饮用:酒精可以抑制凝血因子,对抗止血药物,可降低药物的止血作用。

(38)服用水杨酸类药物时不宜饮用:水杨酸类药物有损胃粘膜,可引起胃炎。服水杨酸类药时饮酒,可诱发胃溃疡或引起急性出血性胃炎。

(39)服用利尿药时不宜饮酒:利尿药,如氢氯噻嗪(双氢克尿塞)等通过利尿作用而降低血压,如果服用利尿药时饮酒,酒精的扩张血管作用,会使血压更低,出现直立性虚脱等症状。

(40)服用利血平、红霉素和抗血吸虫药硝硫氰时不宜饮酒:利血平等药物对肝脏有较强的毒副作用,服用以上药物时饮酒,可加重对肝脏的损害。

酒,对人体既有益又有害,应懂得些喝酒的学问。

首先,要少饮,每次饮酒以50毫升左右为宜,最多不宜超过100毫升,这样不会造成伤害。提倡少饮或不饮烈性酒。亲朋相聚,以饮各种果酒和啤酒为好。切忌"酒逢知己千杯少",一饮就是"一醉方休"。应做到适可而止。另外,饮酒后不可同房。

其次,饮酒时要慢慢饮,一边说话一边饮,切忌"一饮而尽"或连饮猛酒。饮酒中间可以随时喝点茶水,有解酒作用。据日本《人间医学》报道,日本90多岁名画家横山大观的饮酒秘诀是:边饮酒边吃豆腐、豆芽等豆制品。报道指出:"豆类食品中含有丰富的维生素 B_1 和半胱氨酸等,堪称世界上最佳的解酒良药。"

还有一点也非常重要,就是服某些药物时要忌酒。需要在24小时内禁酒的药物很多,常见的有:苯巴比妥、巴比妥、阿司匹林、解热止痛片、痢特灵、呋喃妥因、闷可乐、降糖灵、氯磺丙脲、甲苯磺丁脲、利尿酸、苯达嗪、苯妥英钠、硫酸胍乙啶、氢氯噻嗪(双氢克尿塞)、胰岛素、利眠宁、地西泮(安定)、冬眠灵、非那根、苯海拉明、硝酸甘油等。因为服这些药时饮酒能增强毒性,影响药效,产生副作用等,严重的可导致生命危险。

4. 食疗方

方 1

【原　料】　白酒 50 毫升,大蒜 2 头,葱白、生姜各 10 克,山药、芋头各 100 克。

【制　作】　把大蒜、葱白、生姜、山药、芋头共捣烂,掺入白酒调和均匀。

【用　法】　敷前胸和后背疼痛处。

【功　效】　适用于胸膜炎、肺脓肿、大叶性肺炎等胸背疼痛。

方 2

【原　料】　白酒适量,胎盘 1 个,山药 30 克,补骨脂 15 克,红枣 7 枚,生姜 9 克,食盐适量。

【制　作】　先将胎盘洗净,擦盐,入开水中煮片刻,再用冷水漂洗数次,切块,入锅加白酒、姜汁炒透,再移至沙锅内,加山药、补骨脂、红枣和适量水,炖至烂熟,加食盐调味。

【用　法】　分 2 次食用,每周 1～2 次,连用 10 次。

【功　效】　适用于慢性气管炎属寒证咳嗽。

方 3

【原　料】　75% 酒精适量,大蒜 3 克～5 克。

【制　作】　大蒜去皮,入 75% 酒精中浸 3～5 分钟,放消毒容器中捣烂。

【用　法】　敷于双手合谷穴上,上盖消毒纱布,胶布固定,数小时后局部痛痒或灼热起泡,擦净,涂紫药水,纱布包扎。一般在 7～8 小时后病情可减轻。

【功　效】　适用于白喉。

方　4

【原　料】　白酒 20 毫升,鸡蛋 1 个。

【制　作】　鸡蛋磕破取蛋清,与白酒调匀。

【用　法】　顿服。作预防,可每日服 1 次,连服 2～3 次;治疗用量加倍,可在发作前 2 小时顿服。此方服后有胃脘不适及轻度恶心,不需处理。

【功　效】　适用于疟疾。

方　5

【原　料】　白酒 50 毫升,连须葱白 500 克,生姜、莱菔子各 60 克。

【制　作】　将莱菔子研碎。生姜、葱白切末,加入莱菔子、白酒拌匀,在锅内炒热,分作 2 份,用布包裹。

【用　法】　由上至下,从左至右,遍熨胸腹部,冷则重换。

【功　效】　适用于腹胀。

方　6

【原　料】　白酒适量,生姜 5 片,红糖 60 克。

【制　作】　生姜切片,沏姜糖水,加白酒少许。

【用　法】　温服。

【功　效】　适用于腹部寒痛、四肢不温。

方　7

【原　料】　白酒 1 000 毫升,虎骨(狗骨代)30 克,蜈蚣 3条。

【制　作】　将狗骨、蜈蚣浸入白酒中,至少浸泡半个月。

【用　法】　每次约 15 毫升,每日 1 次,饱腹饮用,半个月为 1 个疗程。

【功　效】　适用于中风后遗症。

方　8

【原　料】　白酒 10 毫升,阿胶 10 克,鸡蛋 1 个。

【制　作】　阿胶放容器内,倒入白酒,盖封紧,放锅内蒸至阿胶全部溶化后取出,趁热时磕入鸡蛋,搅匀,再蒸至蛋熟即成。

【用　法】　顿服。每日 2 次,连服 7 日为 1 个疗程。

【功　效】　适用于失眠、健忘等症。

方　9

【原　料】　白酒 200 毫升,雄黄 1.5 克,乌敛莓、千里找根、半边莲、青葙子各 15 克,蛇莓 30 克。

【制　作】　将以上原料入锅,加水 250 毫升共煮汤。

【用　法】　取汤液口服,药渣捣碎外敷,每日 1 剂。

【功　效】　适用于化脓性指头炎。

方　10

【原　料】　白酒、生何首乌各适量。

【制　作】　将生何首乌研末,浸泡在 60% 的白酒中,密封,隔水炖 3～5 小时。

【用　法】　随时适量饮用。

【功　效】　适用于各种痛毒。

方 11

【原　料】　白酒 1 500 毫升,当归、川乌、草乌、全蝎各 9 克。

【制　作】　将以上原料均入沙锅内,密封,放锅内隔水炖至酒剩 1 000 毫升即可。

【用　法】　每次饮 15 毫升,每日 3 次。

【功　效】　适用于腰腿痛。

方 12

【原　料】　狗骨、白酒各适量。

【制　作】　将狗骨浸于白酒内,15 日后可用。

【用　法】　适量饮服。

【功　效】　适用于坐骨神经痛。

方 13

【原　料】　白酒 250 毫升,白及 60 克。

【制　作】　将白及研为细末,浸入白酒中,1 个星期后可口服。

【用　法】　每日 2 次,每次 50 毫升。

【功　效】　适用于软组织损伤。

方 14

【原　料】　白酒、面粉、生姜汁各适量。

【制　作】　将姜汁、白酒、面粉调如膏状。

【用　法】　外敷患处,纱布包扎固定。

【功　效】　适用于跌打损伤。

方　15

【原　料】　白酒 500 毫升,生川乌、生草乌、千年见、地风、乌梅、甘草各 6 克。

【制　作】　将以上诸药浸入白酒中,浸泡 5 日后取用。

【用　法】　每日 3 次,每次 30 毫升,7 日为 1 个疗程。

【功　效】　适用于风湿性关节炎。

方　16

【原　料】　白酒 500 毫升,白茄根 150 克。

【制　作】　将白茄根入白酒中,浸泡 7 日后取用。

【用　法】　口服,每日 3 次,每次 30 毫升。

【功　效】　适用于风湿性关节炎。

方　17

【原　料】　白酒 5 000 毫升,狗骨 500 克,白茄根 5 000 克,虎杖根 1 000 克,红花汁适量。

【制　作】　狗骨洗净后置文火上烤黄,趁热打碎,拌入红花汁。将制后的狗骨及白茄根、虎杖根诸药投入白酒中,密封浸泡 15 日后取用。

【用　法】　成人每次服 20 毫升～30 毫升,早、晚各 1 次。

【功　效】　适用于风湿性关节炎。

方　18

【原　料】　白酒 100 毫升,鹿茸 5 克,蜈蚣 4 条,全蝎 3 克。

【制　作】　将鹿茸、蜈蚣、全蝎放入白酒中,至少浸泡1周方可饮用。

【用　法】　每次热饮约40毫升,半个月为1个疗程。

【功　效】　适用于血栓闭塞性脉管炎。

方　19

【原　料】　白酒500毫升,牛膝、木瓜各50克。

【制　作】　将牛膝、木瓜浸泡于白酒中,7日后取用。

【用　法】　每晚睡前饮1次,每次50毫升～100毫升,15日为1个疗程。

【功　效】　适用于肠粘连。

方　20

【原　料】　白酒15毫升,鸡蛋1个。

【制　作】　将白酒与鸡蛋清调匀。

【用　法】　涂于患处。

【功　效】　适用于烧伤、烫伤。

方　21

【原　料】　白酒500毫升,大蒜5头。

【制　作】　大蒜捣烂,浸泡于白酒中,室温下8～10日后取用。

【用　法】　每次饮50毫升～100毫升,每日3次。

【功　效】　适用于肾结石、尿路结石。

方　22

【原　料】　米酒100毫升,草鱼肉片150克,生姜25克,食盐少许。

【制　作】　锅内加水适量,煮沸,加入米酒、草鱼片、生姜,待草鱼片熟时,加食盐少许调味。

【用　法】　趁热食用。

【功　效】　适用于急性鼻炎。

方　23

【原　料】　白酒、葱白各适量。

【制　作】　葱白捣烂,取汁,放入白酒少许。

【用　法】　用2～3滴,滴入鼻内。

【功　效】　适用于鼻出血。

方　24

【原　料】　白酒100毫升,鲜姜30克。

【制　作】　姜切片,入白酒中浸泡24小时后即可用。

【用　法】　取汁搽局部,每日2次。

【功　效】　适用于手癣奇痒。

方　25

【原　料】　白酒、蒜瓣各适量。

【制　作】　蒜瓣捣烂如泥,与白酒混匀成蒜泥糊。

【用　法】　晚上睡觉前将蒜泥糊敷于洗净的患部,蒜泥厚约3毫米,用小块塑料薄膜盖住蒜泥,再用纱布或绷带或棉布数层将其包扎,过24小时后揭开,患部皮肤受酒和大蒜刺激腐蚀后,已脱几层皮,然后用温热水清洗患部,再涂上消炎软膏,包扎保护,以防感染。

【功　效】　适用于牛皮癣。

方 26

【原　料】　白酒适量，生姜1块。

【制　作】　将生姜切开，待用。

【用　法】　用生姜片蘸白酒缓慢外擦患处。

【功　效】　适用于白癜风。

方 27

【原　料】　老白干酒50毫升，尖小辣椒10克。

【制　作】　将尖辣椒切成细丝，用酒浸泡10日。

【用　法】　用辣椒酒涂擦患处，每日数次。

【功　效】　适用于斑秃。

方 28

【原　料】　白酒500毫升，生姜皮30克，骨碎补60克。

【制　作】　将生姜皮、骨碎补浸酒中10日。

【用　法】　取药酒涂擦患处，每日3次。

【功　效】　适用于斑秃。

方 29

【原　料】　白酒25毫升，米醋50毫升。

【制　作】　米醋与白酒混调匀。

【用　法】　外擦患处。

【功　效】　适用于荨麻疹。一般几分钟后即可见效。

(二)蜂　乳

蜂乳又名王浆、乳浆、蜂王浆，由蜜蜂科昆虫中华蜂等之工蜂咽腺分泌的乳白色胶状物和蜂蜜配制而成。

蜂蜜的营养与药用价值都很高,但它比不上蜂乳。大家知道,每窝蜂都有一个蜂王,蜂没有王,就酿不成蜜。蜂王体型大,为"一家之主",富有"生儿育女"的繁殖能力,24小时产卵的重量超过它本身的体重。蜂王的寿命也长,可活3~6年,一般工蜂的寿命只有30~60天,冬季不活动,才活5~6个月。为什么蜂王和一般工蜂有这么大的差别?这就是蜂乳的奇妙作用。蜂王吃的是蜂乳,而工蜂吃的是蜂蜜。说明蜂乳的营养价值比蜂蜜高得多。蜂乳是延年益寿的珍品。

1. 营养成分与性味

蜂乳性平,味甘、酸。蜂乳含蛋白质、脂肪、灰分、多种维生素(以B族维生素为主,次为维生素A)、人体所需多种氨基酸、类似乙酰胆碱物质、促性腺激素样物质,其中蛋白质占12.34%,脂肪占5.46%。

2. 医疗保健作用

研究证明,蜂乳有刺激生殖能力,增强机体抵抗力,促进新陈代谢,提高造血功能,修复组织,增殖细胞和调节神经、血压、血糖及延长寿命等作用。它对白细胞减少、贫血、动脉硬化症、冠心病、高血压病、糖尿病、肝炎、肝硬化、神经衰弱、肾炎、风湿性关节炎、四肢血液循环障碍及不孕症、肠胃疾患等病症都有很高的疗效。蜂乳还可用于治疗皮炎、脱发和扁平疣等皮肤病,将蜂乳加入护肤霜,可用于保护面部皮肤。

近年来,国内外均有报道,蜂乳中有一种特殊的蜂乳酸,有防治癌症的作用。

3. 食用注意事项

(1)中、老年人睡前不宜服用:中、老年人血液处于高凝状态,蜂乳所含的大量果糖、葡萄糖可使血液粘稠度增高。睡前服用蜂乳,会使心率减慢并加剧原有的血液粘稠度,出现局部血流动力学异常,造成微循环障碍,容易促发脑血栓。

(2)不宜与抗胆碱药同时服用:蜂乳中含有两种类似乙酰胆碱样的物质,这两种物质作用可为抗胆碱药物阿托品所对抗,蜂乳与抗胆碱药同时服用则会明显降低抗胆碱类药物的疗效。

(3)血压过低者不宜食用:蜂乳虽然滋补作用强,但也有降血压的作用,故血压过低者不宜食用。

(4)服用退热剂时不宜食用:退热剂与含糖量高的蜂乳同时食用,可与蜂乳中的糖结合形成复合体,减慢退热药物初期的吸收速度,降低退热药物疗效。

(5)服用肾上腺糖皮质激素时禁忌食用:肾上腺糖皮质激素有促进糖异生,抑制糖分解,升高血糖的作用,服用肾上腺糖皮质激素同时食用含糖量高的食品,容易诱发糖尿病。蜂乳含糖量极高,故服肾上腺糖皮质激素时不宜食用。

(6)服健胃助消化药物时不宜食用:蜂乳味甘,可壅遏气机,影响脾胃的消化吸收功能,降低助消化药物的疗效,因而服健胃助消化药时不宜食用。

(7)小儿不宜多服:蜂乳含有类似激素样的成分,小儿多食容易导致发育失常、早熟,故小儿不宜多服、常服。

4. 食疗方

方 1

【原 料】 1%的蜂乳适量。

【制 作】 取蜂乳适量,待用。

【用 法】 每天口服用量为4岁以下者5毫升,5~10岁10毫升,10岁以上20毫升。分为2份,早、晚服,连服60

日。

【功　　效】　适用于急性传染性肝炎、营养不良。

方　2

【原　　料】　蜂乳 400 毫升。

【制　　作】　取蜂乳 400 毫升,待用。

【用　　法】　口服,每次 20 毫升～30 毫升,每日 1 次,连服 3～6 个月。

【功　　效】　适用于慢性风湿性关节炎。

(三)冰　糖

冰糖为禾本科植物甘蔗的茎汁炼制而成的冰块状结晶。

1. 营养成分与性味

冰糖性平,味甘,无毒。每 100 克冰糖含糖类 99.3 克,维生素 B_1 0.03 毫克,维生素 B_2 0.03 毫克,钙 23 毫克,铁 1.4 毫克,锌 0.21 毫克。

2. 医疗保健作用

冰糖药用功能为补中益气,和胃润肺,止咳化痰。

3. 食用注意事项

牙周病患者、消化道溃疡患者不宜食用。

4. 食疗方

方　1

【原　　料】　冰糖 30 克,鸡蛋 1 个。

【制　　作】　鸡蛋磕入碗内,加冰糖混合。

【用　　法】　临睡前用开水冲服,取微汗。

【功　　效】　适用于风热感冒。

方 2

【原　料】　冰糖 50 克,鸭蛋 2 个。

【制　作】　用热水把冰糖溶化,待凉磕入鸭蛋,调匀,放蒸锅内蒸熟。

【用　法】　每日 1 次。

【功　效】　适用于百日咳。

方 3

【原　料】　冰糖 5 克,鸡蛋 2 个,沙参 30 克。

【制　作】　鸡蛋、沙参入锅内,加清水适量同煮,至鸡蛋熟后去壳再煮半小时,加冰糖调味。

【用　法】　食蛋,喝汤。

【功　效】　适用于肺结核。

方 4

【原　料】　冰糖 50 克,姜末 30 克,丁香粉 5 克,香油少许。

【制　作】　冰糖加水少许,放沙锅中,用文火熬化,加生姜末、丁香粉调匀,继续熬至汁粘手为好。另备大搪瓷盆涂以香油少许,将含有生姜末、丁香粉的冰糖液倒入瓷盆内摊平,稍凉后趁软切成 50 块。

【用　法】　随意食用。

【功　效】　适用于胃寒痛及胃寒型呕吐。

方 5

【原　料】　冰糖 120 克,猪肘 750 克,黄精、党参各 9 克,大枣 20 枚,食盐、料酒、葱、姜各适量。

【制　作】　黄精、党参切片装纱布袋,扎口。猪肘子刮洗干净,拔尽残毛,入沸水锅内焯去血水,捞出洗净。葱切段。姜切片。60 克冰糖入炒锅内,炒成深黄色糖汁。猪肘、药袋同置沙锅中,加入适量清水及料酒、葱、姜、食盐,置旺火上烧沸,撇去浮沫。将冰糖汁、冰糖及大枣加入锅内,用小火煮 2 小时,待肘子熟烂时,取出纱布袋,肘、汤、大枣一同装入碗内即成。

【用　法】　酌量食用。

【功　效】　适用于脾胃虚弱、食欲不振、肺虚咳嗽、体虚乏力。

方　6

【原　料】　冰糖 30 克,母鸡 1 只,龙眼肉、荔枝、黑枣、莲子肉、枸杞子各 15 克,胡椒粉、食盐各少许。

【制　作】　将母鸡洗净。龙眼肉、荔枝去壳。莲子去皮、心,黑枣洗净。龙眼肉、荔枝、莲子、黑枣与整鸡一同放入大钵内,加冰糖、食盐、清水,上笼蒸 2 小时,再放入洗净的枸杞子,蒸 5 分钟,取出,撒上胡椒粉即成。

【用　法】　佐餐食用。

【功　效】　适用于气血虚弱、耳鸣、面色苍白、病后体虚等。

方　7

【原　料】　冰糖 30 克,猪肘 1 000 克,红枣 200 克,清汤 1 500 毫升,酱油、葱、姜、食盐、味精各适量。

【制　作】　将猪肘除尽残毛,刮洗干净,入沸水锅中余一下,除去血水。冰糖炒成深黄色糖汁。将猪肘放入沙锅中,加入清汤,旺火烧沸,撇去浮沫,再加入冰糖汁、红枣、葱、姜、酱油、食盐及适量清水,用小火煮 2～3 小时,待肘子熟烂,加入味精即成。

【用　法】　食肉,喝汤,吃枣。隔日 1 次,空腹食用。

【功　效】　适用于贫血、血小板减少。

方　8

【原　料】　冰糖 25 克,乌梅 1 个。

【制　作】　冰糖、乌梅加水煮浓汤。

【用　法】　频呷。

【功　效】　适用于噤口痢。

(四)白　　矾

白矾又名矾石、羽涅、明矾,为某些食品的一种添加剂,也可含服。

1. 营养成分与性味

白矾性寒,味酸、涩,主要含硫酸铝钾。

2. 医疗保健作用

白矾具有消痰燥湿、解毒杀虫、止泻止血的作用,适用于癫痫、口舌生疮、痔疮、疥癣等患者食用或外用。

3. 食用注意事项

(1)内服或外用剂量不宜过大:白矾内服或外用有一定治疗作用,但白矾刺激性较大,用量大时可引起口腔、咽喉烧伤,可呕吐、腹泻、虚脱,甚至导致死亡。

(2)阴虚内热喉痛患者不宜服用:白矾消痰作用较好,痰结所致的喉痹含服有一定的治疗作用,阴虚内热喉痛者食用反会加重病情,故《本草经疏》记载:"凡阴虚内热、火炽水涸、发为咽喉痛者,不宜含此。"

(3)不宜多食:白矾作为一种添加剂可加入食品中,白矾中含有铝,多食则危害甚多,《吴普本草》说:"久服伤人骨。"《本草衍义》记载:"不可多服,损心肺、却水故也。"如炸油条常加白矾,一般5千克面粉加白矾300克,50克面粉的油条中就含铝10毫克~12毫克。经常食用铝含量过高的食品,会导致早衰。铝在脑中蓄积可引起大脑神经的退化,记忆力减退和性格改变,甚至老年性痴呆。铝蓄积量超过正常的5~16倍时,可抑制肠道对磷的吸收,干扰体内正常的钙、磷代谢,导致骨质疏松症、骨折等疾病,并可降低胃蛋白酶的活性,使胃酸降低,消化功能紊乱。故含白矾的食品不应多食。

(4)煮绿豆汤时不应加用白矾:白矾有使食物膨松及净化水质的作用,可使绿豆松软易熟,绿豆汤清澈透亮,但加矾后的绿豆汤,不仅口味变涩,失去原来的清香,而且可使绿豆汤中的部分营养物质遭到破坏。此外,白矾在水溶液中加热时还可产生二氧化硫和三氧化硫等有害物质。故煮绿豆汤时不宜加白矾。

(4)食疗方

方　1

【原　料】　花生仁大小白矾1块,鲜蛤蟆草1把。
【制　作】　鲜蛤蟆草用清水洗净,加白矾,捣烂取汁。
【用　法】　1次服下,每日1次。
【功　效】　适用于扁桃体炎。

方　2

【原　料】　白矾、干姜各30克,米饭适量。

【制　作】　白矾、干姜共研为细末,和米饭为丸如梧桐子大。

【用　法】　每次 20 丸,饭后用葱茶水送下。

【功　效】　适用于胃冷泛酸、常吐清水。

方　3

【原　料】　白矾 6 克,胡椒 15 粒(儿童每岁 1 粒),大枣1 枚,葱白适量。

【制　作】　白矾、胡椒研末。大枣去核。葱白连须用。以上诸料混合捣烂如膏。

【用　法】　取药膏如 5 分钱硬币大而稍厚,贴于神阙、关元、天枢穴上,每日 1 次。

【功　效】　适用于寒性腹痛。

方　4

【原　料】　白矾(绿豆大)3 粒,鸡蛋 1 个。

【制　作】　将鸡蛋打 1 小孔。白矾研末,塞入鸡蛋孔内,湿纸封口,外用黄泥包裹,放炭火灰中煨熟。

【用　法】　每次食 1 个鸡蛋,每日 2 次,连食 3 日。

【功　效】　适用于久泻不愈者。

方　5

【原　料】　白矾、茶叶各 10 克,焦山楂 30 克,苦楝皮 12克,臭椿树皮、炒杏仁各 15 克,红糖 20 克。

【制　作】　以上原料加水煮汤。

【用　法】　每日 1 剂,分 2 次服。

【功　效】　适用于细菌性痢疾。

方 6

【原　料】　白矾、赭石、黄连各 50 克,全蝎 100 克。

【制　作】　以上原料共研为细末,混合均匀,装纸袋封好。

【用　法】　每晚 10 克,温开水调服。

【功　效】　适用于癫痫,孕妇忌服。

方 7

【原　料】　白矾 6 克,癞蛤蟆 1 只,盐水适量。

【制　作】　癞蛤蟆去内脏,不洗,把研细的白矾放入癞蛤蟆腹内,白矾溶化即可。

【用　法】　用盐水洗净患处,把癞蛤蟆腹部盖在患处,用 1 层纱布包好,每日换用 1 次。

【功　效】　适用于疖痈。

方 8

【原　料】　白矾、松香各 30 克,陈小麦秆 1 把,香油适量。

【制　作】　白矾、松香放锅内烧热化开,晾凉,研末。陈麦秆烧灰与白矾、松香末混合,用香油调和。

【用　法】　外涂患处,数次可愈。

【功　效】　适用于黄水疮。

方 9

【原　料】　白矾、蝉蜕各适量。

【制　作】　蝉蜕洗净泥沙,去头、足、翅,只留后截,研成细末备用。

【用　法】　用白矾水洗净肛门及脱出物,撒上蝉蜕末,将脱出部分推入肛门内,令患者侧卧1～2小时即可。用1～2次即可愈。

【功　效】　适用于脱肛。

方　10

【原　料】　白矾、鲜地瓜各200克。

【制　作】　鲜地瓜捣烂如泥,白矾研末,两者混匀。

【用　法】　用温水洗净患处,视患处大小,用纱布包此泥敷于患处。每日换1次,5～10日可痊愈。

【功　效】　适用于静脉曲张。

方　11

【原　料】　白矾10克,鲜仙人掌(去刺)50克。

【制　作】　白矾、鲜仙人掌捣烂如泥。

【用　法】　敷患处,干后即换。

【功　效】　适用于乳腺炎。

方　12

【原　料】　白矾30克,野艾、野薄荷各50克,花椒25克,食盐70克,大蒜2瓣。

【制　作】　以上原料加水煮汤。

【用　法】　熏洗患处。

【功　效】　适用于阴痒。

方 13

【原　料】　白矾 30 克,雄黄 10 克,杏仁 50 克,冰片 0.5克。

【制　作】　以上原料捣烂如泥,制成丸剂,每剂分 6 丸。

【用　法】　每次 1 丸,用纱布包好,用线扎紧,填入阴道,小便时取出,便后再填入阴道,3 日后换 1 丸。

【功　效】　适用于滴虫性阴道炎。

方 14

【原　料】　白矾、荷叶各 15 克,鸡蛋 3 个。

【制　作】　白矾、荷叶加水浓煎,取汁。鸡蛋磕入碗内,以极沸之药汁冲入鸡蛋液。

【用　法】　1 次食用。

【功　效】　适用于胎漏、胎动不安。

方 15

【原　料】　白矾、凤仙花各 10 克,斑蝥 7 克,百部 15 克,土槿皮 30 克,醋 500 毫升。

【制　作】　醋加适量水煎百部、土槿皮、斑蝥,1 小时后加凤仙花、白矾继续煎 20 分钟,汁过滤后装塑料袋。

【用　法】　用药棉球蘸药汁包敷患甲 24 小时。隔日 1次,3 次为 1 个疗程。重者,隔 1～2 周后,再行 1 个疗程。此法在三伏天使用效果更好,如浸泡时患指起泡,停药 2～3 日可自行消退。

【功　效】　适用于灰指甲病。

方 16

【原　料】　白矾、葱白各 30 克。

【制　作】　白矾、葱白捣烂如泥。

【用　法】　外敷患处。

【功　效】　适用于疔疮、肿毒。

方 17

【原　料】　白矾 15 克,花椒 30 克。

【制　作】　白矾、花椒加水同煮汤。

【用　法】　待汤稍凉后,外洗患部,每日 1～2 次。

【功　效】　适用于皮肤瘙痒症。

方 18

【原　料】　白矾 50 克,甘蔗皮适量。

【制　作】　白矾、甘蔗皮加水适量,煮 45 分钟。

【用　法】　下水田前用此水浸泡手、脚 10 分钟,让其自
然干燥。

【功　效】　适用于稻田皮炎。

方 19

【原　料】　白矾适量,红枣数个。

【制　作】　红枣去核,每个红枣纳入少许白矾末,瓦上焙
干,研细末。

【用　法】　撒敷患处,每日 2 次。

【功　效】　适用于湿疹。

方　20

【原　　料】　白矾末 6 克,鸡蛋 1 个。

【制　　作】　将鸡蛋打 1 小孔,放入白矾末,以湿纸封口,置火上煅黑焦存性,研为极细末。

【用　　法】　将耳底部脓拭净,吹入药末。

【功　　效】　适用于中耳炎。

(五)食　　盐

食盐又名盐、咸鹾、鹾、𪉩、𪉉,为海水或盐井、盐池、盐泉中的盐水经煎晒而成的结晶。

食盐,即氯化钠,它是维持人体生理功能不可缺少的物质。正常人体内大约需要保持 100 克左右的钠,人体通过出汗、排尿,会不断排泄掉一部分钠。因此,人体每天还必须补入一部分氯化钠。一旦补充不足,人体含钠量下降,就会引起失水、晕厥、虚脱,甚至昏迷不醒等一系列症状。

1. 营养成分与性味

食盐性寒,味咸。食盐的主要成分是氯化钠,粗盐中除含氯化钠外,还有少量的氯化钾、氯化镁、氯化钡、硫酸钙、硫酸镁、硫酸钠及一定量的水分。在海盐中尚含微量的碘。

2. 医疗保健作用

食盐不但是膳食中不可缺少的调味品,而且还是药物,我国劳动人民很早就用食盐来治病。《本草纲目》记载,盐有"解毒凉血润燥,定痛止痒,吐一切时气风热,痰饮关格诸病"之功。《本经疏证》记载:"盐之入口,能令人津液井而裹之,于是复多饮水以激之,乃能作吐。"《大明日华本草》记载,盐"通大小便,疗疝气,滋五味"。祖国医学认为,食盐性寒,味咸,无毒,入肾经，兼入心、肺、胃三经，为除热润下之品，利用它的咸寒之性以走血，使热退而结通。中医很讲究盐的炮制和用法，炮制方法和用法不同，可以起到不同的作用。例如，食盐味咸入肾经，服用补肾药物宜用盐汤送下；盐炒后入心、脾，故服补心、脾药物宜以盐炒为引；治胸膈胀满，欲吐不出者，可用食盐煎汤催吐。

现代医学也常用盐治病。例如，大便秘结或习惯性便秘时，每天早晨喝一杯淡盐开水，可帮助大便恢复正常；腹部受寒痛时，把粗盐炒热装入布袋，敷于腹部，可驱寒止痛；当咽喉肿痛、口腔发炎时，每天用盐水含漱数次，有消炎杀菌作用；在讲课、作报告或演唱前，用盐水含漱咽喉，或喝杯淡盐水，有保护嗓子的作用，可避免声音嘶哑；在炎夏劳动出汗过多时，喝些含盐饮料，可防止中暑；皮肤生疮有脓水时，用盐水冲洗，可防腐杀菌，有利于疮口愈合。因此，即使在医院里，外科、皮肤科、眼科、五官科等外用消毒剂，也少不了食盐水，医学上叫生理盐水。日常生活中，用盐水浸洗水果、蔬菜，有消毒作用，可避免患肠道疾病。

最近，芬兰科学家研制成功一种新型的食盐——"沙贡"，人们称它为"长寿盐"。在化学结构上，它的含钠量比常吃的食盐要少得多，而且还含有一定数量的钙和镁元素，这是传统的食盐无法比拟的。这种新型食盐的滋味和普通食盐并无差别，对人的心血管系统无不良影响。现在，这种新盐已开始用于食品工业，很受人们欢迎。

盐是人体不可缺少的物质。一个体重 70 公斤的人，体内就有 150 克盐。人体血液里含有 5‰左右的盐；在淋巴液、脊髓液和汗液里，盐的含量还要高。人体内缺盐，会影响心脏正常跳动；发生肌肉抽搐，引起消化不良，全身无力。

人们吃盐,是为了吸取其中的钠,钠对于维持人体水、盐平衡有重要作用。钠在人体内可产生"渗透压",影响细胞内外水分的流通,维持体内水分的正常分布。正常时,体内的盐分通过肾脏、皮肤及消化道,如大小便、出汗来排出。夏天出汗多,盐分可随汗水排出体外,如不及时补充,常可引起中暑。如因霍乱、食物中毒、急性肠胃炎等呕吐、腹泻,体内水分和盐分损失过多,酸碱失去平衡,患者可呈严重衰竭状态。此时,需要输入氯化钠溶液(生理盐水),以补充体内水、盐的不足。

坚持经常用淡盐水漱口,不但可保持口腔清洁,而且能防止龋齿的发生。

3. 食用注意事项

(1)急性肾炎、肝硬化腹水、水肿患者禁忌食用高盐饮食:高盐饮食可以加重急性肾炎,增加体内的钠、水潴留,造成重度水肿,甚至危及生命。高盐饮食还可加重心脏负担,增加腹水量,加重水肿。

(2)高血压病患者禁忌食盐过多:调查表明,吃盐的量与高血压病发生有着密切的关系,高血压病的发病随食盐量增加而增加。高血压又是心、脑、肾疾病的主要诱因,故食盐量不宜过多。正常人一般一日不应超过5克,高血压患者更应限制盐的摄入。

(3)服保泰松药物时需限制食盐用量:保泰松药物能减少钠从肾脏排出,食盐过量将使体内钠蓄积,血钠过高,导致水肿。

(4)服用碳酸锂时进盐量不宜过多或过少:服用碳酸锂时应严格掌握食盐摄入量。低盐可导致锂中毒,出现口干、腹痛、恶心呕吐、眩晕等共济失调、精神混乱症状;高盐饮食则失去碳酸锂治疗精神病的作用。

（5）烧肉时不宜放盐过早：盐中的氯化钠易使食物中的蛋白质发生凝固，肉和鱼都含有极其丰富的蛋白质，烹调时若放盐过早，蛋白质随之就会发生凝固。特别是烧肉或炖肉，早放盐往往会使肉块缩小，肉质变硬，不容易烧烂，也影响口味。因此，烧肉或鱼时应在即将烧熟时放盐，不宜早放。

（6）炒蔬菜时不宜放盐过晚：食油、蔬菜等食品容易被黄曲霉毒素污染，除去黄曲霉毒素的最好办法是炒菜时先放盐。若炒菜时待食油烧热后，放入食盐半分钟至 1 分钟，再放作料和菜，不仅能将各类真菌全部杀死，而且可消除其中 95％左右的黄曲霉毒素，加碘的盐去除真菌和黄曲霉毒素的效果更好。炒菜时先放盐还有防止热油飞溅，保持蔬菜脆嫩鲜艳的作用。

（7）心、肺等疾病患者不宜多食：《内经·素问》记载："血病无多食咸，多食脉凝泣而变色。"《别录》记载，盐"多食伤肺喜咳"。《蜀本草》记载，盐"多食令人失色肤黑，损筋力"。

（8）不应食用粗盐：粗盐是未经过任何加工处理的矿盐，其含碘量大大低于国家规定的标准，所含杂质多，颗粒粗，色质差。有些井盐中氯化钡含量较高，长期食用可引起人体四肢麻木。含镁和钙高的粗盐则带有苦味，食用后常会引起肠胃不适，如腹痛、腹泻等。缺碘地区长期食用粗盐，还会导致地方性甲状腺肿流行。

4. 食疗方

方　1

【原　料】　食盐、大葱、生姜、淡豆豉各 50 克。

【制　作】　大葱切碎。生姜捣烂。淡豆豉碾成细末。以上诸料与食盐混合均匀，在锅内炒热，用布包裹。

【用　法】　趁热熨于患者脐部,外用绷带包扎固定,凉则更换,以汗出为度。每日2～3次。

【功　效】　适用于风寒感冒。

方　2

【原　料】　食盐、甘草各60克,红枣、干姜各500克。

【制　作】　红枣去核,焙干。干姜切片。甘草与食盐微炒。将四味共捣为末,备用。

【用　法】　每日晨起空腹时取6克～10克,以开水冲调饮用。可常饮。

【功　效】　适用于体质虚弱、胃气虚而易患感冒者及经常出现清窍不利(如鼻塞流涕,呕吐痰涎)或食欲不佳者。

方　3

【原　料】　食盐5克,独头蒜1头。

【制　作】　独头蒜捣烂,加食盐调匀。

【用　法】　于疟疾发作前2～3小时贴敷内关穴,发泡,用消毒针刺破泡,用消毒纱布覆盖,胶布固定。

【功　效】　适用于疟疾。

方　4

【原　料】　食盐250克,热汤1 500毫升。

【制　作】　食盐加水适量,熬至水干。

【用　法】　将食盐放入口中,饮热汤,得吐则愈。

【功　效】　适用于腹痛。

方 5

【原　料】　食盐 100 克,姜渣 500 克,麸皮 250 克。

【制　作】　食盐、姜渣、麸皮放锅中炒热,用布包。

【用　法】　熨脐部,一般由上而下,由左到中,凉则更换。

【功　效】　适用于寒性腹痛。

方 6

【原　料】　食盐、大蒜各 100 克。

【制　作】　大蒜去皮,捣烂如泥,与食盐拌匀,加入开水 500 毫升装瓶备用。

【用　法】　每次 5 毫升～8 毫升,每日 4 次。

【功　效】　适用于呕吐。

方 7

【原　料】　食盐 3 克,鸡蛋 1 个。

【制　作】　鸡蛋磕入碗内,调入食盐搅匀,入锅内,不放油,干炒熟。

【用　法】　当点心食用。

【功　效】　适用于肾虚五更泻。

方 8

【原　料】　食盐 3 克,生姜、陈茶叶、陈皮各 6 克。

【制　作】　以上原料加水适量煮汤。

【用　法】　每日分数次服,连用 3 日。

【功　效】　适用于痢疾。

方 9

【原　料】　食盐 3 克,生姜 3 片,艾炷 1 支。

【制　作】　把食盐放在脐中,盐末少许撒在关元、中脘穴上,切 0.3 厘米厚、直径 3 厘米左右的生姜片 3 片,放在上述穴位,姜片上放枣核大的艾炷点燃。

【用　法】　每次灸 20 分钟至皮肤发红,每日或隔日 1 次。

【功　效】　适用于习惯性便秘。

方 10

【原　料】　食盐 4.5 克,鲜生姜 2 片,绿茶 6 克。

【制　作】　食盐、鲜生姜、绿茶加水煮汤 500 毫升。

【用　法】　分次饮服,每日 1 剂。

【功　效】　适用于糖尿病口渴多饮、烦躁多尿者。

方 11

【原　料】　食盐 3 克,茶叶 10 克,大蒜 60 克。

【制　作】　大蒜捣泥,加茶叶、食盐,入锅内,用文火炒 5 分钟。

【用　法】　用开水冲泡,代茶饮。

【功　效】　适用于糖尿病、肠胃炎。

方 12

【原　料】　食盐 2 克,生蓖麻仁、生乳香各 3 克。

【制　作】　食盐、生蓖麻仁、生乳香共捣成软膏。

【用　法】　摊在纸上,外贴两太阳穴,1～2 小时揭掉。

【功　效】　适用于头痛。

方　13

【原　料】　食盐 50 克,生姜 250 克。

【制　作】　食盐、生姜捣烂如泥。

【用　法】　外敷于足三里、阳陵泉、阴陵泉穴位上。

【功　效】　适用于手足麻木。

方　14

【原　料】　食盐(炒)35 克,甘草 50 克,干姜 120 克,粟米 90 克,桔梗 150 克。

【制　作】　以上原料共研细末。

【用　法】　每次 3 克,于饭前用沸汤冲服。

【功　效】　适用于脾胃虚寒或伤于酒食所致胸膈不舒、呕逆恶心、不思饮食。

方　15

【原　料】　浓盐水 500 毫升。

【制　作】　将浓盐水加热,以手指能忍受为度。

【用　法】　将患指放入盐水中浸泡,每次 20 分钟,每日3~5 次,连用 2~3 日。

【功　效】　适用于甲沟炎。

方　16

【原　料】　食盐 15 克~20 克,生姜 60 克,小茴香 40 克~50 克。

【制　作】　食盐、生姜、小茴香加水适量煮汤。

【用　法】　将药汤倒入盆内,坐浴蒸熏阴部。

【功　效】　适用于缩阴。

方　17

【原　料】　食盐 12 克,葱白 60 克。

【制　作】　食盐入锅内炒热,入葱白拌炒,待嗅及香气时取出,用布包裹。

【用　法】　敷于孕妇脐部。

【功　效】　适用于妊娠小便不通。

方　18

【原　料】　食盐、葱白各 250 克,生姜 125 克。

【制　作】　以上原料入锅共炒热,装入布袋。

【用　法】　趁热将药布袋熨下腹部,凉后再炒热,再熨,每日数次,每次 30 分钟。

【功　效】　适用于痛经。

方　19

【原　料】　食盐 3 克,白萝卜 250 克。

【制　作】　食盐、白萝卜入锅,加水适量,煮烂取汁。

【用　法】　每日 1 剂,分 3 次服完。

【功　效】　适用于小儿消化不良。

方　20

【原　料】　食盐 10 克,醋 15 毫升,乌梅 30 克。

【制　作】　乌梅浸盐水中 24 小时后取出,加醋熬制成膏。

【用　法】　患处在热水中浸泡 20 分钟,刮去鸡眼硬皮,涂膏,包扎。24 小时换 1 次,3～5 日为 1 个疗程。

【功　效】　适用于鸡眼。

方　21

【原　料】　食盐 5 克,紫皮大蒜 1 头,葱头 1 个,醋适量。

【制　作】　蒜、葱捣烂如泥,用醋调匀。

【用　法】　将鸡眼表面粗糙角质层割除(以刚出血为度),用盐水浸泡 20 分钟,使真皮软化,抹干。将蒜、葱泥塞满鸡眼处,用消毒纱布、绷带和胶布包好。每日或隔日换 1 次,一般 5～7 日为 1 个疗程。此药必须现用现制。

【功　效】　适用于鸡眼。

方　22

【原　料】　食盐、甘薯粉、滑石粉各 10 克,甘薯叶 50 克。

【制　作】　甘薯叶、食盐加水煮汤。

【用　法】　先用甘薯叶、食盐汤外洗患处。然后以甘薯粉、滑石粉各等量敷患处。每日 1 次。

【功　效】　适用于阴部湿疹。

方　23

【原　料】　食盐 9 克,当归 12 克,丹参、苦参各 15 克,蛇床子 24 克。

【制　作】　以上原料加水适量煮汤。

【用　法】　局部外洗,每日 3 次。

【功　效】　适用于荨麻疹。

方　24

【原　料】　食盐 15 克。

【制　作】　将食盐用开水溶解,待温。

【用　法】　先用消毒纱布蘸盐水洗患处,然后按湿敷法外敷患处,轻者 3～5 小时换 1 次,重者 1～2 小时换 1 次,3 天为 1 个疗程,病愈停用。

【功　效】　适用于麦粒肿。

方　25

【原　料】　食盐、生姜各 20 克。

【制　作】　食盐、生姜共捣烂如糊状。

【用　法】　外涂于患处。

【功　效】　适用于唇裂。

方　26

【原　料】　食盐 3 克,附子 1 个。

【制　作】　食盐、附子共捣烂,拌匀,用布包扎。

【用　法】　用食盐附子布包外敷足心。

【功　效】　适用于牙齿松动。

方　27

【原　料】　食盐、花椒各 12 克,黑豆、生姜、连须、葱白各 24 克。

【制　作】　以上原料加水煮汤,去渣。

【用　法】　漱口,每日数次。

【功　效】　适用于虚火牙痛。

方 28

【原　料】　食盐 90 克,生姜 60 克,竹叶 150 克。

【制　作】　竹叶入锅,加水熬浓汁。生姜捣烂取汁,入竹叶汁锅内同熬,滤去渣,再加入食盐熬干,研为细末,贮瓶备用。

【用　法】　取药末涂于痛处。

【功　效】　适用于牙痛。

方 29

【原　料】　食盐、枯矾各 15 克,柳树莪、五倍子各 30 克。

【制　作】　以上原料入锅,用文火烘干,焙黄,研为细末。

【用　法】　药末吹敷患处,每日 3 次。

【功　效】　适用于鹅口疮。

(六)味　精

味精又名味素、谷氨酸钠,是一种具有增加食品鲜味度的调味品。

1. 营养成分与性味

味精性平,味甘、酸。每 100 克味精含蛋白质 40.1 克,脂肪 0.2 克,糖类 26.5 克,维生素 B_1 0.08 毫克,尼克酸 0.3 毫克,钙 100 毫克,铁 1.2 毫克,锌 0.31 毫克,磷 4 毫克,硒 0.98 微克。

2. 医疗保健作用

科学实验证明,味精对人体有益无害。谷氨酸是氨基酸的一种,对人体有一定的滋补作用。味精所含的谷氨酸 95% 以上能被人体吸收,形成人体组织中的蛋白质。味精还有解除氨中毒的作用。肝脏有病变时,肝功能受损,血中含氨量增高,引起氨代谢紊乱,可导致肝昏迷。而谷氨酸能与血液中的氨结合,生成无害的谷氨酸胺,降低血液中的氨含量。因此,临床上谷氨酸可用于肝昏迷恢复期、严重肝功能不全、肝炎等病症。

谷氨酸也是脑组织的重要热能来源,特别是在葡萄糖供应不足时,谷氨酸就会发挥它的作用而保持脑组织的正常功能。大脑消耗的氨基酸,主要是谷氨酸。谷氨酸能增强大脑记忆力,还有利于解除大脑疲劳。因此,谷氨酸可作为神经性疾病患者的中枢神经的滋补剂。连续服用谷氨酸可以改善智力不足或儿童的智力发育,还可改善脑出血后遗症的记忆障碍,对于大脑发育不全、癫痫小发作、神经衰弱和胃溃疡等病症,都有辅助治疗效果。

味精是食物的有效调味品、助鲜剂。它能给予植物性食物以鲜味,给肉类食物以香味。因此,广泛用于烹调食物和食品工业,生产罐头、制作香肠、腊肠都需要添加味精,以增加口味。

味精的使用也有讲究。味精在酸性液中鲜味能得到充分发挥,鲜味极强。但在碱性液中,谷氨酸钠会变成谷氨酸二钠,不但鲜味减小,反有异味。味精不耐高热,如在 120℃ 的高温中,谷氨酸钠由于失去水分而变成焦谷氨酸钠就没有鲜味了。

3. 食用注意事项

(1)炒菜时不宜放入过早:炒菜起锅后放味精,温度降至70℃～90℃ 时,味精溶解度最好。当温度超过 120℃ 时,味精中谷氨酸钠就会变成焦谷氨酸钠,焦谷氨酸钠既没有鲜味,还含有一定的毒性,故炒菜时不宜放入过早。

(2)作馅料时不宜使用味精:作馅料时放入味精,不论是蒸或煮,都会受到持续的高温,使味精变性,失去调味作用,故作馅料时不宜使用味精。

(3)在有浓郁香味的食品中不宜使用:鸡、鸭、鱼、虾等肉食品中及蘑菇中含有浓郁的自然香味,味精不但起不到调味作用,还可使原有的鲜味遭受破坏,故在有浓郁香味的食品中不宜使用。

(4)拌凉菜时不宜使用:味精在70℃以上才能充分溶化,拌凉菜时温度较低,味精难以溶解,故拌凉菜时不宜使用。

(5)不宜食用过频:味精食用过于频繁,每餐必食,每菜必加,人体将对味精产生依赖性,食不含味精的菜则会食欲减退,降低其他营养素的吸收,故不宜食用过频。

(6)不宜食用过量:味精每日摄取量超过6克,血液中的谷氨酸含量就会升高,谷氨酸升高后将限制人体必需的二价阳离子钙和镁的利用,可造成短时期的头痛、心跳、恶心等症状,对生殖系统也有不良影响,故味精不可食用过量。

4. 食疗方

方 1

【原　料】　味精、胡椒粉各1克,食盐12克,雪豆200克,花椒15克,葱头、制附片、姜块各30克,鸡骨架500克,猪肘1 000克。

【制　作】　猪肘去尽残毛,置火苗上将皮烧成焦黄,入淘米水中浸泡30分钟左右,用刀刮洗成黄色。雪豆洗净,用清水浸泡。鸡骨架洗净,砍成几块。姜、葱洗净。锅置旺火上,加适量清水,入鸡骨、雪豆、制附片、猪肘,煮沸后撇去浮沫,加姜、葱、花椒,改用中火煮约60分钟,再移至小火上,加胡椒、食盐煮至猪肘软烂、汁浓,拣去姜、葱、花椒、鸡骨架,加入味精调味即可。

【用　法】　佐餐食用。

【功　效】　适用于脾阳虚弱腹痛伴体寒肢冷、大便溏泻者。

方　2

【原　料】　味精0.5克。

【制　作】　于菜肴或汤出锅前后加入味精。

【用　法】　可常食。

【功　效】　适用于严重肝功能不全、肝硬化、肝昏迷恢复期及肝炎患者。有缓解症状的作用。

（七）白　胡　椒

胡椒又名黑川、白川、王椒、浮椒。胡椒分黑、白两种。一般以为它们是两种不同植物的产品,其实,黑胡椒与白胡椒是同一种果实。白胡椒是品质最好、种仁饱满、成熟得好的果实,是经过加工去皮而成的,颜色是白的。白胡椒气味峻烈,价钱较高,药用也以白者为上。

1. 营养成分与性味

白胡椒性大温,味辛,无毒。胡椒含辣味成分,主要为胡椒辣碱及胡椒辣脂碱。它还含挥发油、脂肪、淀粉、色素、蛋白质等。

2. 医疗保健作用

《本草纲目》记载:"胡椒暖肠胃,除寒湿反胃、虚胀冷积、牙齿浮热作疼。"胡椒温中散寒,属辛温类药。中医常用以治疗腹痛、反胃、食欲不振、伤风感冒、胃肠炎、消化不良、妇女痛经、泄泻、慢性支气管炎、哮喘、冻伤及鱼肉蕈类中毒或牙痛等病症。现代医学认为,胡椒有健胃、解热、利尿等作用。食用小量胡椒可增进食欲,大量食用则刺激胃粘膜,可引起充血。胡椒也可作为支气管粘膜刺激剂。它还能解鱼、蟹、蕈等食物中毒。胡椒所以有这些功用,是胡椒内含有"胡椒辣碱"和"胡椒辣脂碱"及挥发性芳香油的原故。其油中主要成分为茴香萜。此外,尚含脂肪油、淀粉、蛋白质、色素等。

胡椒是一种很好的辛辣调味香料。人们吃素饺子、酸汤面时常喜欢稍加胡椒粉以增味。胡椒粉是胡椒磨碎的产品,也可用它做辣酱面,夏天食用可去暑,冬天食用可去寒,通气。

3. 食用注意事项

(1)阴虚火旺遗精患者不宜食用:阴虚火旺遗精患者应食用清凉养阴之品,忌食辛温食物。胡椒大辛大热,为纯阳之物,助火劫阴之功极强。《本草纲目》记载:"热病食之,动火伤气,阴受其害。"故阴虚火旺遗精患者不宜食用。

(2)眼部炎症患者不宜食用:眼部炎症患者多由脏腑之火上炎所致,食用胡椒将会资助上炎之火,使目病加重。《本草纲目》记载:"时珍自少嗜之,岁岁病目,而不疑也,后渐知真弊,遂痛绝之,目病亦止。"说明了误食胡椒是引发目病的原因。

(3)咽喉、口腔疾病患者不宜食用:咽喉、口腔疾病多由上炎之火所致,误食胡椒则加重病情。《本草纲目》记载:"病咽喉口齿者,亦宜忌之。"

(4)寒痰呕吐者不宜食用:胡椒散寒温中而无补火益元之功,且善行气动火,能止呕不能化痰行水,寒痰呕吐者食用后反促使病情加重。《本草衍义》记载:"胡椒去胃中寒痰吐水,食已即吐,甚验。"

(5)胃炎患者不宜多食:胡椒辛热,大量食用可刺激胃粘膜,引发或加重胃炎,故胃炎患者不宜多食。

(6)肺热者不宜食用:肺热者不应食温热性食物,本品味辛散气,劫阴助火,肺热者食用,将会加重病情。《增补食物秘书》记载,胡椒"多食伤肺,火病尤忌"。

4. 食疗方

方 1

【原　料】　白胡椒粉、葱各 5 克,面条 1 碗。

【制　作】　煮热汤面 1 碗,加入葱白及胡椒粉拌匀。

【用　法】　趁热吃下,盖被而卧,汗出即愈。

【功　效】　适用于感冒。

方 2

【原　料】　白胡椒粉 3 克,鸡蛋 2 个,核桃仁 3 克。

【制　作】　先将鸡蛋煮熟,取 1 个鸡蛋黄与白胡椒粉、核桃仁共捣成泥。取另 1 个熟鸡蛋拦腰切开,只用蛋壳,把已捣好的药泥装入蛋壳,再将其原样对好,用麻纸封紧,外用黄泥包裹,在火灰中煨熟,去蛋壳及杂物,研为细末。

【用　法】　顿服。每日 1～2 次,连服 3 日。

【功　效】　适用于虚寒型慢性支气管炎。

方 3

【原　料】　白胡椒 5 粒,梨 1 个。

【制　作】　梨剖开,去核,将白胡椒放入梨中,入锅中加水适量煮汤。

【用　法】　吃梨,喝汤,每日 1 剂。

【功　效】　适用于肺燥型急性支气管炎。

方 4

【原　料】　白胡椒 30 克,鲜姜 120 克,黑豆 7 粒,大枣(去核)7 枚,葱白适量。

【制　作】　将以上原料共捣烂,用纱布包扎紧。

【用　法】　将药布包放鼻下嗅之,同时出汗。

【功　效】　适用于头痛。

方 5

【原　料】　白胡椒 30 克,蚯蚓干 60 克,黄豆 500 克。

【制　作】　以上原料入锅内加清水 2 000 毫升,用文火煮至水干,取出黄豆晒干,存于瓶内。

【用　法】　每次吃黄豆 30 粒,每日 2 次。

【功　效】　适用于癫痫。

方 6

【原　料】　白胡椒 7 粒,大枣(去核)3 枚。

【制　作】　锅内放适量清水,加入白胡椒、大枣,共煮汤。

【用　法】　吃枣,喝汤,每日 1 剂。

【功　效】　适用于胃痛。

方 7

【原　料】　白胡椒粉、姜、半夏各 50 克。

【制　作】　将白胡椒、姜、半夏研末,制成丸,如绿豆大。

【用　法】　每次 30 丸,姜汤送下,每日 2 次。

【功　效】　适用于恶心、呕吐。

方 8

【原　料】　白胡椒15克,猪肚1具,食盐、味精各少许。

【制　作】　猪肚洗净,白胡椒略打碎,放入猪肚中,然后用线将口扎紧,放入锅中,加水适量,用文火煮至猪肚熟,加食盐、味精调味。

【用　法】　佐餐食用,隔3日1次。

【功　效】　适用于慢性胃炎、胃及十二指肠球部溃疡,症见胃脘冷痛、口吐清水等属脾胃虚寒者。

方 9

【原　料】　白胡椒2克,白芥子3克～5克,生姜30克。

【制　作】　白胡椒、白芥子研为细末,与生姜共捣烂如泥状。

【用　法】　外敷于脐孔内,盖以纱布,以胶布固定。

【功　效】　适用于寒邪内阻型腹痛。

方 10

【原　料】　白胡椒2克,沉香、砂仁各3克。

【制　作】　将以上原料加水煮汤。

【用　法】　每日1剂,分早、晚2次服用。

【功　效】　适用于膈肌痉挛。

方 11

【原　料】　白胡椒20克,黄连、干姜各120克,绿豆50克。

【制　作】　以上原料加水适量煮20分钟,取药液3 000

毫升,加入凉水,温度降至 40℃左右。

【用　法】　外洗胸腹部、双足,每次 30 分钟左右,每日 1～2 次。

【功　效】　适用于暴饮暴食引起的泄泻、呕吐。

方　12

【原　料】　白胡椒粉 9 克,大蒜 5 克,饭团 20 克。

【制　作】　胡椒粉与饭团拌和调匀或白胡椒粉与大蒜打成饼。

【用　法】　贴于脐部或第 2、3 胸椎骨之间。

【功　效】　适用于寒泻。

方　13

【原　料】　白胡椒 30 克,生姜(切片)100 克,鸭 1 只。

【制　作】　将鸭宰杀后去毛,去内脏,洗净,把白胡椒及生姜填放入鸭腹内,置盆中(不加水),隔水炖 2 小时。

【用　法】　喝汤,吃肉,每日 1 次。

【功　效】　适用于食管癌。喝汤后皮肤会发红,但可自行消退,无需处理。

方　14

【原　料】　白胡椒 6 粒,鸡蛋 1 个。

【制　作】　将鸡蛋打一小孔,放入白胡椒,以湿纸封口,入锅蒸熟,去壳。

【用　法】　每日午饭时吃 1 次,每日 1 剂,连食 7 日。

【功　效】　适用于小儿遗尿。

（八）白　砂　糖

白砂糖又名石蜜、糖霜、白糖、白霜糖，为甘蔗、甜菜榨汁后加工精制的乳白色结晶品。

1. 营养成分与性味

白砂糖性寒，味甘。每 100 克白砂糖含蛋白质 0.3 克，糖类 99 克，灰分 0.7 克，钙 32 毫克，铁 1.9 毫克。

2. 医疗保健作用

白砂糖药用功效为润肺生津，和中益脾，舒缓肝气，适用于肺燥咳嗽、口干燥渴、中虚脘痛等病症。

3. 食用注意事项

（1）牙周病患者不宜食用：过甜食物容易发酵，损伤牙质，也可刺激牙髓产生疼痛。糖类在细菌的作用下发酵产生的腐物，容易腐蚀牙釉质而生龋齿，故牙周病患者不宜食用本品。

（2）老年人不宜多食：老年人胰岛分泌胰岛素功能下降，吃糖过多胰岛负担过重，从而不能分泌足够的胰岛素参与糖代谢，久之有发生糖尿病的危险。

（3）流感、肺炎、肺结核等患者不宜食用：流感、肺结核、肺炎等患者吃糖后，体内白血球的杀菌作用就会受到抑制，吃糖越多，抑制越明显，病菌越猖狂，糖有加重病情的作用。

（4）消化道溃疡患者不宜食糖：消化道溃疡患者食糖能促使胃酸增多，疼痛加重，甚至可能引起穿孔，故消化道溃疡患者不宜食糖。

（5）风湿病患者不宜多食：风湿病患者体内的碱储备量较正常为少，多吃糖会使体内的酸性物质增加，可加重风湿病。

（6）皮肤病患者不宜多吃糖：糖在体内代谢后转变成脂肪，使皮肤分泌物增多，不利于皮肤病的治疗，患化脓性皮肤病和脂溢性皮炎的病人,多吃糖将会使病情恶化,久治难愈。

(7)高脂血症、高血压病患者不宜多食糖:由于糖食入后可转变为脂肪,引起血脂含量增加,所以高脂血症、高血压病患者食用糖过多,将会加重病情,甚至会引起冠心病。

(8)服可的松类药物时禁忌食用:可的松类药物能使血糖急骤升高,服可的松类药物再食糖,易诱发糖尿病,故服该类药时不宜食用。

(9)便秘患者不宜多食:糖能减弱胃肠道的蠕动,而且含钠、钾离子较少,有一定渗利水分的作用,便秘患者食糖过多,则会加重症状。

(10)神经衰弱的患者不宜多食:神经衰弱患者多食糖会消耗体内本已缺乏的维生素 B_1,干扰神经系统功能,加重神经衰弱。

(11)肝炎患者不宜多食:肝炎患者食用过多的糖会在肝内合成中性脂肪,导致脂肪肝,加重肝脏功能的损害。故肝炎患者吃糖应有限制,决不能"多多益善"。

(12)服阿司匹林、异烟肼、布洛芬时不宜食用:糖能抑制阿司匹林、异烟肼、布洛芬药物在体内的吸收,故服此类药时不宜食糖。

(13)服苦味健胃药和驱风健胃药时不宜食用:苦味健胃药和驱风健胃药是借助于苦味、怪味刺激口腔味觉器官,反射性地提高饮食中枢兴奋性,起到帮助消化、增进食欲的作用。服药时食糖,则难以达到药物的疗效。

4. 食疗方

方　1

【原　料】　白砂糖适量,大蒜 500 克,生姜汁 1 盅。

【制　作】　大蒜捣烂,取汁,加入白砂糖、生姜汁调匀。

【用　法】　每日 2 次,1 次 2 匙。

【功　效】　适用于风寒感冒。

方　2

【原　料】　白砂糖 30 克,鸡蛋 2 个。

【制　作】　将鸡蛋磕入碗内,加入白砂糖调匀,以刚沸水冲入碗内。

【用　法】　当早点食用。

【功　效】　适用于年迈寒季咳喘症。

方　3

【原　料】　白砂糖 100 克,大米 250 克,百合片 50 克。

【制　作】　大米淘洗干净,入锅内加百合片、适量清水,用文火煮沸,熬至米烂熟、呈粘稠状,加白砂糖搅匀。

【用　法】　分 2 次食用。

【功　效】　适用于咳嗽。

方　4

【原　料】　白砂糖 30 克,连须葱白 150 克,梨 120 克～150 克。

【制　作】　白砂糖、葱白、梨加水煮汤。

【用　法】　吃梨,喝汤。

【功　效】　适用于支气管炎。

方　5

【原　料】　白砂糖 500 克,蛤蚧 1 对。

【制　作】　将蛤蚧放瓦上,用文火焙干,研细末,加入白砂糖调匀。

【用　法】　每日3次,每次1汤匙。

【功　效】　适用于支气管哮喘。

方　6

【原　料】　白砂糖100克,牛胆1个。

【制　作】　白砂糖、牛胆加水炖化。

【用　法】　每日3次,每次1汤匙。

【功　效】　适用于百日咳。

方　7

【原　料】　白砂糖10克,鸡苦胆1个。

【制　作】　将鸡苦胆放勺内加水60毫升熬沸,入白砂糖调匀。

【用　法】　每日1剂,分3次口服,7日为1个疗程。

【功　效】　适用于百日咳。

方　8

【原　料】　白砂糖10克,西红柿2个。

【制　作】　将西红柿洗净。

【用　法】　用西红柿蘸白砂糖吃。

【功　效】　适用于高血压病。

方　9

【原　料】　白砂糖30克,鲜山楂10枚。

【制　作】　山楂捣烂,加白砂糖、适量清水,煮汤。

【用　　法】　吃山楂,饮汤,每日1剂。

【功　　效】　适用于高血压病。

方　　10

【原　　料】　白砂糖25克,鲜地龙7条。

【制　　作】　地龙洗净,置碗内,入白砂糖,加开水约300毫升,待开水不太热时,将地龙捞出。

【用　　法】　饮其水,每日1剂。

【功　　效】　适用于高血压病。

方　　11

【原　　料】　白砂糖、垂柳内皮各50克。

【制　　作】　白砂糖、垂柳内皮入锅内,加水适量,煮汤。

【用　　法】　每日2剂,连服1周。

【功　　效】　适用于高血压病。

方　　12

【原　　料】　白砂糖50克,生姜末30克,丁香粉5克,香油适量。

【制　　作】　白砂糖放沙锅中,加水少许,用文火熬化,加生姜末、丁香粉调匀,继续熬至挑起不粘手为好。另备一大搪瓷盆,涂以少量香油,将熬化的糖液倾入,摊平,稍凉后趁软切作50块。

【用　　法】　随意食用。

【功　　效】　适用于胃寒型呕吐、呃逆。

方 13

【原　料】　白砂糖 10 克,山楂(干品)30 克～40 克,大米60 克。

【制　作】　山楂洗净后入沙锅中煮约 30 分钟,去渣取汁。将大米淘洗后入山楂汁中熬粥,粥成后调入白砂糖。

【用　法】　当晚餐食用。7～10 日为 1 个疗程。

【功　效】　适用于食积停滞、肉积不消、腹痛、便泻、妇女产后淤血痛、恶露不尽、痛经及小儿乳食不消。

方 14

【原　料】　白砂糖 1 匙。

【制　作】　取白砂糖待用。

【用　法】　放口中吞服。

【功　效】　适用于膈肌痉挛。

方 15

【原　料】　白砂糖 10 克,茉莉花 5 克。

【制　作】　白砂糖、茉莉花加水煮沸。

【用　法】　代茶饮。

【功　效】　适用于胆囊炎。

方 16

【原　料】　白砂糖 10 克,绿豆 50 克,大蒜 250 克。

【制　作】　大蒜捣烂如泥。绿豆入锅内,加水熬汤,加白糖即可。

【用　法】　用绿豆汤冲蒜泥食用,每日 2 次。

【功　效】　适用于慢性肝炎。

方　17

【原　料】　白砂糖 25 克,马齿苋 120 克,白醋 25 毫升。

【制　作】　马齿苋洗净,入锅内加水适量,用小火煎取药汁 250 毫升,加入白醋、白砂糖调匀。

【用　法】　每晚睡前服,连用 2 次。

【功　效】　适用于钩虫病。

方　18

【原　料】　白砂糖 15 克,米醋 30 毫升。

【制　作】　将白砂糖加入米醋中,再加入少量开水,使白糖溶化。

【用　法】　1 次饮服。

【功　效】　适用于酒精中毒(醉酒)。

方　19

【原　料】　白砂糖 10 克,山楂 20 克。

【制　作】　山楂炒焦研末。

【用　法】　山楂末用白砂糖水送服,每次 6 克～10 克,每日 3 次。

【功　效】　适用于崩漏。

方　20

【原　料】　白砂糖 10 克,白酒 10 毫升,大蒜 100 克,鳖肉 500 克。

【制　作】　将以上原料放沙锅内,加水适量炖熟。

【用　法】　食鳖肉，饮汤。

【功　效】　适用于慢性胃炎、水肿。

方　21

【原　料】　白砂糖 10 克，向日葵盘 1 枚，鸡蛋 2 个。

【制　作】　向日葵盘、鸡蛋入锅内，加水适量煮至蛋熟，去渣及蛋壳，加入白砂糖即成。

【用　法】　每日分早、晚 2 次食用。

【功　效】　适用于气血亏虚之眩晕。

方　22

【原　料】　白砂糖、鲜鲤鱼血各等份。

【制　作】　白砂糖加入鲜鲤鱼血内，搅匀。

【用　法】　外涂面部。口向左歪者涂右侧，口向右歪者涂左侧。

【功　效】　适用于口眼歪斜。

方　23

【原　料】　白砂糖 30 克，冰片 3 克，香油适量。

【制　作】　白砂糖入锅内，用小火将糖炒黑成块，加冰片研细末，用香油调匀。

【用　法】　外涂患处。

【功　效】　适用于烫伤。

方　24

【原　料】　白砂糖 20 克，活蚯蚓数条。

【制　作】　蚯蚓洗净，放入碗内，加白糖适量，一日后取用。

【用　法】　取液涂患处。

【功　效】　适用于丹毒。

方　25

【原　料】　白砂糖、薏苡仁各 50 克,干姜 9 克。

【制　作】　薏苡仁、干姜入锅,加水适量,煮烂成粥,再调入白糖。

【用　法】　每日 1 次,连食 1 个月。

【功　效】　适用于风湿性关节炎属寒痹者。

方　26

【原　料】　白砂糖 5 克,珍珠花 10 克。

【制　作】　珍珠花焙黄,研成细粉,与白砂糖混合均匀。

【用　法】　空腹用白开水送服,每日 2 次。

【功　效】　适用于口腔炎。

方　27

【原　料】　白砂糖 30 克,韭菜根 120 克,鸡蛋 1 个。

【制　作】　白砂糖、韭菜根、鸡蛋入锅,加水适量,煮至蛋熟,去渣及蛋壳后调入白糖即可。

【用　法】　每日 1 次。

【功　效】　适用于鼻出血。

方　28

【原　料】　白砂糖 30 克,生姜汁 30 毫升,萝卜汁 240 毫升。

【制　作】　白砂糖、生姜汁、萝卜汁入锅,加水煮沸。

【用　法】　待凉,分次饮服。

【功　效】　适用于慢性喉炎,症见暗哑咽痛。

方　29

【原　料】　白砂糖、鲜生姜各 10 克,活蚯蚓 5 条。

【制　作】　将蚯蚓洗净,剪断,与鲜生姜共捣烂,加白砂糖腌渍。

【用　法】　用以上药液涂擦患处。

【功　效】　适用于荨麻疹。

方　30

【原　料】　白砂糖、紫皮蒜各 20 克,冰片 1 克,葱白适量。

【制　作】　白砂糖、紫皮蒜、冰片、葱白共捣如泥状。

【用　法】　外涂患处,每日 1 次。

【功　效】　适用于牛皮癣。

(九)白　醋

白醋是以酒为原料,加醋种和豆腐水,室温下自然发酵而成,每 100 毫升白醋中醋酸含量为 2.5 毫升～3 毫升。白醋澄清无色,酸味柔和,风味独特。白米醋色白清澈,纯酸,嗅之不刺眼,味道柔和,微带甜味,久贮不坏。

1. 营养成分与性味

白醋味酸,每 100 毫升含糖类 0.9 克,灰分 1.8 克,钙 65.5 毫克,磷 135 毫克,铁 1.1 毫克,维生素 B_1 0.03 毫克,维生素 B_2 0.05 毫克,尼克酸 0.7 毫克。它尚含乳酸、琥珀酸、柠檬酸、葡萄酸、苹果酸等有机酸,为醋味酸浓醇香的来源。

2. 医疗保健作用

自古以来,醋不仅作为调味品,也作为药用。《本草备要》记载,醋"酸温散瘀解毒,下气消食,开胃气,散水气,治心腹血气痛、产后血晕、症结痰癖、黄疸痈肿、口舌生疮、损伤积血、谷鱼肉菜蕈虫诸毒"。民间常用白醋治疗腮腺炎、体癣、灰指(趾)甲、胆道蛔虫、毒虫叮咬、腰腿痛等病症,都有一定效果。食用白醋浸泡花生米,有降低血压和降低胆固醇的作用。白醋不但可作为药引子,并用于中药的炮制,如醋炙等,以改善药物性能,增强疗效。

炒菜时加点白醋可使蔬菜中的维生素 C 免受损失。白醋还能溶解植物纤维和动物骨质,烧鱼烧肉时放些醋,不但解除鱼腥,肉烂味香,而且可溶解食物中的钙质,易于被人体吸收利用。人们还常用白醋浸渍食物,不仅增加了食物风味,还有防腐作用。因为白醋的酸度比较大,许多微生物不能在白醋中生存。此外,吃油多的食物时,加点白醋或蘸白醋吃,就不感到腻口。食用海带,先入白醋水中煮一下,可变柔软适口。醉酒者喝几口白醋可帮助解酒。夏季,用少量的白醋加点白糖,冲入开水,晾凉喝,有一般酸梅汤的味道。

白醋不仅可去腥解腻,增加菜肴的色、香、味,而且富含醋酸、乳酸、葡萄酸、琥珀酸、氨基酸等有益成分。因此,吃白醋对身体健康有益。除了调味作用外,可使胃液增加,促进食欲,帮助消化。不论是炎热的夏天,还是严寒的冬季,食白醋都会给人带来好处。白醋的主要成分是醋酸,醋酸有很好的抑菌和杀菌作用,所以夏秋季吃凉拌菜,放白醋不但味鲜可口,还可帮助灭菌,对预防肠道疾病有益。冬春季食白醋对呼吸道疾病有一定的防治效果。调查资料表明,酿醋工人患呼吸道疾病的人很少。所以，白醋可用于空气消毒。

3. 食用注意事项

（1）胃溃疡患者禁忌食用：胃溃疡为胃酸分泌过多，胃壁被腐蚀所致，白醋味酸，可资助胃酸腐蚀胃壁。所以，胃溃疡患者禁忌食用。

（2）服中药茯苓、丹参时不宜食白醋：茯苓、丹参为白醋的相畏之物，服茯苓、丹参时食用醋，可产生毒副作用。

（3）不应食用铜制器皿贮藏的白醋：白醋能溶解铜，食用铜制器皿贮藏的白醋，可以导致"铜中毒"。

（4）龋病患者禁忌多食白醋：醋性温，味酸、苦，多食能腐蚀牙齿，加重病情。

（5）肌肉萎缩、关节炎患者不应多食：白醋具酸敛之性，多食对筋骨有一定的不利影响，有碍钙的代谢。《内经·素问》记载："筋病无多食酸。"故肌肉萎缩、关节炎患者不宜多食。

（6）寒湿内盛者不应多食：白醋味酸敛津，易使津液停滞，化生水湿，可使病情加重，故寒湿内盛者不宜食白醋，内有痰饮者不宜食用。

（7）服磺胺类药物及碳酸氢钠时不宜食用：服磺胺类药物需碱化尿液，以免磺胺类药物在泌尿系统形成结晶而损害肾脏。白醋为酸性，可降低碳酸氢钠的药效。

4. 食疗方

方　1

【原　料】　白醋 500 毫升。

【制　作】　白醋加适量水，用小火慢熬。

【用　法】　于每晚睡前在室内蒸熏 1 次。

【功　效】　适用于预防流感、流行性脑脊髓膜炎等疾病。

方 2

【原　料】　白醋 200 毫升,大蒜 10 瓣,红糖 100 克。

【制　作】　将大蒜捣烂,放入白醋内浸泡,加红糖,3 日后滤去渣。

【用　法】　每次服半汤匙,每日 3 次。

【功　效】　适用于气管炎。

方 3

【原　料】　白醋 200 毫升,大蒜 20 瓣。

【制　作】　用白醋浸泡大蒜 1 周。

【用　法】　每次食 3 瓣,每日 2 次。

【功　效】　适用于肺结核。

方 4

【原　料】　白醋 30 毫升。

【制　作】　白醋加开水适量。

【用　法】　随意饮用。

【功　效】　适用于呃逆、恶心呕吐。

方 5

【原　料】　白醋 100 毫升,葱白 50 克。

【制　作】　葱白和白醋炒至极热,分成两包。

【用　法】　趁热熨脐上。

【功　效】　适用于便秘。

方 6

【原　料】　白醋 100 毫升,梨 1 个。

【制　作】　梨削去皮,用白醋浸泡。

【用　法】　可常食。

【功　效】　适用于肝炎

方 7

【原　料】　白醋 25 毫升,白糖 25 克,马齿苋 120 克。

【制　作】　马齿苋洗净,入锅内加水适量,用小火煎取药液 200 毫升,加入白醋、白糖调匀。

【用　法】　每晚睡前服,连服 2 日。

【功　效】　适用于钩虫病。

方 8

【原　料】　白醋 50 毫升,乌梅 50 克,花椒 20 克,豆油 120 毫升,葱白适量。

【制　作】　豆油入锅烧热,放入花椒、葱白,待有香味后倒入碗内。乌梅水煎,取液,与白醋一起倒入上述碗内。

【用　法】　1 次服用。

【功　效】　适用于胆道蛔虫病。

方 9

【原　料】　白醋 200 毫升,鲜苦楝根皮 100 克,葱白 10 根(小儿减半)。

【制　作】　将鲜苦楝根皮、葱白洗净,切碎,加白醋 100 毫升,水 500 毫升,同煮至 100 毫升,加白醋 100 毫升拌匀。

【用　　法】　1次温服,每日2次。

【功　　效】　适用于胆道蛔虫病。

方　10

【原　　料】　白醋100毫升,冰糖500克。

【制　　作】　将冰糖放入白醋中溶化。

【用　　法】　每次10毫升,每日3次,饭后服。

【功　　效】　适用于高血压病。溃疡病胃酸多者不宜用。

方　11

【原　　料】　白醋200毫升,花生仁50克。

【制　　作】　用白醋浸泡花生仁4小时。

【用　　法】　每晨食10粒。

【功　　效】　适用于高血压病。

方　12

【原　　料】　白醋200毫升,白糖20克,大蒜6瓣,玉米
50克。

【制　　作】　将大蒜去皮,放入白醋中浸泡1日,白糖也同
时放入。玉米磨碎后煮成粥,把用白醋浸过的大蒜放入粥中继
续熬一会儿。

【用　　法】　趁热喝粥,吃蒜,连吃15日,现煮现吃。

【功　　效】　适用于冠心病。

方　13

【原　　料】　白醋400毫升,葱白适量。

【制　　作】　将白醋煎至200毫升,加入切碎的葱白,再煮

1~2 沸,过滤后布包。

【用　法】　趁热敷于患部,每日 2 次。

【功　效】　适用于风湿性关节炎并发急性关节肿痛。

方　14

【原　料】　白醋 50 毫升,荞麦面 50 克。

【制　作】　将荞麦面炒黄,用白醋调和如糊状。

【用　法】　涂于患处,早、晚更换。

【功　效】　适用于疖毒。

方　15

【原　料】　白醋 100 毫升,陈小麦 100 克。

【制　作】　陈小麦研粉,用锅炒成黄黑色,研末,与白醋调成糊状,入锅熬如黑漆,以瓷罐收储。

【用　法】　外涂于病变部位。

【功　效】　适用于丹毒。

方　16

【原　料】　白醋 100 毫升,艾叶、干姜各 9 克,红糖 10 克。

【制　作】　艾叶、干姜煮汤后去渣,入白醋、红糖再煮片刻即可。

【用　法】　温服。

【功　效】　适用于胞衣不下。

方　17

【原　料】　白醋 120 毫升,馒头适量。

【制　作】　取白醋、馒头待用。

【用　法】　将白醋缓缓喝下，再将馒头大口嚼咽。

【功　效】　适用于鱼骨卡喉。

方　18

【原　料】　白醋 200 毫升。

【制　作】　取白醋待用。

【用　法】　用白醋浸泡病指甲，每日 1 次，每次 30 分钟后用小刀刮病甲变脆部分。

【功　效】　适用于灰指甲、手足癣。

方　19

【原　料】　白醋 20 毫升、龙眼核 20 克。

【制　作】　龙眼核去外表黑壳。

【用　法】　用龙眼内核蘸白醋磨涂患处，每日 2 次。

【功　效】　适用于甲癣。

方　20

【原　料】　白醋 50 毫升，石灰粉 10 克。

【制　作】　用白醋调和石灰粉。

【用　法】　将患部洗净，拭干后涂之，每日 2～3 次。

【功　效】　适用于腋下狐臭。

方　21

【原　料】　白醋 20 毫升，茴香粉 50 克。

【制　作】　用白醋调和茴香粉。

【用　法】　涂擦腋下，每日 1 次。

【功　　效】　适用于狐臭。

方　22

【原　　料】　白醋 50 毫升,红糖 50 克,生姜 1 块。
【制　　作】　生姜切片与白醋、红糖一起加水煮汤。
【用　　法】　每日分 2 次服。
【功　　效】　适用于荨麻疹。

方　23

【原　　料】　白醋 500 毫升,鸡蛋 10 个。
【制　　作】　鸡蛋入白醋缸内,浸泡密封,2 周后取出,将
蛋清蛋黄搅匀,贮瓶内备用。
【用　　法】　涂擦患处,每日 3 次。
【功　　效】　适用于神经性皮炎。

八、其他食品

（一）豆　　浆

豆浆又名豆腐浆，为黄豆磨成之浆，主要含蛋白质、无机盐、脂肪等营养成分。

1. 营养成分与性味

豆浆性平，味甘。每 100 毫升豆浆中含蛋白质 3.2 克，脂肪 3.7 克，糖类 4.1 克，钙 27 毫克，维生素 B_1 0.03 毫克，维生素 B_2 0.03 毫克，铁 2.5 毫克，热能 247 千焦（59 千卡）。豆浆除含钙量比豆腐略低外，其他营养素的含量与豆腐不相上下。与牛奶相比，豆浆的蛋白质含量比牛奶略高，含铁量为牛奶的 25 倍之多，其他营养成分比牛奶略少。因此，豆浆是一种价廉物美的滋补饮料。

2. 医疗保健作用

豆浆性平，味甘，具有补虚、清火、化痰、通淋的医疗功能，适用于虚劳咳嗽、痰火哮喘、便秘、淋浊等患者食用。

3. 食用注意事项

（1）加热时间不宜过短：生豆浆中含有胰蛋白酶抑制素和皂甙，如果加热时间过短，胰蛋白酶抑制素及皂甙未被完全破坏，容易出现恶心、呕吐、腹泻等症状。

（2）不宜和鸡蛋同时煮食：豆浆里的胰蛋白酶抑制素能和鸡蛋中的粘液蛋白结合，变成不容易被人体吸收的成分，使营养价值降低，故豆浆与鸡蛋不宜同煮。可在豆浆煮一段时间胰蛋白酶抑制素被破坏后再放入鸡蛋煮食。

（3）豆浆不宜加红糖饮用：豆浆内所含的蛋白质可以和红糖的有机酸结合，产生变性沉淀，变成人体不能吸收的成分，降低两者的营养价值。

（4）不宜用保温瓶存放：豆浆里含有皂甙，生豆浆中含量较高。皂甙能脱掉保暖瓶的水垢，混入豆浆中。暖水瓶温度适宜细菌生长，放置过久，还容易导致蛋白质变性，饮用这种豆浆，容易致病。

（5）喝豆浆时不宜食红薯或橘子：食红薯后会产生大量果酸。橘子含果酸较多，喝豆浆同时食红薯或橘子，其中的果酸将会使蛋白质凝固变性，影响消化吸收。

（6）豆浆不宜多饮：饮用豆浆量过大，可以导致饮食性蛋白消化不良，出现腹满、腹泻等胃肠不适症状。

4. 食疗方

方　1

【原　料】　豆浆 500 毫升，大米适量，白糖少许。

【制　作】　大米淘净，加入豆浆同煮粥，粥成后，调入白糖少许。

【用　法】　每日食用，连用 7～10 日。

【功　效】　适用于体虚消瘦、久嗽、便燥等。

方　2

【原　料】　豆浆 200 毫升，饴糖 100 克。

【制　作】　豆浆、饴糖同煮，饴糖溶化即可。

【用　法】　每日 1 剂，连服 5～7 日。

【功　效】　适用于痰火吼喘。

方 3

【原　料】　豆浆 250 毫升,陈芥菜卤半酒杯。

【制　作】　豆浆煮沸,冲入陈芥菜卤。

【用　法】　每日 1 剂,连用 7～10 日。

【功　效】　适用于肺痈、肺痿。

方 4

【原　料】　豆浆 500 毫升,鸭蛋 1 个,银耳 10 克,冰糖适量。

【制　作】　银耳泡发,洗净,煮烂熟,加入豆浆和搅碎的鸭蛋、冰糖,煮 3～5 分钟即成。

【用　法】　每日 1 剂,分次饮,连饮 2～4 周。

【功　效】　适用于肺结核。

方 5

【原　料】　豆浆 200 毫升,鸡蛋 1 个,白糖适量。

【制　作】　豆浆煮沸,3～5 分钟后调入搅碎的鸡蛋煮熟,加白糖调味。

【用　法】　每日 1 剂,连饮 2～4 周。

【功　效】　适用于肺癌化疗后调养。

方 6

【原　料】　豆浆 250 毫升,山药粉 50 克,白糖少许。

【制　作】　先将豆浆煮沸 3～5 分钟,再调入山药粉略煮,酌加少量白糖。

【用　法】　每日 1 剂,连饮 2～4 周。

【功　效】　适用于急、慢性肝炎,肝硬化。

方　7

【原　料】　豆浆 200 毫升,滑石粉 3 克,甘草粉 0.5 克。
【制　作】　将滑石粉、甘草粉冲入煮沸 3～5 分钟的豆浆内。
【用　法】　每日 1 剂,连饮 5～7 日。
【功　效】　适用于淋证。

方　8

【原　料】　豆浆 300 毫升,杏仁 9 克。
【制　作】　杏仁加入煮沸 3～5 分钟的豆浆内。
【用　法】　每日 1 剂,连饮 1～2 周。
【功　效】　适用于外阴白斑。

方　9

【原　料】　豆浆 250 毫升,白果仁 10 粒。
【制　作】　白果仁捣碎,加入豆浆内煮沸 3～5 分钟。
【用　法】　每日 1 次,连饮数日。
【功　效】　适用于白带多者。

(二)薏　苡　仁

薏苡仁为禾本科植物薏苡的种仁,呈圆球形或椭圆球形,以粒大、饱满、色白、完整者为佳。

1. 营养成分与性味

薏苡仁性凉,味甘、淡,。每 100 克薏苡仁含蛋白质 13.7 克,脂肪 5.4 克,糖类 64.9 克,粗纤维 3.2 克,灰分 0.1 克,钙

72 毫克,磷 242 毫克,铁 1 毫克,维生素 B_1 0.41 毫克,维生素 B_2 0.01 毫克,尼克酸 2.3 毫克。

2. 医疗保健作用

中医认为,薏苡仁是滋补食品,具有健脾、补肺、清热、利湿作用,可治泄泻,湿痹,筋脉拘挛,水肿,肺痿,肠痈,淋浊,白带等。对治疗扁平疣(瘊子)有特效。

最近,从薏苡仁提取物中发现了抗肿瘤物质,可与其他药物配伍,试用于防治肿瘤。

薏苡仁还有美容效用。据介绍,去除瘊子用的薏苡仁汤药,对于粗糙的皮肤、蛇皮、雀斑、疙瘩、皲裂等很有疗效。

3. 食用注意事项

(1)遗尿患者不宜多食:薏苡仁甘淡渗利,利尿作用较强,可加重遗尿症。

(2)不宜放碱煮食:煮食时放碱,会破坏薏苡仁所含的维生素等营养成分,使营养价值降低,故煮食时不宜放碱。

(3)形体瘦弱者不宜多食:薏苡仁甘淡渗利,可竭阴耗液,多食可导致阴液耗损。形体瘦弱者阴常不足,食用薏苡仁可躁动浮火,出现阴虚火旺的症状,故形体瘦弱者不宜多食。

(4)重症腹泻患者不宜食用:重症腹泻患者体液耗损过度,水、电解质失衡,禁忌食用渗利性食物。薏苡仁渗利伤阴,可导致体内水、电解质更为失衡,容易引起其他疾病。

4. 食疗方

方 1

【原　料】　薏苡仁 50 克,猪肺、大米各 100 克,葱、姜各适量。

【制　作】　猪肺洗净,加水适量,煮至七成熟,捞出,用刀切成丁,与薏苡仁、大米、猪肺汤适量同煮粥,粥将成时加葱、姜即可。

【用　法】　可经常食用。

【功　效】　适用于肺虚久咳,声低气怯,咳嗽咯血等症。

方　2

【原　料】　薏苡仁 30 克,冬瓜 60 克。

【制　作】　薏苡仁、冬瓜加水煮汤。

【用　法】　饮服,每日 1 剂,连服 7～8 日。

【功　效】　适用于糖尿病并发肺炎属肺经热盛,症见咳嗽痰多、不易咳出者。

方　3

【原　料】　薏苡仁 10 克～15 克,猪胰 1 具。

【制　作】　猪胰切片,煮熟;薏苡仁研末。

【用　法】　以猪胰片蘸薏苡仁末食之。每日 2 次,连食 1～2 周。

【功　效】　适用于肺脓肿,咳吐脓痰。

方　4

【原　料】　薏苡仁 120 克,醋 250 毫升。

【制　作】　薏苡仁加醋,用文火炖成浓汁。

【用　法】　分次服用,连服 5～7 日。

【功　效】　适用于咳吐脓血痰之肺脓肿。

方　5

【原　料】　薏苡仁 30 克,米醋 100 克,车前草 15 克,白糖适量。

【制　作】　车前草煎汁,去渣,入薏苡仁煮成粥,加入米醋,白糖调味。

【用　法】　每日 2 次,连服 2～3 天。

【功　效】　适用于恶心呕吐,胆道蛔虫症。

方　6

【原　料】　生薏苡仁 150 克,大米 50 克。

【制　作】　薏苡仁入水中煮烂,再入大米一同煮成粥。

【用　法】　可常食。

【功　效】　适用于泌尿道感染,小便淋漓涩痛。

方　7

【原　料】　薏苡仁 20 克～30 克,鲜茅根 30 克～60 克,赤小豆 15 克～30 克。

【制　作】　将上药浸泡 30 分钟,入锅内,加水煎汁,每剂煎 2 次,头煎液与二煎液混匀。

【用　法】　每日 1 剂,分 2 次服。

【功　效】　适用于水肿。

方　8

【原　料】　薏苡仁 100 克,白茯苓粉 20 克,赤小豆 50克,白糖少许。

【制　作】　赤小豆浸泡半天,与薏苡仁共煮粥,待赤小豆煮烂后,加茯苓粉再煮成粥,加白糖少许。

【用　法】　随意食用,每日数次,连食 2～4 周。

【功　效】　适用于湿热黄疸。

方 9

【原　料】　薏苡仁50克～100克,赤小豆30克～60克,大枣(去核)5～7枚,白糖适量。

【制　作】　薏苡仁、赤小豆、大枣入锅,加水同煮粥,以豆熟烂为度。

【用　法】　当早餐或晚餐食用,可常食。

【功　效】　适用于慢性肝炎。

方 10

【原　料】　薏苡仁20克,葱白5根,山药、扁豆、山楂各20克,食盐少许。

【制　作】　山药、扁豆、薏苡仁、山楂放入锅,加水适量煮粥,粥临熟时加入葱白,再沸用食盐调味。

【用　法】　温服,每日1剂,连用3～5日。

【功　效】　适用于痢疾。

方 11

【原　料】　薏苡仁、生山楂、橘皮各15克,荷叶1张,大米100克。

【制　作】　荷叶、生山楂、薏苡仁、橘皮入沙锅,加水煎汁,将洗净的大米与药汁同煮成稀粥。

【用　法】　连续食用百日,可见显著效果。

【功　效】　适用于肥胖症。

方 12

【原　料】　薏苡仁、白糖各50克,干姜9克。

【制　　作】　薏苡仁、干姜加水适量煮成粥,加白糖调匀。

【用　　法】　每日1次,1个月为1个疗程。

【功　　效】　适用于风湿性关节炎。

方　13

【原　　料】　薏苡仁粉500克,糯米1 000克,甜酒糟适量。

【制　　作】　糯米用水浸泡后蒸熟,加入薏苡仁粉及甜酒糟,拌匀,同酿为药酒。

【用　　法】　酌情饮用。

【功　　效】　适用于风湿痹症,筋脉不利。

方　14

【原　　料】　薏苡仁30克,草薢6克~10克,大米100克,冰糖少许。

【制　　作】　草薢加水煎汁,取汁与大米、薏苡仁同煮粥,粥成后调入冰糖,稍煮片刻即可。

【用　　法】　每日1剂,连食1~2周。

【功　　效】　适用于腰膝酸痛,遗精。

方　15

【原　　料】　薏苡仁、苦参各25克,雄黄、蛇床子各30克,薄荷20克,黄柏、生苍术、当归各15克。

【制　　作】　以上诸药装入纱布袋,入锅内加水2 500毫升,煮沸待用。

【用　　法】　煮沸后先熏阴部,后坐浴,每日1剂,早、晚各1次,7剂为1个疗程。

【功　效】　适用于阴痒。

方　16

【原　料】　薏苡仁、红枣各 30 克,糯米 60 克。

【制　作】　红枣去核,与薏苡仁、糯米入锅,加清水 750 毫升,用文火同煮粥。

【用　法】　早、晚餐食用,连用 1～2 周。

【功　效】　适用于体质虚弱及脾虚型白带。

方　17

【原　料】　薏苡仁、当归、山药、莲子、芡实、炒白扁豆、煅龙骨、煅牡蛎各 25 克,白术、黄柏各 20 克,甘草 10 克,滑石 50 克。

【制　作】　以上诸药加水共煮汤。

【用　法】　每日 1 剂,连用 5～7 日。

【功　效】　适用于带下病。

方　18

【原　料】　薏苡仁 300 克,米醋 500 毫升。

【制　作】　薏苡仁浸于米醋中,密封 10 日后启用。

【用　法】　每日服醋液 1 匙。

【功　效】　适用于面部皮肤色素沉着。

方　19

【原　料】　薏苡仁 30 克,新鲜紫背天葵草 50 克,淘米水适量。

【制　作】　天葵草、薏苡仁洗净,入锅内,加适量淘米水,煮半小时制成薏苡仁粥。拣出天葵草,勿食。

【用　法】　隔日食用 1 剂,1 剂半小碗,分 3 次食完。

【功　效】　适用于热毒,粉刺。

方　20

【原　料】　薏苡仁 60 克,白糖适量。

【制　作】　薏苡仁加水适量,煮烂成粥,放入白糖,调匀。

【用　法】　空腹食用,每日 1 次。

【功　效】　适用于扁平疣。

方　21

【原　料】　带壳薏苡仁 50 克。

【制　作】　带壳薏苡仁用水洗净,入锅内,加入 1 250 毫升水,置于火上煮,煮到水分减至一半时即可。

【用　法】　每日 1 剂,连服 1 个月。

【功　效】　适用于瘊子。

方　22

【原　料】　薏苡仁 25 克～50 克,野菱(带壳切开)100 克～150 克。

【制　作】　薏苡仁与野菱加水共煎浓汁。

【用　法】　每日分 2 次食用,连食 1 个月为 1 个疗程。

【功　效】　适用于胃癌,宫颈癌(有抑制癌细胞发展之效)。

方　23

【原　料】　薏苡仁根 100 克～150 克(鲜品加倍)。

【制　作】　薏苡仁根水煎,去渣。

【用　法】　每日 2 次分服。

【功　效】　适用于沙石淋,热淋,小便痛,黄疸,小便不通。也用于胆道蛔虫症(饭前服),妇女非怀孕期月经停闭(每月经期前服 3～5 剂)。

(三)葛　粉

葛粉为豆科植物葛的块茎,经水磨而澄取的淀粉,可作为药用。

1. 营养成分与性味

葛粉性甘,大寒。葛粉主要含糖类,脂肪、蛋白质含量较少。

2. 医疗保健作用

葛粉具有生津止渴、清热除燥的作用,适于暑热烦渴、咽喉肿痛、疮疡、疥癣等患者食用。

3. 食用注意事项

(1)慢性肠炎患者禁忌食用:慢性肠炎患者应食用止泻固肠之品,不宜食用寒凉清泻食物。葛粉大寒,食后可加重病情。

(2)肾功能衰竭患者禁忌食用:葛粉寒凉下趋,容易损伤肾脏的功能,故肾功能衰竭患者禁忌食用。

(3)糖尿病患者不宜食用:葛粉含较丰富的糖分,能升高血糖,可加重糖尿病。

4. 食疗方

方　1

【原　料】　葛根粉 30 克,大米 60 克。

【制　作】　葛根粉水煎,去渣,取汁,用药汁与大米同煮粥。

【用　法】　每日1剂,连服5日。

【功　效】　适用于外感发热,项背强痛,口渴等。

方　2

【原　料】　葛粉、姜汁、蜂蜜各1匙。

【制　作】　葛粉用开水冲熟,加姜汁、蜂蜜搅匀。

【用　法】　每日3次,连服20～30日。

【功　效】　适用于气阴两虚型肺结核。

方　3

【原　料】　葛根粉30克,粟米60克。

【制　作】　粟米用水浸泡一夜,次日捞出,与葛根粉拌匀,加水同煮粥。

【用　法】　每日1剂,连服5日。

【功　效】　适用于胃热烦渴。

方　4

【原　料】　葛粉250克,荆芥穗50克,淡豆豉100克。

【制　作】　葛粉加水揉匀,制成面条。荆芥穗和淡豆豉用水煮六七沸,去渣取汁,再将葛粉面条放入荆芥穗淡豆豉汁中煮熟。

【用　法】　供午餐食用。

【功　效】　适用于糖尿病并发脑血栓。

(四)芡　实　米

芡实的种子称芡实米或鸡头米,鲜的可生食,或加糖煮食,也可晒干,随时可食。

1. 营养成分与性味

芡实米性平,味甘、涩。每 100 克芡实米干品含蛋白质 11.8 克,脂肪 0.2 克,糖类 75.4 克,粗纤维 0.4 克,灰分 0.2 克,钙 21 毫克,磷 264 毫克,铁 9.6 毫克。

2. 医疗保健作用

芡实米含糖类、蛋白质、脂肪等营养素,其功效与莲子相似。芡实米味甘,能补脾,味涩能固肾,常作为滋补和强壮品,可单味或加其他食物和药物配伍,以提高其药效。

芡实米加大米制成芡实粥,又称鸡头粥,能益精强志,聪耳明目,对腰脊膝痛、遗精、白带等病症有治疗作用。芡实米加核桃仁、红枣制成的芡实粥,能补中益气,益肾固精,健脾止泻,对老年人下元虚损、小便失禁、大便溏泻、脾肾虚损、老年性虚喘有疗效。

芡实米加党参煨猪腰,少加盐,可以补中气,健脾胃,固肾涩精,适用于慢性肾炎恢复期及脾肾气虚者食用。芡实米加柏子仁制成柏子仁芡实粥,可补脾益肾,安眠养心,固精涩尿,对平时夜卧不安、夜尿甚多者有较好治疗效果。

3. 食用注意事项

服糖皮质激素时不宜食用,感冒患者不宜多食。

4. 食疗方

方 1

【原　料】　芡实米、莲肉各 500 克,藕粉 250 克,白糖 10 克。

【制　作】　芡实米、莲肉分别炒黄,研为细末,加藕粉,拌匀,即成散剂。

【用　法】　每次取 30 克,加白糖适量调匀,煮成糊状,每日 3 次,连服 10 日。

【功　效】　适用于脾胃虚弱,腹泻久痢。

方　2

【原　料】　芡实根适量。

【制　作】　芡实根捣烂,备用。

【用　法】　外敷患处。

【功　效】　适用于无名肿毒。

方　3

【原　料】　芡实 30 克,米酒 30 毫升。

【制　作】　芡实炒黄,加米酒水煎。

【用　法】　睡前服,每日 1 次。

【功　效】　适用于小便失禁或尿频。

方　4

【原　料】　芡实根 250 克,鸡 1 只。

【制　作】　鸡去毛、内脏,洗净入锅内,加芡实根和适量清水,用小火炖至鸡肉熟烂,去芡实根。

【用　法】　每 2 日 1 剂,连服 2~3 剂。

【功　效】　适用于白带、白浊及脾肾虚弱。

方　5

【原　料】　芡实米 30 克(炒黄),海螵蛸 12 克,白果 6克。

【制　作】　芡实米、海螵蛸、白果水煎。

【用　法】　每日 1 次,连用 3～5 日。

【功　效】　适用于妇女白带。

(五)猪　　脑

猪脑可供食用及药用。

1. 营养成分与性味

猪脑性寒,味甘,每 100 克猪脑含蛋白质 10.2 克,脂肪 8.9 克,糖类 0.8 克,灰分 1.4 克,钙 37 毫克,磷 315 毫克,铁 1.6 毫克,维生素 B_1 0.14 毫克,维生素 B_2 0.19 毫克,尼克酸 2.8 毫克,维生素 C 1 毫克。

2. 医疗保健作用

猪脑药用功效为补骨髓、益虚劳,适用于神经衰弱、偏头风及老人头晕等症。

3. 食用注意事项

急性肾炎、肾功能衰竭、慢性腹泻患者不宜多食,高血压病、冠心病患者不宜长期多食。

4. 食疗方

方　1

【原　料】　猪脑 100 克,天麻、枸杞子各 15 克,红花 10 克,冬菇 4 个,鸡蛋 2 个,绍酒 10 毫升,鸡汤 300 毫升,姜、葱、食盐、酱油、植物油、香油各适量。

【制　作】　猪脑放入清水中,用手指或镊子把红筋和薄膜除去,洗净;天麻打成细粉;枸杞子洗净,去杂质;红花洗净;冬菇洗净,切成小粒;姜切片;葱切花。猪脑放在碗内,放入绍酒、姜片、葱花,置蒸笼内,用武火蒸 25 分钟,取出待用。少量植物油放入炒勺,六成热时,放入鸡汤,加入冬菇、红花、天麻粉、枸杞子、猪脑,烧沸后加入酱油、食盐、香油。鸡蛋打散,徐徐加入猪脑汤中,成蛋花状即成。

【用　法】　每3日1次,食猪脑,喝汤,既可佐餐,又可单食。

【功　效】　适用于脑痹型冠心病。

方　2

【原　料】　猪脑150克。

【制　作】　猪脑用凉开水洗去血,加水煮汤。

【用　法】　每日1次,连用7天。

【功　效】　适用于目眩耳鸣。

方　3

【原　料】　猪脑150克,川芎9克,白芷6克。

【制　作】　猪脑去筋膜,洗净,与川芎、白芷同蒸熟。

【用　法】　每日1次,连用7天。

【功　效】　适用于血虚头晕。

方　4

【原　料】　猪脑150克,天麻(切片)5克。

【制　作】　猪脑、天麻放碗内,入蒸笼内蒸熟。

【用　法】　每日1次,连服3天。

【功　效】　适用于偏头风。

方　5

【原　料】　猪脑200克,天麻9克,枸杞子15克。

【制　作】　将天麻切片,与猪脑、枸杞子同放碗中,入锅隔水炖熟。

【用　法】　每日 1 次,连用 7 天。

【功　效】　适用于肝肾虚,脑震荡后遗症。

方　6

【原　料】　猪脑 100 克,黄精 10 克,葱、生姜、香油、酱油、蒜头各适量。

【制　作】　将猪脑泡入清水中,剔去血筋,漂洗净捞出,与葱、姜、黄精一起放入大碗内,入笼内,用旺火蒸约 30 分钟,取出晾凉,加入香油、酱油、蒜泥,拌匀即成。

【用　法】　空腹食用,隔日 1 次。

【功　效】　适用于神经衰弱、失眠、多梦、记忆力减退、头昏乏力等。

方　7

【原　料】　猪脑 100 克,山药 50 克,枸杞 15 克,葱、姜、食盐、味精各适量。

【制　作】　猪脑、山药、枸杞洗净,放入沙锅内,加葱、姜、食盐、适量清水,用武火烧沸后,改文火煮熟,加味精,搅匀即成。

【用　法】　空腹食用,隔日 1 次。

【功　效】　适用于神经衰弱。

(六)燕　　窝

燕窝异名燕窝菜、燕蔬菜、燕菜,为雨燕科动物金丝燕及多种同属燕类用唾液或唾液与绒羽等混合凝结所筑成的巢窝。金丝燕,也叫洞燕,体娇小,爱在沿海岩洞里筑窝,以孵育后代。筑窝的材料不是柴草,也不是泥巴,而是其口中吐出的粘液。这种粘液最初是一缕粘丝,不久即干,坚韧而有弹性,除粘液外,还有其叼取的微小银鱼、小虾,在胃中呈半消化状态后吐出与唾液混合渗杂在筑窝材料里,其中还含有海藻等物。用这些东西筑起的窝,就是名贵的燕窝。燕窝一般分为三种:一为白色燕窝,色洁白,称为"官燕"。白燕窝为金丝燕产卵前,初次以纯粘液凝结而成,质量最好。二为毛燕窝,色较暗,是第一次筑的燕窝被人们采摘后,被迫建的第二个窝。由于筑窝时间不如第一次充裕,除粘液外,并混有半消化的食物和羽毛等,品质较差。三为血燕窝,是第二次所筑的窝又被人们采摘,此时燕子即将产卵,为了应急,拼命吐出粘液,因此带有血丝,可谓"呕心沥血",被认为最珍贵,特别滋补。但是,据介绍,血燕窝的红色并非全是燕带的血,是来自洞燕所吃的红色树枝和树叶,这种燕窝并不比白燕窝好。由于燕窝稀少而且采摘困难,物以稀为贵,所以燕窝的身价也就高了。

1. 营养成分与性味

燕窝性平,味甘、微咸。每 100 克燕窝含蛋白质 49.9 克,糖类 30.6 克,灰分 6.2 克,钙 429 毫克,磷 30 毫克,铁 4.9 毫克。

2. 医疗保健作用

燕窝在中国受到珍视,除食用外,还因为它是一种滋补良药。燕窝入肺、脾、胃、肾和心经,有益肾壮阳、生津润燥、清热解毒、益气和中开胃、止带治泻、暖腰温膝等功效。《本草纲目拾遗》记载,燕窝"大养肺阴,化痰止咳,补而能清,为调理虚损劳积之圣药"。适用于肺炎、支气管哮喘、咯血、吐血、久痢、久疟、噎膈反胃、糖尿病等病症。

燕窝的食用方法多种多样,开始时人们用其煮粥,做冰糖燕窝、鸡肉火腿燕窝汤等。后来在高级宴席上出现芙蓉燕窝、蜜汁燕窝、五彩燕窝、鸡蓉燕窝、椰汁冰糖燕窝、燕窝鹌鹑蛋等名菜。燕窝以做甜食为多,冰糖燕窝是较普遍的一种,其原料为水发燕窝 400 克,冰糖 400 克,樱桃 50 克。将水发燕窝盛在瓷盆里,加入适量清水、冰糖,隔水炖 1 小时后放入樱桃再蒸 15 分钟,取出上席。其特点是甘甜滑嫩,白中映红。做汤时,可以把水发燕窝放在汤里,小火炖烂,再加上鸡肉、火腿或鹌鹑蛋。

泡发燕窝先用水洗一遍,再放入 80℃的热水中浸泡约 3 小时左右,以膨胀松软为度,然后用镊子将毛及杂物去净,再放入开水中泡 1 小时即可用于烹制。

3. 食用注意事项

(1)服红霉素及四环素族药物时禁忌食用:服红霉素及四环素类药物时禁食含钙多的食品,燕窝含钙丰富,服以上药物时食用燕窝,可降低药物疗效。

(2)肾功能衰竭患者禁忌食用:燕窝含有丰富的蛋白质,在体内代谢后的产物需通过肾脏随尿排出体外,肾功能衰竭时尿量减少,含氮废物排泄受到影响,将会加重肾衰。

4. 食疗方

方　1

【原　料】　燕窝 10 克,银耳 15 克,冰糖 5 克。

【制　作】　燕窝、银耳清水泡发,择洗干净,入碗内,放入冰糖,隔水炖熟。

【用　法】　每日 1 剂,连服 1～2 周。

【功　效】　适用于干咳、肺结核。

方 2

【原　料】　燕窝、冰糖各3克,白梨2个,川贝母6克。

【制　作】　白梨挖去核。燕窝、川贝母、冰糖同放梨内,隔水炖熟。

【用　法】　可常食。

【功　效】　适用于久咳、气短乏力。

方 3

【原　料】　燕窝6克,冰糖12克。

【制　作】　将燕窝放入盅内,加温水浸泡松软后,用镊子拣去燕毛,捞出,用清水洗净,沥干水分,撕成细条,置于碗内。用开水约150毫升,溶化冰糖,滤去杂质,与燕窝一并入锅内煮沸,即可盛入碗中食用。

【用　法】　每日1剂,连食3~5天。

【功　效】　适用于咳嗽。

方 4

【原　料】　燕窝、白及各12克,冰糖适量。

【制　作】　燕窝洗净,与白及一起放沙锅内,文火炖熟,滤渣取汁,用冰糖调味。

【用　法】　每日1剂,早、晚2次食用,可连食10~15天。

【功　效】　适用于支气管哮喘发作期。

方 5

【原　料】　燕窝、糯米各100克。

【制　作】　先将燕窝放入装沸水的大碗中,加盖浸泡,水凉后换上清水,择去绒毛和污物,洗净,盛入碗中,加清水90毫升,上笼蒸30分钟,至燕窝完全胀发,再把糯米洗净下锅,将燕窝撕入锅中,一同煮熟即可食用。

【用　法】　可常食。

【功　效】　适用于气管炎。

方　6

【原　料】　燕窝10克,牛奶250毫升。

【制　作】　燕窝水泡发,隔水炖熟。牛奶煮沸。

【用　法】　燕窝、牛奶共食用,每日1次,连食2~3天。

【功　效】　适用于反胃、呕吐。

方　7

【原　料】　燕窝4克,川贝母10克,猪瘦肉150克,食盐、味精各适量。

【制　作】　燕窝水发胀大。猪瘦肉剁末。川贝母打碎另包。燕窝、猪瘦肉末、川贝母布包共置锅中,加清水1500毫升,武火烧沸,文火熬炖半小时即可。

【用　法】　食用时放食盐及味精,每日1剂,连用2~4周。

【功　效】　适用于肺肾阴虚型糖尿病并发肺结核。

金盾版图书,科学实用, 通俗易懂,物美价廉,欢迎选购

新编诊疗常规(精装)	59.00元	临床药物手册(精装)	58.00元
新编诊疗常规(修订版)	88.00元	新编常用药物手册	
乡村医生手册(精装)	39.00元	(精装·第三版)	37.00元
乡村医生手册(平装)	36.50元	新编常用药物手册	
新编内科诊疗手册		(平装·第三版)	32.00元
(精装·第三版)	49.00元	简明常用药物手册	8.50元
新编外科诊疗手册		袖珍常用医学数据手册	9.50元
(精装)	49.50元	中华名医方剂大全	
新编妇产科临床手册		(精装)	59.50元
(精装)	32.00元	新编中医临床手册	
新编儿科临床手册		(精装)	35.00元
(修订版)	49.00元	新编常用中药手册	
新编传染病诊疗手册		(精装)	21.00元
(精装)	28.00元	实用基本中药制剂	
新编消化系统疾病诊疗		手册(精装)	44.00元
手册(精装)	29.00元	实用针灸选穴手册	
新编呼吸系统疾病诊疗		(修订版)	14.50元
手册	26.00元	新编中医老年病临	
新编眼科临床手册		床手册	39.00元
(精装)	39.00元	儿童医疗保健手册	13.50元
妇科肿瘤临床手册	19.50元	护士手册(精装)	28.00元
玻璃体显微手术学		护士手册(平装)	24.00元
(精装)	39.00元	新编肿瘤诊疗手册	29.00元
急诊抢救手册		新编口腔科诊疗手册	28.00元
(精装·修订版)	27.00元	药物治疗处方手册	35.00元
新编临床医学数据手册	29.00元	家庭医疗保健手册	

（精装）	32.00元	治
新编神经系统疾病		
诊疗手册	26.00元	
常用进口药物手册	21.00元	
实用糖尿病防治手册	15.00元	
新编皮肤病诊疗手册	14.50元	
新编临床急救表解手册	8.00元	
临床动态心电图图谱		
（精装）	45.00元	
新编临床心电图识读	6.50元	
怎样看化验单	12.00元	
实用内科疾病护理	14.50元	
冠心病防治320问		
（修订版）	7.90元	
高血压防治（修订版）	9.50元	
高血压中西医防治	13.00元	
低血压与休克诊治90问	3.50元	
高脂血症防治100问		
（修订版）	4.50元	
动脉粥样硬化防治	6.50元	
心律失常防治150问	7.00元	
心肌梗塞防治230问	6.00元	
肺心病防治130问	3.50元	
心力衰竭防治200问	5.00元	
心肌炎与心肌病防治		
110问	3.50元	
风湿性心脏病防治200		
问	6.00元	
心脏骤停的抢救及预防	4.50元	
常见心血管病中西医诊		

治　　　　　　　　　　11.50元
常见心血管疾病家庭康
　复　　　　　　　　　5.50元
心血管病防治用药知识
　160问　　　　　　　7.00元
心脑血管病的自我预防
　与康复　　　　　　6.50元
常见心脑血管疾病的早
　期信号与防治　　　6.00元
中老年人心血管急症的
　防治　　　　　　　8.50元
老年心血管病防治与康复6.50元
中老年冠心病防治　　6.00元
贫血防治70问　　　　2.20元
白血病防治200问　　4.50元
常见肾脏病防治300问　7.00元
肾炎防治（修订版）　　8.00元
肾功能衰竭防治300问　7.50元
血尿防治190问　　　4.00元
脑血管病防治200问
　（第二版）　　　　7.50元
脑血栓防治200问　　6.50元
周围神经疾病防治150问 5.00元
头痛防治120问　　　4.20元
偏头痛防治120问　　4.00元
常见精神病防治120问　5.00元
精神分裂症防治200问　7.50元
神经官能症防治230问　5.30元
神经衰弱防治100问　3.50元
失眠防治120问　　　3.50元

眩晕防治 150 问 4.50 元	溃疡性结肠炎防治 120 问 3.50 元
脑膜炎防治 130 问 2.50 元	腹泻病防治 365 问 7.10 元
老年痴呆防治 200 问 5.50 元	急性腹痛诊治 6.00 元
中风防治 200 问 7.00 元	大肠疾病防治 11.50 元
癫痫防治 240 问(修订版) 7.50 元	便秘防治 170 问 6.00 元
帕金森病诊治 120 问 6.00 元	肠道寄生虫病防治 180 问 3.50 元
呼吸系统常见病防治	肝胆常见病防治 240 5.50 元
320 问 6.00 元	肝硬变防治 160 问 6.40 元
呼吸系统疾病中西医	肝癌防治 270 问 6.00 元
防治 8.00 元	实用肝病自然疗法 4.50 元
感冒防治 100 问 2.20 元	乙型肝炎防治 5.50 元
哮喘防治 130 问 3.30 元	实用传染病防治 9.50 元
咳嗽防治 7.50 元	胰腺疾病诊治 125 问 4.50 元
支气管炎防治 150 问 6.00 元	常见传染病防治 320 问 8.00 元
支气管扩张防治 160 问 3.40 元	痢疾防治 240 问 5.50 元
呼吸衰竭防治 200 问 5.00 元	肝炎防治 400 问
肺炎防治 200 问 2.50 元	(第二版) 11.50 元
肺癌防治(修订版) 8.70 元	脂肪肝防治 6.50 元
消化系统常见病防治	肺结核防治 130 问 3.00 元
260 问 7.00 元	流行性出血热防治 100 问 5.00 元
胃癌防治 150 问 4.50 元	常见发热疾病防治 230 问 4.60 元
胃炎防治 110 问 3.00 元	食物中毒防治 130 问 2.40 元
萎缩性胃炎防治 4.00 元	家庭伤病救治 100 例 4.90 元
胃溃疡防治 200 问 6.50 元	癌症诊治康复 350 问 7.50 元
十二指肠溃疡防治 200 问 3.80 元	内分泌系统常见疾病防
食管癌防治 100 问 5.00 元	治 370 问 7.50 元
上消化道疾病电子胃镜	内分泌疾病中西医诊治 15.50 元
图析 100 例 16.00 元	常用激素在老年病防中
下消化道疾病电子肠镜	的应用 6.00 元
图析 100 例 34.90 元	前列腺疾病防治 270 问 7.50 元

甲亢防治 170 问	4.00 元	（修订版）	6.50 元
糖尿病防治 200 问		骨科病人家庭护理	8.00 元
（第二版）	7.00 元	颈椎病防治 90 问	
糖尿病并发症防治		（修订版）	4.00 元
400 问	10.00 元	腰椎间盘突出症的防治	7.00 元
糖尿病防治误区 110 问	6.00 元	肩周炎防治（修订版）	5.00 元
糖尿病家庭康复	4.50 元	腰腿痛防治 220 问	
糖尿病的胰岛素治疗	6.50 元	（第二版）	7.50 元
糖尿病自然疗法	6.00 元	坐骨神经痛防治	5.50 元
低血糖防治 150 问	4.80 元	实用风湿病防治	6.00 元
风湿病防治 130 问	3.00 元	儿童意外伤害家庭救	
痛风及其并发症的防治	7.00 元	治 260 问	4.90 元
实用外科疾病护理	17.50 元	蛇咬伤防治 170 问	8.50 元
脑瘤诊治 200 问	6.00 元	常见肿瘤放射治疗 200 问	5.00 元
三叉神经痛防治 130 问	4.30 元	淋巴瘤诊治 230 问	5.50 元
胆石症防治 240 问	6.00 元	大肠癌防治	9.00 元
尿路结石防治 150 问	5.00 元	护肤美肤与皮肤病防治	
尿路感染防治 120 问	3.50 元	（修订版）	12.00 元
下肢静脉常见疾病防治		皮肤疹病防治 100 问	6.50 元
160 问	3.30 元	皮肤癣病防治 160 问	6.00 元
常见肛肠病防治 250 问	7.00 元	皮肤疮病防治 120 问	5.50 元
痔的防治 100 问	3.50 元	皮肤瘙痒防治	5.00 元
疝气防治	5.00 元	水痘及带状疱疹防治	3.50 元
关节炎防治 300 问	5.00 元	性传播疾病防治 100 问	4.00 元
常见膝关节伤病防治		艾滋病防治 88 问	4.50 元
240 问	6.50 元	男性性功能障碍防治	
骨质疏松与骨质增生防治		240 问	7.50 元

以上图书由全国各地新华书店经销。凡向本社邮购图书者，另加 10％邮挂费。书价如有变动，多退少补。邮购地址：北京太平路 5 号金盾出版社发行部，联系人徐玉珏，邮政编码 100036，电话 66886188。